自我中医调理大全

周宇/主编

中医古籍出版社
Publishing House of Ancient Chinese Medical Books

图书在版编目（CIP）数据

自我中医调理大全 / 周宇主编. -- 北京 : 中医古籍出版社, 2021.7

ISBN 978-7-5152-2274-5

Ⅰ. ①自… Ⅱ. ①周… Ⅲ. ①养生(中医) Ⅳ. ①R212

中国版本图书馆CIP数据核字(2021)第125722号

自我中医调理大全

主编　周宇

策划编辑　姚强
责任编辑　李炎
封面设计　李荣
出版发行　中医古籍出版社
社　　址　北京东直门内南小街 16 号（100700）
电　　话　010-64089446（总编室）010-64002949（发行部）
网　　址　www.zhongyiguji.com.cn
印　　刷　天津海德伟业印务有限公司
开　　本　880mm × 1230mm　1/16
印　　张　16
字　　数　238 千字
版　　次　2021 年 7 月第 1 版　2021 年 7 月第 1 次印刷
书　　号　ISBN 978-7-5152-2274-5
定　　价　59.00 元

前言

Preface

面对各种疾病，我们无助、徬徨，总是翘首企盼灵丹妙药的问世，寄希望于先进的医疗手段，或是四处寻找名医。然而，药物能治病，也能致病；医院能救死扶伤，也能夺人性命；名医能妙手回春，却不能包治百病。当我们过分依赖药物和医生时，似乎只能听天由命。事实上，求医不是获得健康的唯一手段，健康完全可以由我们自己做主。

人体是一部神奇的机器，它本身就蕴含着强大的自愈潜能，包括对外界环境的适应力、对损伤组织的修复力，以及对各种疾病的抵抗力、免疫力等。中医称自愈力为“元气”“正气”“阳气”，称致病因素为“邪气”“阴气”，如果人体自愈力足够强大，人就不会生病，即“正气充盈，百病不侵”。只有在人体自愈力受到削弱、免疫力降低时，疾病才会趁虚而入，但通过提高、激活自愈力，身体自然而然就能恢复健康，无须借助医药，这就是中医“内求”的理念。

中医用来激发人体自愈潜能的手段有很多，包括食物、经络、反射区、生活方式、草药等。这些疗法归根结底都是通过调节脏腑和谐、促进气血流通来提高自愈力，从而实现防病、治病、祛病之目的。掌握了这些手段，每个人都可以更多地凭借自身的力量获得健康，不需药物、不需手术，即可远离疾病。

自愈力体现了中医治病的一个指导思想：三分治、七分养。中医不主张过分依赖药物，认为药物只是依赖某一方面的偏性来调动人体元气，帮助身体恢复健康，但元气是有限的，如果总是透支，总有一天会用完，元气没有了，再好的药也没用了。可惜的是，现代人动不动就打针吃药，致使人体的自愈力根本发挥不了作用，慢慢地人体的抗病能力就下降了。

不是每个人都可以成为医生，但每个人都能成为自己健康的主宰。为帮助读者深入了解中医利用身体的自愈系统，将健康和疾病的管理权掌握在自己手中，减少求医问药的比例，我们专门编写了本书。

《自我中医调理大全》取自《黄帝内经》《本草纲目》等中医经典之义，博采华佗、李时珍等历代名医之所长，全面介绍了中医自愈之道及提高自愈力的手段，其中包括食物疗法、经络疗法、反射区疗法、健身疗法、四季养生、情志调养、自然疗法、草药疗法，以及各种常见疾病的复方自愈调理法，从老百姓的日常起居中探寻增强生命活力的方法，同时借鉴了现代社会的一些养生新方式。因此，该书一部利用自愈力防病、抗病、治病的大全集。

书中介绍的饮食原则能够使我们从一日三餐中吃出免疫力、排尽体内毒素、保持气血畅通，找到健康长寿的自愈之道；养护五脏六腑的简单动作，能够让我们通过刺激经络、穴位、反射区，将脏腑功能调理到最佳状态，从而释放脏腑的自愈潜能，收获手到病除之效；健康的生活习惯和积极的生活态度，可以将疾病的不良影响降至最低；不同体质者的养生方式，可以让每个人都能找到激发自愈潜能的最佳方案；常见疾病的复方自愈调理法，可以使糖尿病、高血压、肥胖等各种慢性疾病得到有效控制或不治而愈；家庭常备小药匣，让我们利用草药、药膳、药酒激活身体自愈力，将疾病消弭于无形……

目 录

Contents

第一章 人体自有大药
——自愈力是世界上最好的药

第一节 人生来就百药齐全…………………………………… 2

人体是一个最和谐、最自足的系统 …………………………… 2

身体有问题，自愈力告诉你 …………………………………… 3

人体内的天然药库 ……………………………………………… 4

免疫系统——人体的“警卫员” ……………………………… 6

再生愈合系统——人体内部的“医生” ……………………… 6

能量供应系统——人体自愈的“发动机” …………………… 7

排毒系统——人体的“废品处理厂” ………………………… 9

第二节 别把身体的自愈本能当作疾病对待……………… 11

发烧是身体通过升温杀死入侵细菌 ………………………… 11

咳嗽，其实是在排出体内垃圾 ……………………………… 12

喷嚏，排出身体内部的异物 ………………………………… 12

呕吐，有时候未必是坏事 …………………………………… 13

疼痛，提醒你身体某个部位失灵了 ………………………… 14

放屁，人生三宝之一 ………………………………………… 15

第三节 身体是自己的，要小心呵护……………………… 16

是谁干扰了身体的和谐 ……………………………………… 16

对待身体要像对待自己的孩子一样 ………………………… 19

维持好身体的“大环境”，就不怕“坏人”作乱 ………… 20

■ 不治已病治未病——养生胜于治病 …………………………… 21
■ 保养的终极目的——激发人体的自愈潜能 ……………………… 22

第二章　百病渐消，清福自来
——经络是人体自愈的医魂

第一节　人体经络是养生治病的最好捷径…………………… 25

■ 经络医学——中国“第五大发明” ……………………………… 25
■ 能够决生死、处百病的经络 ………………………………………… 26
■ 生病是由于不注意保养经络 ………………………………………… 27
■ 认识身体的经络地图 ………………………………………………… 28
■ 步行，最简单的经络保养法 ………………………………………… 30

第二节　心经大药房——护命摄神，百病祛根…………………… 31

■ 正说心经大药 ………………………………………………………… 31
■ 暴饮暴食不舒服，就找极泉来帮忙 ………………………………… 32
■ 补心气、养气血，神门最有效 ……………………………………… 33
■ 醒脑提神，少冲穴功不可没 ………………………………………… 34

第三节　小肠经大药房——主治水液病，手到病除 ……… 35

■ 正说小肠经大药 ……………………………………………………… 35
■ 久坐后肩背酸痛，可以敲敲小肠经 ………………………………… 36
■ 精神性阳痿，不妨试试指压肩外腧 ………………………………… 37

第四节　肾经大药房——激活先天之本，何惧疾病衰老… 38

■ 正说肾经大药 ………………………………………………………… 38
■ 敲肾经＋热水泡脚，可以缓解骨质增生 ……………………………39
■ 养好肾经第一穴，生命活力如“涌泉” …………………………… 41
■ 太溪穴——慢性肾病的灵丹妙药 …………………………………… 42
■ 足癣要除根，离不开肾经和胃经 …………………………………… 42

第五节　膀胱经大药房——让排毒通道畅通无阻…………　43

- 正说膀胱经大药 …………………………………………………… 43
- 小腿抽筋，点压承山穴即可缓解 ………………………………… 45
- 时常晕车，敲膈腧穴、吃核桃就能解决 ………………………… 45
- 得了心肌炎，按摩心腧穴有疗效 ………………………………… 46
- 补脾气虚，脾腧、足三里最好用 ………………………………… 47
- 防止心阴虚，给心腧拔罐就可以了 ……………………………… 48
- 经期腹泻，灸脾腧穴祛虚寒 ……………………………………… 49

第六节　肝经大药房——保命的万灵丹…………………　50

- 正说肝经大药 ……………………………………………………… 50
- 闷气最伤身，最好找太冲出出气 ………………………………… 51
- 预防血管硬化，敲肝经是最好的方法 …………………………… 52
- 肝经和肺经——中医对抗癌细胞的两大法宝 …………………… 53
- 太冲、行间和膻中——攻克乳腺疾病的“三剑客” …………… 54

第七节　胆经大药房——消除疾病，立竿见影…………　56

- 正说胆经大药 ……………………………………………………… 56
- 右腿常痛，疏胆经才是根本解决之道 …………………………… 57
- 祛除鱼尾纹，从按摩瞳子髎开始 ………………………………… 59

第八节　胃经大药房——天天培育我们的后天之本………　60

- 正说胃经大药 ……………………………………………………… 60
- 敲胃经，除胃寒，治痘痘 ………………………………………… 62
- 尿毒症，找胃经 …………………………………………………… 62
- 按压四白穴——最简单的美白养颜法 …………………………… 63
- 常按足三里，让消化系统疾病无影无踪 ………………………… 64
- 按摩天枢和内庭，让痘痘一扫而光 ……………………………… 64

第九节　脾经大药房——化掉所有慢性病…………………　65

- 正说脾经大药 ……………………………………………………… 65
- 治疗妇科病的首选大穴——三阴交 ……………………………… 66

■ 运动之后肌肉酸痛，太白穴解忧愁 ………………………… 67
■ 血海，不吃药的补血良方 ………………………………… 68
■ 眼皮耷拉，从脾经上着手解决 …………………………… 69
第十节 肺经大药房——气顺病自消………………………… 70
■ 正说肺经大药 ……………………………………………… 70
■ 列缺可以让皮肤细腻光滑有弹性 ………………………… 71
■ 打嗝怎么办？用一用少商穴 ……………………………… 72
■ 鱼际、曲池、迎香、合谷——秋季的护肺宝穴 ………… 72
第十一节 大肠经大药房——肺和皮肤的保护神………… 74
■ 正说大肠经大药 …………………………………………… 74
■ 抗击疼痛的自然疗法——刺激合谷穴 …………………… 76
■ 呼吸疾病，按一按迎香穴就管用 ………………………… 77
第十二节 心包经大药房——救人性命，胜造七级浮屠… 78
■ 正说心包经大药 …………………………………………… 78
■ 冠心病并非只靠药，按压内关也有效 …………………… 79
■ 心慌、头晕按劳宫，让心“回家”养养神 ……………… 80
第十三节 三焦经大药房——让我们的内分泌永不失调……81
■ 正说三焦经大药 …………………………………………… 81
■ 内分泌失调，从三焦经寻找出路 ………………………… 83
■ 经常感到胸闷，可敲一敲消泺穴 ………………………… 85
第十四节 任脉大药房——打通任脉，万毒不侵………… 86
■ 正说任脉大药 ……………………………………………… 86
■ 运用脐疗，发挥“命蒂”神阙穴的威力 ………………… 88
■ 气海穴——大气所归的性命之祖 ………………………… 89
■ 中脘穴——治疗胃病的专家 ……………………………… 90
■ 促进体内气血循环的会阴穴 ……………………………… 91
■ 任脉 3 穴，让女人每个月都风调雨顺 …………………… 91

第十五节　督脉大药房——人体太阳升起的地方………… 92

- 正说督脉大药 …………………………………………………… 92
- 急救时为什么经常掐人中 …………………………………… 94
- 命门穴让你拥有“虎背熊腰” ……………………………… 95
- 按摩百会穴可增加人体真气 ………………………………… 96

第三章　善用全息反射区——修得健康无量佛

第一节　健康是在人体反射区上炼出来的……………… 98

- 认识反射区，打开一扇新的健康之门 ……………………… 98
- 全息学说对反射区疗法的贡献 ……………………………… 99
- 反射区治病，在于让人不存病……………………………… 100
- 全息反射区治病的五大优点………………………………… 100
- 4种神奇手法，激发反射区天然大药 ……………………… 102

第二节　护好足，一生福——足部反射区自愈真法 ……… 103

- 知“足”常乐——足部反射区全知道 ……………………… 103
- 举一反三——足部反射区的选用原则 ……………………… 106
- 简简单单做足疗——足疗常规操作方法 …………………… 107
- 小心驶得万年船——足疗注意事项 ………………………… 109
- 举手“投”足——足疗常用手法 …………………………… 110
- 百病渐消——常见病足部反射区自愈处方 ………………… 111

第三节　以手代药，病去无踪——手部反射区自愈真法… 113

- “知”手遮天——手部反射区全知道 ……………………… 113
- 轻轻松松做手疗——手部反射区的使用法则 ……………… 116
- 洞悉手疗宜忌，品味健康人生 ……………………………… 117
- 手疗4法——健康就在弹指间 ……………………………… 118

■ 百病渐消——常见病手部反射区自愈处方 ………………………… 118

第四节 耳是人体的一块福田——耳部反射区自愈真法… 120

■ 耳“挺”八方——耳部反射区全知道 ………………………… 120
■ 耳部反射区疗法，需要准备哪些工具 ………………………… 123
■ 4 步疗法——耳疗常规操作流程 ………………………… 123
■ 耳部反射区常用刺激手法 ………………………… 124
■ 耳疗 6 法，提提捏捏就是健康 ………………………… 125
■ 百病渐消——常见病耳部反射区自愈处方 ………………………… 126

第四章 五脏六腑是人之本
——激发脏腑的自愈功能

第一节 人体像个小国家，五脏六腑各为官……………… 130

■ 心为君主之官，君安人体才健康 ………………………… 130
■ 肝为将军之官，藏血疏泄都靠它 ………………………… 131
■ 脾为谏议之官，主管统血和肌肉 ………………………… 132
■ 肺为相傅之官，脏腑情况它全知 ………………………… 133
■ 肾为作强之官，藏精纳气要靠它 ………………………… 134
■ 胃为仓廪之官，为人体提供能源 ………………………… 135
■ 胆为中正之官，是阳气生发的原动力 ………………………… 136
■ 小肠为受盛之官，担任吸收精微之职 ………………………… 137
■ 大肠为传道之官，负责传化糟粕 ………………………… 138
■ 膀胱为州都之官，是身体的排毒通道 ………………………… 139
■ 三焦为决渎之官，负责调动运化元气 ………………………… 140

第二节 看不见脏腑，但看得见脏腑的“表情” ………… 141

■ 肤色是五脏六腑的“晴雨表” ………………………… 141
■ 给五脏六腑“看看手相” ………………………… 142
■ 头发告诉你五脏六腑的病变 ………………………… 143

■ 眉毛能反映五脏六腑的盛衰 …………………………………… 145
■ 鼻为“面王”，可报脏腑疾病 ………………………………… 146
■ 耳朵颜色与五脏六腑的关系 ………………………………… 146
■ 嘴唇——五脏六腑的信号灯 ………………………………… 148
■ 口中有异味大多是脏腑出了问题 …………………………… 149
■ 舌为心之苗，脏腑情况它知道 ……………………………… 150
■ 从梦境发现五脏六腑的异常 ………………………………… 152

第三节 调理脏腑，让我们的身体固若金汤…………………… 153

■ 养生先养心，心养则寿长 …………………………………… 153
■ 养肝重在平时，贵在坚持 …………………………………… 154
■ 减少思虑，养好我们的脾脏 ………………………………… 155
■ 益气补脾，山药当仁不让 …………………………………… 156
■ 流通肺气，以助心火驱风寒 ………………………………… 156
■ 养肺一定要懂得呼吸的学问 ………………………………… 157
■ 房事过度损精血，节欲保精可养肾 ………………………… 158
■ 学几招简单实用的护肾“秘籍” …………………………… 159
■ 生活小习惯，养出胆脏大健康 ……………………………… 160
■ 胃是人体加油站，全力打好保“胃”战 …………………… 161
■ 小米最补胃 …………………………………………………… 162
■ 揉腹保养大小肠 ……………………………………………… 163
■ 呵护膀胱，别让生命猝然死去 ……………………………… 164
■ 念“六字诀”，最简单的脏腑顺安功法 …………………… 165

第五章 吃出免疫力
——让我们的身体百病不侵

第一节 餐桌上的免疫力之争——免疫食物大盘点 ……… 168

■ 食物金字塔，解开瓜果蔬菜中的免疫密码 ………………… 168

■ 五谷不是吃不吃的问题，而是怎么吃的问题 …………………… 169
■ 食物有 7 色，免疫功效各不同 ………………………………… 171
■ 食物有“四性”，吃对了才能提高免疫力 ……………………… 173
■ 身体缺啥就补啥——根据营养素吃出免疫力 ………………… 174
■ 膳食求均衡，为免疫加加油 …………………………………… 176
■ 早、中、晚，黄金配制餐桌上的三餐 ………………………… 177
第二节　小食物，大功效——增强免疫力的“明星”食物 ………………………………………………………………… 178
■ 蘑菇——为免疫力撑开防护伞 ………………………………… 178
■ 胡萝卜——健脾消食小人参 …………………………………… 180
■ 南瓜——绵软甜香富含钾 ……………………………………… 181
■ 猕猴桃——维生素 C 之王 ……………………………………… 182
■ 紫菜——海中鲜味清肠道 ……………………………………… 183
■ 卷心菜——免疫疗效心中卷 …………………………………… 184
■ 苹果——全方位的健康水果 …………………………………… 185
■ 红薯——排毒养胃“土人参” ………………………………… 186
■ 芦荟——养颜之物也养肠 ……………………………………… 187
■ 木瓜——体内自酿黑珍珠的“百益之果” …………………… 188
第三节　提升家庭各个成员的免疫力 ……………………… 188
■ 选好宝宝第一餐，为免疫力打好“地基” …………………… 188
■ 吃出好成绩——学生考前营养备战方案 ……………………… 190
■ 孕期三养：不同阶段的免疫力增强配方 ……………………… 191
■ 食养月经——女人脆弱时期的免疫力维持 …………………… 193
■ 吃出免疫力，让男人从压力中突围 …………………………… 194
■ 营养锁住免疫力，才能使夕阳别样红 ………………………… 195
第四节　回味经典——采撷国粹中的免疫力食养秘法 …… 197
■ 不时不食——《黄帝内经》中免疫力的食养学问 …………… 197
■ “食”本草，知健康——《本草纲目》中的免疫力食养精华 … 198
■ 象形与象义——《易经》里的免疫力食养奥秘 ……………… 200

■ 食不厌精，脍不厌细——《论语》中的免疫力食养秘诀 ········ 201
■ 安神之本，必资于食——《备急千金要方》中的
免疫力食养方略 ········ 203
■ 四季调食——《伤寒杂病论》中的季节饮食养生法 ········ 205
■ 素口之道——佛家日常食养绝学 ········ 206
■ “辟谷”——道家的清肠食养智慧 ········ 207
■ 看“红楼”学养生——《红楼梦》中的免疫力食养妙学 ········ 208

第六章　让身心之渠畅通无阻
——养生祛病“通”字诀

第一节　净血通血，不给疾病滋生的土壤 ········ 213

■ 血液是人生下来、活下去的保证 ········ 213
■ 血液污染乃万病之源 ········ 214
■ 青筋暴突是血液中废物积滞的结果 ········ 215
■ 简易净血方——排除血内毒素的健康秘诀 ········ 216
■ 活血通脉，增强自愈力的全身按摩法 ········ 217
■ 老年人血稠，有 4 点须注意 ········ 218
■ 每个人都要掌握一些补血良方 ········ 219
■ 补血养生应规避的 4 个误区 ········ 220

第二节　肠道革命——肠道通了，垃圾没了，病就好了 ··· 222

■ 健康危机，从体内毒素引发 ········ 222
■ 宿便，体内毒素的根源 ········ 224
■ 清除宿便，这两招不可不用 ········ 225
■ 双歧杆菌：利用体内“好细菌”来排毒 ········ 226
■ 黄瓜是当之无愧的体内“清道夫” ········ 227
■ 科学断食，对肠道毒素进行“大清仓” ········ 228
■ 畅便瑜伽，让肠道更健康 ········ 230

■ 膳食、饮水、运动——清肠通便三重奏 …………………… 231

第三节 病从寒中来——祛寒毒，健康之花常开不败…… 233

■ 全球在变暖，身体在变寒 …………………………………… 233
■ 简易方法，判断体内有没有寒湿 …………………………… 234
■ 排寒扶阳要跟着太阳走 ……………………………………… 236
■ 寒从脚底起——热水泡脚驱寒湿 …………………………… 236
■ 让身体远离寒湿的养生要则 ………………………………… 237
■ 阻断寒气入侵的五条通路 …………………………………… 239
■ 排除体内寒气，请用取嚏法 ………………………………… 240
■ 泻去体内湿寒气，身体温暖才健康 ………………………… 241

第一章

人体自有大药

——自愈力是世界上最好的药

第一节 人生来就百药齐全

人体是一个最和谐、最自足的系统

在中医理论中有这样一个观点：人体各系统固有的机能活动是一个动态平衡，在这种平衡下，人体本身就存在着对外界环境的适应力、对损伤组织的修复力，以及对各种疾病的抵抗力和自愈力。即是说，人体本身就是一个最和谐的存在，它不需要任何外在的东西，只依靠自身的能力就可以达到和谐。

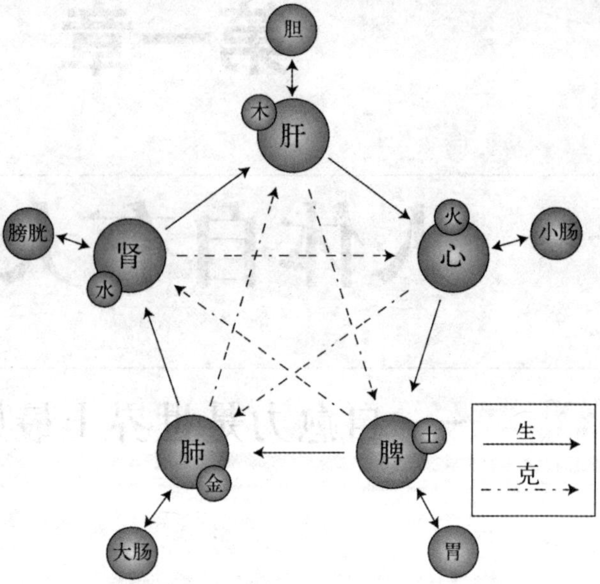

五行五脏对应图

那么，人体内部的这种和谐究竟是靠什么来维持的呢？中医把这一切归结到脏器之间存在着相生相克的密切关系上。古代的中医学家将五行理论整理后，再依照各个脏器的特性对应到五行之中，于是得出：心属火、肝属木、脾属土、肺属金、肾属水。而在五行学说中，本身就存在着相生相克的关系，即：木生火，火生土，土生金，金生水，水生木；木克土，土克水，水克火，火克金，金克木。传统中医理论正是根据五行学说来指导临床诊断和治疗的，如木克土，联系到五脏，肝属木，脾属土，那么肝就可以抑制脾。所以，中医治疗脾脏方面的疾病往往是肝脾共治，这就是“扶土抑木”

的原则。

在五行关系中，讲究的是平衡，如果五脏中任何一个脏器的能力较其他脏器强或弱，就会破坏这种平衡。例如夏天天气炎热，这个季节自然容易产生心火太旺的症状，但是冬天肾气不足时，水克不住火，也会造成心火太旺的症状出现。所以，心火旺的人在冬季就应该早睡晚起，做一些力所能及的运动，多晒太阳，以保养肾阳。

从以上的论述中我们可以知道，人体本身其实就是最和谐的存在，五脏之间的关系就是相互滋生、相互制约的，共同维持整体的内环境稳定状态，只有人体内部的五脏达到了平衡，我们的人体才能释放真正意义的自愈潜能，从而达到养生、祛病的目的。

身体有问题，自愈力告诉你

人体可以说是一部神奇的机器，当它的某些部位或者零件被破坏时，它可以自动调整各种功能对受到损害的部位或零件进行修复。也就是说，人体对许多疾病都是具有自愈能力的。

事实上，自愈力就是生物依靠自身的内在生命力，修复肢体缺损和摆脱疾病与亚健康状态的一种依靠遗传获得的维持生命健康的能力。在生活中，我们经常会遇到这样的情况，当我们的皮肤被划破了一个伤口时，运行到此处的血液就会溢出。由于血液运行出现局部中断，就会导致更多的血液运行于此，由此促使伤口附近细胞的迅速增生，直至伤口愈合，增生的细胞会在伤口愈合处留下一个疤痕，整个过程不需要任何药物的作用，这就是人体自愈能力的一个最直观的表现。

在这个世界上，或许只有我们的身体是永远不会伤害我们的，在自愈力进行自我调节的过程中，它发现哪里有问题就调节哪里，当然在进行调节的过程中我们会感觉到非常不舒服，这种不舒服就是我们平时所说的疾病。但无论身体怎么不舒服，它都只是想告诉我们："你这个地方已经出现问题了，现在我正在进行调节，你要坚持住，并注意休息与饮食。"可以这样说，这种短暂的不舒服其实是为了长远的健康而出现的，但很可惜，我们很多人却不理解这种信号。例如，当我们误食腐坏的食物时，人体就会自动开始呕吐、下泻，加速排泄的自然功能；当我们的体内感染了细菌，白细胞就会进行吞噬或者借由发烧完成杀菌的工作，这是因为我们的身体原本就具备解毒、排泄异物、免疫、组织再生等自净作用，但是我们往往会通过药物或者打针来阻止身体的呕吐、拉肚子、发烧、发炎等各种反应，虽然这样做会暂时消除这些反应所带来的暂时的不适，但却会延长疾病的治愈时间。这就好比一个国家（人体）要强大，必须使自己的国防军（自愈力）强大，如果单纯依靠外来军队（吃药，打针）来帮助你打败敌人（疾病），就很可能会导致亡国的悲剧。

在现实生活中，我们经常会看到患有糖尿病的病人放弃了自救能力，听任医生的摆布而吃降糖药，最后导致脑血栓。我们还经常会看到，身患癌症的病人放弃了自救能力，听任医生的摆布而使用手术放疗化疗，最后导致死亡。这些病人的死亡原因，就是因为病人完全放弃了自救能力，医生也完全剥夺了病人的自救能力。

那么，如何才能避免这些人间悲剧的出现呢？那就需要我们相信自身的自愈能力，在得病后立刻采取各种方法来提升自身的自愈能力，只有这样，我们才能安全地与疾病抗争，甚至战胜疾病。

人体内的天然药库

中医对人体自愈能力的阐述让很多人感到好奇，那么人体能够自愈的根源究竟在哪里呢？根源其实很简单，因为我们每个人的体内都有一个百药齐全的药铺。当我们感到不适或患病时，可以从身体这个“药铺”中找到“大药”来对症治疗。据有关医学专家研究，人体自身完全有能力治愈 60% ～ 70% 的不适和疾病。

在古代，养生家把唾液称为琼浆玉液，告诫人们要经常吞咽唾液，以灌溉腑脏、滋润肢体。而李时珍也曾指出，唾液有明目退翳、消肿解毒的功效。现代医学经过研究发现，唾液富含水分、微量元素、电解质、激素、抗体等多种有益于人体健康的成分。口腔若能分泌丰盈的唾液，不但可以润滑、冲洗口腔、喉咙，保持它们的清洁，而且还能抗菌，减少上呼吸道感染的概率。此外，唾液还可以帮助消化、促进伤口愈合、抗衰防老及防癌。

另外，指甲入药早在唐代的《备急千金要方》中就有记载，算来已有一千多年历史了。中医把指甲称为“筋退”，认为它有清热、解毒、化腐、生肌之功效。把指甲剪下，洗净晒干，炒成微黄色，研成细末后用黄酒送服，可治疗视物不清的角膜云翳和手掌颤动的鸡爪风。著名成药“锡类散”中就含有指甲，可用来治疗口舌生疮、咽喉肿痛等。此外，将指甲烧成灰，与冰片一起研成粉末，然后吹入耳道中，能排脓、收敛和消炎，对治疗慢性化脓性中耳炎极为有效。

当我们感到压抑的时候，通常会通过痛哭来宣泄，而流出的眼泪其实就是一种药，泪水不仅能保护眼睛、排除异物、抵御病菌的感染，还能促进伤口愈合。更为奇妙的是，一旦我们的身体被不良情绪所控制，泪水就可以帮助我们把体内有害的化学物质排泄出去，从而减轻心理压力。因此，眼泪又被人们称为治疗身心疾病的“解毒剂”。

当婴儿哭闹的时候，母亲通常会把他抱在怀中，让他吮吸自己的乳头，过不了多久，婴儿就会睡意朦胧，这主要是因为人乳中有一种类似天然吗啡的催眠物质，可以起到镇静安神的作用。不仅如此，人乳中还含有多种抗体，其中的一种抗体，可以在12小时内将混入食物中的细菌全部“歼灭”掉。据《食疗本草》记载，用少许酒和乳汁混合灌服几次，可以让中风不语的病人逐渐开口说话。用梨汁、人乳炖服对治疗因痰火上升而引起的病症也很有效。李时珍对人乳治病的功效也非常赞赏，曾写过“清晨能饮一升余，返老还童天地久”的七言律诗。

除了这些看得见的天然药库外，人体内还有星罗棋布的经络穴位“翘首以盼”，等待着在你感到不适的时候去刺激、按摩它们，从而达到祛除疾病的目的。以耳穴为例：人体的耳朵内外共有200多个针灸穴位，按照中医的“生物全息律”理论，它们分别对应人体全身各个器官，200多个穴位就好比人体各处神经系统通向大脑不同部位的“开关”。因此，刺激某个耳穴时，就可以诊断和治疗体内相应部位的疾病，很多中医高手还可以通过观察耳部皮肤颜色的深浅变化，有无凸凹变形、脱屑、毛细血管是否充盈等现象来协助诊断疾病。其实，耳针疗法的适应证十分广泛，除了治疗风湿性关节炎、颈椎病、经前综合征、肝炎、皮肤过敏、哮喘、高血压、偏瘫、偏头痛等症状之外，还可以治疗肥胖症。

通过上面的介绍，我们已经知道，人体自身其实就是最值得信赖的天然药铺，无论是一般的头痛脑热，还是让医生为难的疑难杂症，都有对应的按钮等待着你的启动。当疾病猝不及防地降临到你头上时，你不必惊慌失措，因为你只需要关注一下自身，找到合适的按钮，咽咽唾液、按按头皮、压压脚心、动动手指，就完全可以将疾病消弭于无形。

免疫系统——人体的“警卫员”

人体的免疫系统是人体最重要的保卫系统，这是因为我们的身体每时每刻都面临着细菌、病毒的侵袭，而身体内的免疫系统就像一支军队一样，帮助我们抵抗着外来物的侵袭，使机体处于一个相对稳定和动态平衡的状态，保障身体的自愈力得以发挥，从而使我们的身体免受疾病之苦。可以说，免疫系统是我们人体自愈的第一关卡。

人体内的免疫系统主要分为中枢免疫器官与周边淋巴组织两部分，中枢免疫器官包括骨髓和胸腺。骨髓主要负责制造免疫细胞，制造出来的免疫细胞会被送到胸腺接受训练，经过训练后，免疫细胞就会被运送到淋巴结、扁桃体、脾脏、淋巴结以及盲肠，这个过程就像是把训练好的新兵送到各地军营一样。正是靠着这些器官所组成的免疫系统，人体才有自愈的潜能，而人体自愈力的发挥在很大程度上取决于免疫细胞的功能。打个比方，从椎间盘脱位的物质，能被免疫细胞视为异物并通过酵素加以溶解，这就是机体自愈力的表现。

人体的免疫系统时刻处于警戒状态，它对人体的保护功能可以使人体免于病毒、细菌、污染物质以及疾病的攻击，它的免疫细胞可以清除机体新陈代谢后产生的废物以及免疫细胞与“敌人”战斗遗留下来的病毒尸体和残骸，它的修补功能能够修补受损的组织和器官，使其恢复原来的功能。

可以说，在防病、抗病上，任何外在疗法都无法与人体自身的免疫系统相媲美。但是，身体免疫系统的功能会随人的饮食习惯、行为习惯等加强或减弱，比如营养适当会增强免疫系统的功能，营养失衡就会使免疫功能削弱，饮食不洁则会使免疫细胞失调，从而引发慢性疾病。因此，为了增加防病、抗病毒的资本，我们要做到合理饮食、适当运动、有效睡眠等，以此来保证免疫系统处于最佳状态。

再生愈合系统——人体内部的“医生”

在自然界中，水螅的自我修复能力是出了名的。水螅是一种圆筒形的无脊椎动物，你砍断了水螅的头，它又会再长出一个，即使你把它切成好几段，结果每一段都会长成一个完整的水螅。

那么，人类有没有自我修复的能力呢？许多人都有这样的体会：有的时候，我们的手因为某种原因磨出了水泡，如果把水泡弄破并揭开外面的“皮”，就会露出里面粉红色的“新肉”。仔细观察我们就会发现，新肉在逐渐地退去粉红色，然后和原来的皮肤长成一体，用不了几天就根本看不出来这里曾经磨出过水泡了。由此可见，人体也是拥有天然的自我修复能力的，这种自我修复的过程就叫作再生。

在自然界中，当器官受到损害时，再生是重要的弥补措施。但是，事物都具有两面性，再生能力也是利弊共存的，所以在对待再生这个问题上，人类和多数动物一样，采取了一个折中的方案——把再生能力局限在一些特定的部位。

在人体内，再生能力最强大、最突出的器官就是肝脏，如果把一个人的肝脏切除80%，那么，只要剩余部分的组织是正常的，就可以在短时间内使失去的物质复原。实验证明，肝脏复原与血小板有密切的关系，即血小板可促使肝脏再生。另外，肝脏还具有分解细菌、酒精和其他毒素的功能，是人体天然的“解毒器”。但是即便如此，我们也不能依仗肝脏的这种功能而酗酒，因为一旦超出了肝脏的解毒功能，人就会酒精中毒，严重者甚至会危及生命。

除肝脏之外，人体的骨骼也具有极强的再生能力，如果你出现骨骼微裂或单纯骨折等情况，机体也能凭借着自愈力把骨折部位修补得完好如初。不过，和其他人体部位的自愈能力一样，骨骼的再生也是有一定限度的，并且需要一定的客观条件，不可能像水螅一样无论断几节都能长好。

总之，在某种程度上，人体确实具有再生能力，这种再生能力也是人体自愈力的一种重要体现，我们在受伤之后，应该通过各种方法调动人体的这种再生能力，而不要胡乱用药，对其进行抑制。

能量供应系统——人体自愈的“发动机”

我们知道，机器的正常运转需要能量的支持，没有能量来源，硬件再好也会搁浅。可是这么重要的一点，偏偏被现代医学所长期忽视。

从现代工程学看来，以人体这样一个独立运行的系统而言，现代医学中的人体系统有很多缺陷，少了许多东西，以能量系统为例：它就像个人计算机中的电源供给系统，汽车上的油路系统和电路系统，是所有独立系统中不可或缺的部分，然而现代医学的人体系统中却不包括这一系统。

不过，人体的能量供给系统并不像计算机和汽车一样具备明显的硬件。电能和汽油都是很容易使用的能源，但是人体所吃进去的食物种类非常多，也不是可以立即当成能源使用的物质形态。因此，当这些材料进入人体之后，必须经过非常复杂的处理手段，才能转变成类似电能和汽油般容易利用的能源，再送到身体的各个部位进行使用。因此，人体的能量供给系统也就远较汽车和计算机复杂得多。

就像汽车没有油或油路不顺，计算机没有电或电压不足时，都会使系统造成严重的运行障碍，甚至完全瘫痪一样；人体的能量不足也必定会对人体造成很大的伤害，很可能是产生各种慢性病最主要的原因，更可能是造成多数人死亡的真正原因，而它给人体带来的最直接的危害，就是降低甚至摧毁了人体的自愈能力。

在生活中，我们可能会遇到这样的情况，有些人哪怕手上被划破一个小口子也很难愈合，而仔细观察你就会发现，这些人往往是身体非常虚弱的人，这说明他们体内的能量已经无法将伤口愈合，也就是身体丧失了自我修复的能力。

由此可见，人体的能量供应系统是何等的重要。那么，究竟什么才是人体的能量供应系统呢？

人体的能量供给系统是由消化系统将食物转化成人体可以运用的材料，在适当的时辰，尤其是人体进入熟睡状态时，将这些材料转化成人体可以方便利用的血液。因此，人体的能量供给系统就是消化系统加上造血系统和心血管系统。

食物是人体能量和物质的主要来源，长期的营养不良会为自己惹病上身。在现代社会，追求骨感、节食享“瘦”的都市女性正在成为营养不良的主要受害者，可是她们大多数认为营养不良只会让人觉得无力，没什么大不了的，重要的是，我瘦了！事实上，营养不良会带来最严重的后果，不仅会降低身体的自愈能力，甚至还会危及生命。

目前，各式各样的营养性疾病已经开始泛滥，除了营养缺乏症，营养过多症（或中毒）、营养代谢障碍性疾病和以营养为主要病因的一些慢性退行性疾病也在蔓延成风。这些疾病有的与营养有直接因果关系，有的虽与营养没有直接因果关系，但有明显的相关性，如心血管疾病、肥胖症、糖尿病及某些肿瘤等。要知道，正是能量供应的紊乱导致身体机能的下降，使身体丧失了抗病及自愈能力，才最终造成危及性命的疾病产生。

由于营养对人体健康的影响是渐进性的，甚至是潜在性的，因此营养性疾病的发生与发展都需要一个较长的过程，往往易被忽视。随着社会经济、文化和科学技术的发展，人们的饮食结构发生变化，营养性疾病对人类健康的影响愈来愈明显，许多疾病的营养因素更加明确，如何防治营养性疾病就成为保护人类健康的重要内容。

排毒系统——人体的“废品处理厂”

日常生活中，我们不可避免地要接触各种毒素。餐桌上、家具里、地板、天花板、被子、衣服、牙膏、香皂、洗衣粉、清洁剂等，我们甚至无法再拥有一瓶足够安全而有价值的水、一口干净的空气、一棵没有农药的白菜、一个不含激素的鸡蛋、一块放心的猪肉。据有关资料显示，现代人的一生将接触 200 万种不同的化学物质，其中有八万多种是我们经常接触并对我们的健康产生危害。可以说，我们生活在一个到处充满着毒素的世界里。然而，我们为什么还能生存下去呢？这主要归功于我们身体的排毒系统。

自然医学的专家们认为，疾病的主因是在体内聚集的毒素，而不是外来的危险细菌。细菌及病原体只有在我们身体由于过多的秽物而变得太弱、无法抵抗时，才会影响我们的健康。引外，人类对于天然的毒素和细菌，已经产生了系统的防御机制，例如我们吃到腐败或者发霉的食物，味觉首先做出反应，感觉味道不好，即使不慎吃进去，也会用呕吐或腹泻的方式把毒素排出体外。

中医认为，人体的主要排毒系统应该包括以下部位：

(1) 肝脏。肝脏是新陈代谢和排毒去渣的主要器官。它将食物中的毒素吸收起来，然后排除掉。肝脏会尽量吸收对人体有害的物质，包括酒精、药物、咖啡因等，若肝脏超负荷工作会引起黄疸性肝炎或胆结石。

(2) 肾脏。将血液中的毒素过滤掉，通过尿液排出。尿液中毒素很多，若不及时排出，会被重新吸入血液中，危害健康。当血液中有过多的垃圾和毒素时，肾工作负担加重，有可能变得迟缓，运转不灵。所以肾超负荷工作，会使人变得疲倦而懒散。

(3) 淋巴。淋巴系统善于处理人体垃圾。它分散于人体各处的淋巴结内，会产生淋巴液，吸收死去的细胞、多余的体液和由食物产生的毒素，最后回收到淋巴结。淋巴结将毒素过滤出来，使之进入血液，再进入排泄系统排出体外。

(4) 眼睛。眼泪中含有大量损害健康的有毒物质。

(5) 肺。人每天将大量的氧气吸入肺中，空气中的细菌、病毒、粉尘等有害物质也吸入肺中，肺通过呼气排出入侵者和体内的二氧化碳等。

(6) 胃。胃的主要功能是杀死食物中的病原体并消化食物，可通过呕吐排毒。

(7) 大肠。食物残渣形成粪便的过程中会产生吲哚等有害物质，大肠将其排出体外。

(8) 皮肤。健康的肌肤不需要借助外力来排毒，但来自内部和外界的有毒物质会攻击皮肤细胞，导致出现干燥、斑点、痤疮等问题。

事实上，人体每一个部位甚至每一个细胞都不断地进行新陈代谢，会不停地排出废物。当脏器的能力减低，或人体的排毒系统发生问题时，都会造成人体废弃物的堵塞，这样一来，又会使脏器的功能进一步恶化，外在的细菌、病毒也会乘虚而入，最终形成恶性循环，给人体带来疾病，甚至威胁生命安全。

我们一般在年轻时，血气能力旺盛，身体的废物清理系统正常运行，多数人脸上没有多余的赘肉和皱纹。随着年龄的增长，血气能量日渐衰弱，脸上及身体上的赘肉愈来愈多，皮肤上的斑点也愈来愈多。年纪愈大，脸上和身上堆积的废物也就愈多，这就是毒素与健康之间的关系原理。

因此，我们只有把毒素清理掉，身体才能够通过血液的正常输送，帮助身体获取养分，进行组织的修补过程，就能使身上的赘肉、斑点和皱纹减到最少，加上充足的血气，就可以长保年轻和健康。中医有许多治疗经络的手段，就是在借助外力协助人体进行垃圾的清理，例如穴位按摩和针灸治疗等，都有这种效果。

第二节
别把身体的自愈本能当作疾病对待

发烧是身体通过升温杀死入侵细菌

当孩子生病发烧的时候，因为害怕发烧危害身体健康，父母一般都会想尽办法替孩子退烧，但是，发烧真有那么可怕吗？我们还是从身体的一般温度说起。

通常情况下，人的体温保持在37℃上下，即使有波动，范围也是很小的，而这主要是由于人体有一个体温调节中枢。当人体的实际体温低于或高于37℃时，此中枢就会加强产热和散热活动来保持体温正常。

人体产热主要依靠肝脏、肌肉等分解含碳元素的营养物质，产热的“燃料”主要来源于食物中的营养物质，如蛋白质、脂肪、碳水化合物等。人体散热主要有辐射、传导、对流、蒸发4种方式，这些方式肉眼是看不见的，但在出汗较多时，我们每个人都能感觉到蒸发。

另外，人体内的各种生理活动都离不开酶，但酶只有在恒定的体温下才能发挥作用，过高和过低的体温都会影响酶的作用，不利于人体各种生理活动的正常进行。然而，当人体体温升高到还不至于影响生物酶的活性时，人体内的免疫系统就会异常活跃，白细胞的吞噬作用比正常体温下的吞噬能力强，人体中一种可以消灭病菌的抗体的灭菌能力也加强了，这些变化对保护机体免受病菌侵害十分有利。

因此，发烧是日常生活中很正常的现象，它是人体的一种保护性反应，当细菌、病毒入侵人体导致体温调节失去平衡时，机体就会通过发热来使体内的抗体生成增多，白细胞的吞噬作用和肝脏的解毒功能增强，从而协助人体消灭入侵的病原体，如果这个时候乱用退烧药，反而会影响机体的抗病能力。所以，发烧温度在38℃左右时，我们只要多喝点水，多摄入些营养物质，吃一些清淡的食物就可以了。

然而，发烧虽然是增强身体抵抗力的一种自然反应，但若体温高达39℃以上，就会让我们产生一系列不适症状，并会使我们的机体受到损害，这个时候就应该在医生的指导下采取降温措施。

咳嗽，其实是在排出体内垃圾

生活中，大多数人在咳嗽不断的时候，都会选择服用药物来进行止咳，这种做法其实是弊大于利的。咳嗽是人体的一种防御反射，人体正是通过咳嗽来排出体内垃圾的。

我们身体内肺泡的薄膜就如同纱窗一样，纱窗每隔一段时间就会布满灰尘、污物，这时我们就要及时进行清洗，避免灰尘和污物堆积得越来越多，影响通风效果。同样的道理，肺泡是气体交换的重要场所，当肺泡的薄膜布满了灰尘或污物时，我们的身体就会做出保护性反应，通过咳嗽来振动肺部，使停留在肺泡薄膜上的灰尘和污物脱落。这些“垃圾”脱落后就会和人体的体液结合成痰。在我们的呼吸道内膜表面上，有许多细小的纤毛，通过肉眼我们是看不到它们的，但它们能够把“垃圾”运送到咽喉，然后排出体外。

如果一个人的工作环境非常不好，工作地点的空气中总是布满粉尘，那么这个人就可能会经常无缘无故地咳嗽，并且痰特别多，这是因为他的身体在通过咳嗽、排痰来把体内的粉尘排出体外，从而保护他的肺部。如果此时通过服药来止咳，虽然暂时缓解了咳嗽的症状，却会导致大量的灰尘和污物滞留在肺部，当这些“垃圾”越积越多的时候，我们的肺功能就会受到影响，进而损害我们的健康。因此，在没有完全排出肺内“垃圾”时就盲目地采取止咳方法来抑制咳嗽，就如同家里着火之后，你不仅不去救火，反而在火上浇上一盆油一样，后果是可想而知的。

另外，现在城市里的污染越来越严重，空气中充满着粉尘、金属微粒以及废气中的毒性物质，人们在呼吸时就会吸入它们，使它们进入我们的肺部，这些“垃圾”不仅会损害肺脏，还会通过血液循环而“株连”全身。所以，我们也可以在身体还没有做出防御性反应的时候，借助主动咳嗽来“清扫”我们的肺部，每天到室外空气清新的地方做深呼吸运动。深吸气时缓缓抬起双臂，然后主动咳嗽，使气流从口、鼻中喷出，咳出痰液，从而保证肺部的清洁。

喷嚏，排出身体内部的异物

喷嚏，相信每个人都打过，它的发生是不受人为控制的，它和咳嗽一样，是一种呼吸道排斥异己的行为，也是一种人体的自我防御和保护行为。

当我们感冒的时候，通常会通过打喷嚏来排出一部分体内的细菌和病毒，随着感冒症状的好转，打喷嚏的现象也会逐渐消失。当我们受到风寒侵袭的时候，人体就会通过打喷嚏的方式使身体内的器官产生热量来赶走体表的微寒。当我们情绪不良的时候，也可以通过打喷嚏的方式使心情舒畅、情绪稳定。另外，鼻道如果受到花粉、霉菌等微小颗粒物质的刺激，人们也会通过打喷嚏的方式经由鼻道排出过敏物。

打喷嚏其实是人体自身的一种保护反应，偶尔打喷嚏还有益于人体健康，可以将体内的一部分病菌释放出来，所以不要认为能忍则忍。很多人觉得在公共场所打喷嚏不太礼貌，因此通常会把喷嚏憋回去，实在忍不住时，就又捂嘴又捏鼻子，以免飞沫四溅。殊不知，这样不仅会把喷嚏中的细菌吞回体内，给健康埋下隐患，还容易使咽部的细菌由咽鼓管进入中耳鼓室，从而引发急性中耳炎。而且人在打喷嚏时，上呼吸道会产生强大的压力，口鼻都被捂住，不能得到缓解的压力会通过咽鼓管作用于耳道鼓膜，严重时甚至会造成鼓膜穿孔。

因此，为了身体健康，我们一定要痛痛快快地把喷嚏打出来。但是打喷嚏时不能太强烈，否则会使血压突然反弹性增高，甚至使颅内压增高，引起脑血管破裂，进而导致颅内出血；胸腔内的压力也会从高压突然转成低压，易诱发心脏病或脑栓塞；强烈地打喷嚏会剧烈震动身体，有时可能引起腰肌损伤或关节错位；慢性肺气肿、肺大泡患者打喷嚏时，可能会出现肺泡和肺内血管破裂，导致气胸或血气胸。

总之，打喷嚏一定要把握好尺度，不能让好事反而变成坏事。

呕吐，有时候未必是坏事

呕吐，对我们来说是常见的一种症状，西医认为严重的呕吐可以导致脱水，会使血管内的容量减少，导致各脏器供血不足，排尿量减少，血中的有毒物质不能排出。这一系列的变化如处理不及时，人们就可能会有生命危险。既然呕吐会导致这样严重的后果，为什么还说呕吐未必是坏事呢？

在中医的观点里，呕吐和咳嗽、发烧、腹泻是一样的，它们都是人体的一种保护性机制。俗话说“病从口入”，当我们吃得过饱或吃进去的食物不干净时，在进食后的一段时间里就会出现呕吐症状。因为吃得过饱会增加消化道的负担，导致消化不良，人体就会采取必要的措施，利用呕吐把过多的食物排出体外，以减轻胃肠道的负担。如果吃的食物不干净，就会使胃肠道受到损伤，有毒物质还可能通过胃肠黏膜上的血管进入血液里，导致人体出现食物中毒的症状，适时的呕吐会把这些不干净的食物排出体外，使有毒物质不能在人体内停留，从而减轻它们对人体的损害。

所以，在不清楚病因的情况下，见呕就止未必是好事，有时候还可能会对你的身体造成损伤。当呕吐症状不严重时，可以适当地补充水分，少量进食，多吃些流质食物，如米汤等，千万不要吃生冷、甜品、油腻食品，这样可以让胃得到充分的休息。然后再根据胃的恢复情况，逐步改变饮食内容，添加饮食的量。

疼痛，提醒你身体某个部位失灵了

在这个世界上，恐怕没有人喜欢疼痛，但是在某些情况下，疼痛却可以成为人类的朋友。试想一下，如果没有了疼痛，谁能把疾病的消息报告给你呢？因此，疼痛不仅不是折磨你的“恶魔”，反而是一个美丽的“天使”，它是在提醒你机体已经受伤或者受到“侵犯”了，应该立即根据它发出的警报采取相应的防御性保护措施，从而避免更大的危险。

疼痛虽然会让人感觉不舒服，但恐怕没有人会愿意永远失去痛觉。可想而知，如果一个人失去了痛觉，那么在喝水前，他可能都要先用温度计测试一下水温，因为经验告诉我们，水温过高或过低都会损伤我们的身体，要么被烫伤，要么受寒凉。这可能还是小事，如果不幸被尖锐的东西扎到，而你却不知道，那麻烦可就大了，或者身体内的某种疾病已经发展到晚期，因为没有痛觉而未被发现，我们的生命岂不是要受到威胁？

疼痛既是人体对疾病或创伤的反应，也是疾病的症状。心肌梗死可能表现为胸前区和左上臂、上腹区疼痛，甚至是牙痛。常见的引起腹痛的疾病有急性腹膜炎、急性肠梗阻、急性胃肠炎、急性阑尾炎、急性脑膜炎、急性胆囊炎、胆结石、泌尿道结石、肠穿孔等。所以，当我们身体的某个部位有疼痛的感觉时，在弄清楚疼痛的原因之前，最好不要服用止痛药，而是应该找出痛因，盲目地使用止痛药只能掩盖病情，甚至贻误治病的时机。而且许多止痛药具有解热作用，当风湿痛、神经痛、腰痛时，服用止痛药会导致体温降低，容易诱发其他疾病。

放屁，人生三宝之一

俗话说“人生有三宝：流汗、放屁和打喷嚏”，对于流汗的好处，一般人都知道，打喷嚏的作用我们已经说过了，一般人也都能接受，唯独对放屁，很多人不能接受，总是敬而远之，能忍则忍。事实上，在无形中，我们已经对身体造成了极大的危害。

我们吃进肚子里的食物有些未被分解，如果未被分解的部分包含纤维和糖类，就会成为大肠菌的食物。大肠菌饱餐后就会排气，这些气体在体内累积，产生一股气压，当压力太大时，就会被排出体外，形成屁。

放屁的好处是显而易见的，它能帮助人体排出废气。肠道里的细菌分解残留食物后产生的氮、硫化氢、氨等废气主要都靠放屁排出体外，这对人体是有好处的，也是人体自我调节的一个法宝。在生活中，很多人为了保全面子，经常忍屁不放。特别是一些谦谦君子和淑女，为了不失体面，宁愿憋红了脸也决不肯放“屁”一马，结果，有毒气体不能以最简单的方式释放出去，只能另觅排毒途径，这不但增加了身体负担，还很有可能造成肌体慢性中毒，引起腹部鼓胀、肠吟声声、精神不振、消化不良、头晕目眩，甚至还可能产生腹膜炎、肠梗阻等疾病。

另外，有些人很自豪，认为自己从不放屁或很少放屁。其实，不放屁未必就是好事，他们往往会有一些症状，如腹痛、腹胀、便秘、肠鸣音亢进或消失、气过水声等，还有可能会出现肠梗阻。此外，腹部手术者，其肠蠕动会出现反射性抑制，胃肠内气体和液体滞积，也会出现无屁的情况。

那么，是不是多放屁就是好事呢？其实也不是这样。一般来说，放屁对身体的影响可以遵循这样一个规律——无屁未必是好事，多屁可能是坏事，臭屁可能要出事。正常人每天要放 5 ～ 10 次屁，约排出 500 毫升左右的气体。当屁量大大多于平时，则有可能会有消化不良、胃炎、消化性溃疡等胃部疾病及肝、胆、胰疾病等。此外，也有可能是进食方面的原因，如进食过多的豆类、薯类与蛋白质类食物，或者习惯性吞咽动作过多而吸入较多的空气，此类情况均不属病症，没有必要治疗。

如果屁奇臭难闻，则有可能是消化不良，或摄入过多的肉类酸性食物，或由于消化道出血，血液滞积在肠腔内所致，也有可能是肠道内发生菌痢、阿米巴痢疾、溃疡性结肠炎、出血性小肠炎等炎症。此外，恶性肿瘤晚期，因癌肿组织糜烂，蛋白质腐败，由于细菌的作用，放出的屁也会很臭。有时，进食过多大蒜、洋葱和韭菜等有刺激性气味的食物也会使屁变臭，这不必担心。

第三节
身体是自己的，要小心呵护

是谁干扰了身体的和谐

我们已经知道，人体本身就是一个自足、和谐的系统，并且人体还有自愈的能力，但是为什么我们还会生病呢？究竟是谁干扰了身体的和谐呢？

中医理论中有一个著名的三因学说，它认为引发疾病的最根本原因无外乎“内因、外因和不内外因”，这个说法对中医病因学影响最大，沿用至今。内因致病是情绪变化、饮食不节、劳逸失度等而致人生病，也就是人为因素造成的；而外因致病，是自然界的天气变化（风、寒、暑、湿、燥、火）而致人生病，称之为六淫；不属于上面两种原因致病的为不内外因，如外伤骨折、蛇虫咬伤等。

1. 忧愁哀思

中医很注重七情，喜、怒、忧、思、悲、恐、惊会使人的内脏失调，反过来，五脏功能的失调也会导致情绪的异常，如心在志为喜，过喜则伤心；肝在志为怒，过怒则伤肝；脾在志为思，过度思虑则伤脾；肺在志为忧，过忧则伤肺；肾在志为恐，过恐则伤肾。此外，五脏精气功能失调，则可产生情志的异常。如肝气虚则恐，实则怒，心气虚则悲，实则笑不休等。《红楼梦》里面的林黛玉就是太过于悲伤，以至于得了肺痨，后来咯血而逝。

所以，我们要保持良好的心态和情绪，凡事不能强求要顺其自然，处事要泰然，得益要淡然，困境要超然，总之要不以物喜不以己悲，永远保持一颗平常心，这样我们的身心就会和谐，身体自然会健康。

2. 饥饱不均，饮食不节

大家知道，脾胃是受纳、消化和吸收食物的主要脏器，故饮食失度就会损伤脾胃。中医学认为脾胃为后天之本，如果脾胃伤了，就会累及其他脏器引发疾病，因此，饮食失度是内伤性致病因素之一。饮食失度包括饮食没有节制，不讲究卫生，或者偏嗜等。其主要的致病特点包括损伤脾胃，五脏失调，病后复发或者迁延难愈。

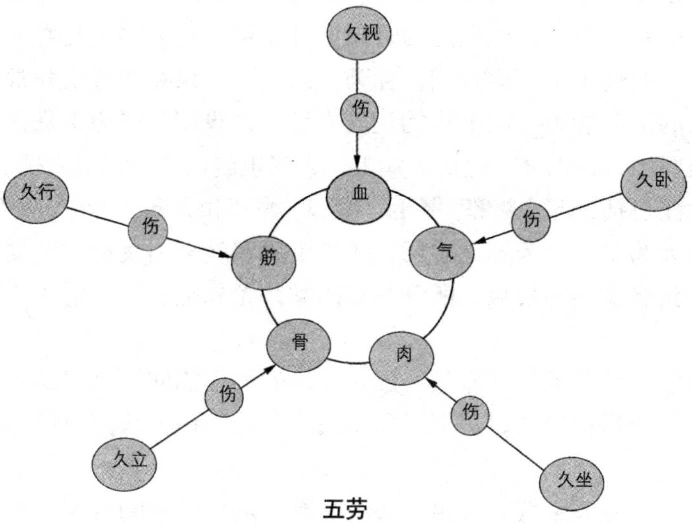

五劳

3. 逸劳失度

过度疲劳和过度安逸都会导致疾病的发生。首先说一下过度疲劳，过度疲劳可使脾胃内伤，百病由生。《黄帝内经》中有“久视伤血，久卧伤气，久坐伤肉，久立伤骨，久行伤筋，是谓五劳所伤”，旨在说明疲倦与内伤的关系。“久视伤血”，现在很多人老对着电脑，这样很耗伤人的精血。血是肝血，肝主魂，心藏神，肝血心神都耗散，所以不能长时间看书看电脑；“久卧伤气”，老躺着气脉就运行不起来；“久坐伤肉”，伤肉就是伤脾，脾属肉，久坐不运化，脾是主运化的，老坐着脾就不运化，所以把肉都给伤了；“久立伤骨”，就是老站着伤腰、腿、膝盖、筋骨等；“久行伤筋”，伤筋就是伤肝，老走，筋老是得不到休息就会有损伤，就会伤肝。

另外，过度的慵懒、安逸也不利于健康。《黄帝内经》中有“久卧伤气、久坐伤肉”之说，懒惰就像生锈一样，比操劳更能消耗人的身体。我们知道，经常用的钥匙总是亮闪闪的，但是经常不用的话就会生锈，并失去它应有的功能。长期安闲，不事劳作可使脏腑气血失调而诱发疾病，主要表现为脾胃功能的呆滞不振、厌食、腹胀等，日久可以影响气血津液的代谢，形成气滞血瘀、形体肥胖等病变，所以可以这么说“无聊为百病之源”。

4. 六气过度成六淫

春夏秋冬各有其特点，春风、夏暑、长夏湿、秋燥、冬寒等是自然气象的基本类型，它们因四时而更替变化，是万物生长变化的重要条件，一般情况下不会致病，称为“六气”。只有在气候异常变化超过了人的适应能力，或个体的正气不足，自我调节能力下降，不能适应气候变化时，六气才能成为病因，六气也就成了六淫或六邪。

六淫包括风邪、寒邪、暑邪、湿邪、燥邪和火邪。“风”四季都有，但以春天为主，故为春之主气。人感染风邪就会引发鼻塞流涕、咽痒咳嗽、头痛发热等疾病，所以一年四季，尤其是春天一定要注意风邪的侵入。

寒邪就是冬天的“寒气”侵入人体的外在病邪，寒邪伤人常使人体气血津液运行迟滞，甚至凝结不通，不通则痛，从而出现各种疼痛的病症。

暑，为夏天主气，炎热、暑湿交蒸、闷热是它的特点，夏天说谁谁中暑了，说明他感染了暑邪，症状是高热、大汗、烦渴、肌肤灼热等。

湿，为长夏主气，长夏相当于雨季，此时雨水较多，湿热熏蒸，气候潮湿，这样的气候也容易引发疾病。如果湿困于脾胃，则不思饮食，口黏口甜，如果湿邪浸淫肌肤，则可见湿疹等皮肤病，所以长夏要注意防止湿邪的侵袭。

燥，为秋季主气，与湿相反，燥以空气中缺乏水分，湿度降低为特点，表现为劲急干燥的气候，如初秋之际，久晴无雨，天气燥热，这种气候也容易引身体的不适甚至疾病，如口鼻干燥、皮肤干涩，大便干结不通等。

火，大部分是由内而生的，外部原因可以是一种诱因，总体来说还是身体的阴阳失调引起的，外感火热最常见的就是中暑，通常都是温度过高、缺水、闷热的环境下待的时间过长所致。现代人压力大，经常熬夜，吃辛辣的食物等都会引发上火，导致出汗、口渴、小便短赤等。

对待身体要像对待自己的孩子一样

郑幅中是当代著名的中医保健大师，在他的养生作品中有这样一段话："对待自己的身体就要像对待自己的孩子一样，应该关心它、帮助它、引导它、锻炼它，不要漠视它、压抑它、强制它、仇视它。如果孩子犯了错误，我们就要去倾听他的诉说，而不要一棒打死，或者交给警察、送进监狱，当然也不可放任自流。身体是自己的，犹如孩子是自己的一样，疾病就是孩子的恶作剧，是孩子野性的一种宣泄，它是一种巨大的能量，可以转化为成长的动力。但我们往往敌视和恐惧这种能量，不惜耗费更多的能量来清除它，这无异于一种疯狂的自相残杀。当淘气的孩子被打折了一条腿，他还会坐在轮椅上大声哭嚎，惹得你还想揍他，可他已经残疾了。"

的确，身体就像我们的孩子，当孩子淘气不听话，犯了错误时，我们不能采用暴力，拳打脚踢，而是要循循善诱，悉心教导。同样，身体不舒服，生病时我们也不能随便使用"暴力"，打针吃药动手术，不管身体接受不接受，都强加给它，这是不妥的。

上文讲过，身体自身有很强的自我修复能力——自愈力，有些小病小痛，不用医药，利用身体的自愈力就会治愈。我们可能都有过类似的经验：不小心把皮肤蹭破流血了，但等你发现的时候出血已经止住了，过了几天，伤口结痂，再过几天，痂脱了，皮肤恢复成原来的样子，一点痕迹都没有，这时你已找不到破损的地方了。

出血之所以能自行停止，就是因为人体有自愈能力。人体本来就是一个完善的系统，一般情况下，"矛盾"都可以内部解决，万不得已时才需要借助药物。

所以，不管是有病还是无病，对待身体就要像对待孩子一样，要用温和的方法，要懂得利用人体的自愈力。

当然，自愈力的作用也不是绝对的，我们不可能在任何情况下都依赖人体自愈力解决问题。自愈力和免疫力有关，当免疫细胞抵挡不住病毒时，就需要借助药物，不过最好的药物是食物。一般情况下，通过营养素的补充，可以对抗大多数疾病。中医就是通过倡导顺时养生、补养气血、食疗等科学的养生方法来增强人体免疫力，在疾病尚未到来之时就筑起一道坚固的屏障，让疾病无孔可入。

维持好身体的“大环境”，就不怕“坏人”作乱

没有人会否认健康的重要性，但是怎样做才能保证健康呢？

有人说健康在于运动，多做运动就可以保证，但事实证明那些长寿之人往往不是驰骋在竞赛场上的运动员；有人说不吸烟、不喝酒，规规矩矩就能健康长寿，但看看那些百岁的老寿星，吸烟喝酒的大有人在；甚至那些拾荒的人或者以乞讨为生的人，他们整天跟细菌打交道，但健康长寿的也屡见不鲜……这到底是怎么回事呢？

其实，在我们的周围有太多的细菌和病毒，甚至在身体内部也有细菌相伴，但是你没有权利把病菌赶尽杀绝，因为人和病菌一样是大自然的产物，大自然给了我们生存的权利，同时也给了细菌和病毒生存的权利。在一般情况下，我们每个人和病菌或者说是致病因子可以处于一种和平共处、相安无事的状态，在这种状态下，你活你的，他活他的，各自相安无事。这也应了那句话“正气存内，邪不可干”，如果我们把身体维持在一个阴阳平衡的状态下，致病因子是无法让你生病的。

就像我们这个大社会，好人和坏人是并存的，当我们的社会大环境是好的，社会秩序都很正常的时候，有几个坏人是无大碍的，因为他们就算有些坏动作，也不会影响到整个大的社会环境。就比如某地治安不错，但每到年节的时候也会有几个小偷犯案。这个时候只要居民提高防范意识，警察加大监察力度，几个小毛贼是不能怎样的。但是如果社会处于一种混乱的状态，各种监察机构秩序混乱，不能行使职权，那么坏人就能兴起更大的风浪，说不定就能把整个国家搞垮。

所以，只要我们的身体保持一种和谐、阴阳平衡的状态，任何病菌都不会对我们的身体造成很大的伤害，但是如果我们外受“六淫”和内受“七情”的影响，使你身体的内环境发生变化了，给了病菌兴风作浪的机会，那我们的身体就会患病。这也给那些困惑的人找到了答案，那些抽烟喝酒的人照样能健康长寿，就是因为他们能使自己的身体达到一

种内外和谐状态，他们觉得这样很舒心，即使有“邪”也不能兴风作浪；反之，那些特别注意生活品质的人却得病短命，就是因为他们把自己身体内部的大环境搞糟了，身心都不和谐了，吃什么喝什么都不舒心，这样稍微有“邪”来侵袭，身体就招架不住，从而被疾病缠身，甚至夺去宝贵的生命。

那么，到底怎样做才能保持身体的平衡与和谐呢？其实，人体是一个很有灵性的机体，在漫长的进化中，已经形成了一套完善的生理平衡系统，它会自发地调节呼吸、饮食等活动，来适应环境的需要，进而维持人体内部和人体与外界环境的动态平衡。所以，只要我们遵循机体平衡系统的运行规律，在生活细节中顺应身体的平衡需求，即该睡觉时睡觉、该起床时起床，春天要保养生机，冬天要注意收藏，等等，就能够维持好身体的大环境。

当然，一个人在追求平衡的时候，一定要牢记“因人而异”“辨证施治”，仔细分析自己的具体情况，看看自己属于何种体质，然后再确定具体的养生方法，以及需要把握的度，而不可依葫芦画瓢，照搬他人的养生方法，否则不仅不会达到好的效果，还会让自己的身体偏离平衡，让健康脱轨并越偏越远。

不治已病治未病——养生胜于治病

《黄帝内经》中有一句话：“是故圣人不治已病，治未病，不治已乱，治未乱，此之谓也。夫病已成而后药之，乱已成而后治之，譬犹渴而穿井，斗而铸锥，不亦晚乎！”意思是说，聪明的人不会生病了才想着去治疗，而是未雨绸缪，预防在先，防病于未然，这在中医上叫作“治未病”。

“治未病”是中医理论的精髓，就是当疾病尚未发生时，能提前预测到疾病的发展趋势，并采取相应的防治方法，提高人体的自愈能力，以杜绝或减少疾病的发生。比如春季万物萌生，细菌、病毒等致病微生物也相应活跃，感冒之类的疾病就有可能流行开来，所以中医提出“正月葱、二月韭”的饮食，以提高人们的抗病能力。夏季天气炎热，中暑发生的可能性相对就大，中医就强调“饮食清淡”“夜卧早起，无厌于日”的养生方案，使中暑的发生减少。秋季气候干燥，咳嗽一类疾病的发病率相对较高，因此，中医强调秋季以“养肺除燥”

为主，多吃梨以生津解渴，从而使一些时令病的发生降到最低限度。冬季要收藏体内的阳气，注意保暖，早卧晚起，好好休息等。

中医“治未病”还体现在一个方面，就是在疾病的潜伏期及时发现，调动自身的能力扼杀它的滋长，使人体恢复真正的健康。不过，相对而言，如今的医疗水平却只停留在应付“已病”的人群上。我们可以用这样的比喻来说明“治未病”和“治已病”的区别，治未病就像是洪水暴发之前驻堤坝、泄洪的各项防护措施，而治已病就像在洪水泛滥以后再去堵窟窿一样。

很多人就是由于不注意预防导致疾病缠身，疲于奔命，因此，只有我们提早防微杜渐，防患于未然，把健康掌握在自己手中，人生才会充满自信与快乐。这也是中医治未病的最大意义。

保养的终极目的——激发人体的自愈潜能

中医治病有一个很重要的观点：三分治，七分养。就是说，对于身体我们的重点在于养护，不要太过依赖药物的作用，因为药物也只是起到激发和调动元气的作用，从而帮助身体恢复健康，如果元气耗尽了，再好的药也没用了。而我们对身体的养护就是在养元气，因为元气是人生下来活下去的根本，元气充足人就能健康长寿，元气耗尽人的生命也就到头了。所以，我们要坚持健康的生活习惯，好好养元气养身体，这样就能很少生病，即使已经生病的人，也会慢慢好起来。例如让患糖尿病的人天天去爬山，过一段时间他的尿糖就正常了，因为糖尿病是脾湿造成的，常爬山能让脾的功能恢复正常，毛病也就好得差不多了。这就是把人体的自愈潜能激发出来了，如果你总是吃药，总是去调体内的那点元气，自愈力根本得不到发挥，慢慢地它也就懒惰了，不起作用了。

其实，所谓人体的自愈功能，科学的解释就是生物依靠自身的内在生命力，修复肢体缺损和摆脱疾病与亚健康状态的一种依靠遗传获得的维持生命健康的能力。这看上去很深奥，其实就是生活中经常见到的现象。

譬如，糖尿病患者的血糖经常会因为饮食或者某种因素暂时性升高，此时，胰脏大量地分泌胰岛素，促使血糖降低；一旦血糖过低时，副肾又会分泌副肾上腺素，以提高过低的血糖。另外，天冷时，血管会自然收缩，毛孔也会同时收缩，减少散热面积，以阻止热量散失；天热时血管壁又会自动扩张，毛孔也会同时张开，汗腺大量分泌，以加速散热，自动调整身体的温度。

日常的保健或许不会在短期内让我们的身体状况有非常明显的改善，但是只要长期坚持下去，你会发现，身体的抵抗力越来越好了，以前从来不会“缺席”的流行病也离自己越来越远了，即使有些小病痛自己也能“扛”过去了，爬几层楼不再像以前那样气喘吁吁了……这就是保健的重要意义所在。

第二章

百病渐消，清福自来

——经络是人体自愈的医魂

第一节 人体经络是养生治病的最好捷径

经络医学——中国“第五大发明”

虽然现代的医学技术很发达，但我们也不可能把医生 24 小时带在身边，何况许多人面对医院那昂贵的医药费，根本无力承担。因此，如果有一种简便的方法，让我们能够自己为自己看病，那么这种方法必然会像人们对待普度众生的观音一样，视若至宝。事实上，早在几千年前，我们的祖先就已经给我们创造了一种简便的自愈方法，只是有一段时间我们自己认定它是“伪科学”，把它抛弃了，这种方法就是经络医学。

很多人说，经络对于人类的贡献可与中国古代的四大发明比肩，因而被认为是中国的“第五大发明”，甚至有人指出，认清了经络的实质就可以拿到诺贝尔奖，但是，关于经络的研究却一再陷入困境。因为现代医学似乎对认识经络无能为力，手术刀不仅不能帮助人观察到经络及运行于其中的“气”，而且无论哪一种现代的精密仪器似乎都无助于对其进行观察研究，于是，不少人开始对经络与气的存在表示怀疑，甚至有人叫嚣“取缔中医”。

如今，我们终于可以实实在在地感知经络的存在了，我国科学家已经用现代科学实验证实了经络存在的客观性。中国科学院一位科学家设计了一套能测得几个光子的高度敏感仪器，发现隐性经络线是一些善于发光的线，它们发出的光了是非经络线的 2.5 倍。隐性经络是一些低电阻线，其电阻比两侧的皮肤低；隐性经络线具有特殊的导音和发音性能，振动后能像琴弦那样发出高亢洪亮的声音；隐性经络线皮肤表面的温度有时与非经络线有很大的差别；注射示踪元素到皮下的经络线上，示踪元素将在经络线上沿经扩散。

另外，我国著名皮肤科专家、经络学者李定忠教授观察了 305 例循经皮肤病病例，发现皮肤的理论性病变沿经络循行路线产生。这一发现在国际医学界引起巨大震动，日本还专门为李教授出版了专著《经络现象》。

近年来，经络养生的风潮越来越热，就是因为人们重新认识了经络医学的价值及其养生治病的功效。可以说，相对于世界上一切医学而言，人体的经络确实是养生治病的最好捷径。

能够决生死、处百病的经络

关于经络之于人体健康的作用，我国古代医学典籍《黄帝内经》中早有系统记载，其中的《灵枢·经脉》里说："经脉者，所以能决生死，处百病，调虚实，不可不通。"这里的不可不通，即是再三强调人体之经脉必须畅通，原因是经脉"能决生死，处百病，调虚实"。为什么这样说呢？

先看"决生死"。就是说经脉的功能正常与否，决定了人的生与死。因为人之所以成为一个有机的整体，是由于经脉纵横交错，出入表里，贯通上下，内联五脏六腑，外至皮肤肌肉来联络的。经络畅通，人体气血才能使脏腑相通，阴阳交贯，内外相通，否则，脏腑之间的联系就会发生障碍，引发疾病，严重者甚至导致死亡。

再看"处百病"。这里是说经脉之气运行正常对于疾病的治疗与康复所起的重要作用，中医治病都必须从经络入手。"痛则不通，通则不痛"，身体的病痛就是经络不通引起的。只有经脉畅通，才能使气血周流，疾病才能得到治疗与康复。

再谈"调虚实"，调整虚证和实证。如胃痉挛的，针刺病人足三里穴，可使胃弛缓；对虚证要用补法，如胃弛缓的，针刺病人足三里穴，可使其收缩加强。当然，由于虚实证不同，尽管都针刺足三里穴，但一个用泻法，而另一个用补法。

如果我们再说具体一点，经络的作用可以归纳为以下几点：

1. 联络脏腑，沟通全身

经络可以把人的内脏、四肢、五官、皮肤、肉、筋和骨等所有部分都联系起来，就好像地下缆线把整个城市连接起来一样。通路通畅，身体才能保持平衡与统一，维持正常的活动。

2. 运行气血，营养脏腑

天然气需要用管道输送到各个地方，同样，气血也要通过经络输送到身体各处，滋润全身上下内外。这是经络的第二个作用。每个人的生命都要依赖气血维持，经络就是气血运行的通道。只有通过经络系统把气血等营养输送到全身，人才能有正常的生理活动。

3. 抗御病邪，保卫机体

外部疾病侵犯人体往往从表面开始，再慢慢向里发展，也就是先从皮肤开始。经络内外与皮肤相连，可以运行气血到表面的皮肤，好像砖瓦一样垒成坚固的城墙。每当外敌入侵时，经络会首先发挥其抵御外邪、保卫机体的屏障作用。

4. 反映内在，以表知里

疾病也有从内而生的，“病从口入”就是因为吃了不干净的东西，使身体内的气血不正常，从而产生疾病。这种内生病首先表现为内脏的气血不正常，再通过经络反映在相应的穴位上，所以经络穴位还可以反映人内在的毛病，中医称之为“以表知里”。

5. 刺激经络，调整气血

人的潜力很大，我们的肝脏只有 1/3 在工作，心脏只有 1/7 在工作……如果它们出现问题，我们首先要做的是激发、调动身体的自愈潜能。按照中医理论，内脏跟经络的气血是相通的，内脏出现问题，可以通过刺激经络和体表的穴位调整气血虚实。这也是针灸、按摩、气功等方法可以治疗内科病的原因。

嘴不但能吃饭，还能吃进细菌，成为疾病感染的途径。经络也一样，它可以运行气血，行使上面说的那些功能，但是人体一旦有病了，它也是疾病从外向里“走”的路。我们知道了它们的循行规律，就可以利用这一点来预防疾病的发生。这就好比敌人来偷袭，我们知道了它的行军路线，就可以提前做好防护准备。

我国古代中医在长期的临床实践中发现经络的存在。古人从实用的角度给经络下了一个定义：经络是人体气血运行的通路，内属于脏腑，外布于全身，将各部组织、器官联结成为一个有机的整体。

生病是由于不注意保养经络

在《人体经络使用手册》中，作者对经络的保养问题做了一个形象且生动的比喻：经络就像道路，生活习惯就如道路上的红绿灯，各种不良生活习惯就是这些红灯，红灯的停止是为了绿灯的畅通。

在我们的一生中，处处都有红灯，如大量吸烟、长期贪杯、纵欲风流、长期熬夜、饱一顿饥一顿、暴饮暴食、情绪总处在极度紧张和疲惫的状态中以及各种违背自然规律的生活习惯，这些红灯会堵塞你的经络。处处闯红灯，你的健康之路还能走多远?

的确，对经络的保养非常重要，早在2500年前的《黄帝内经》中对经络保养问题就有所提及。而对现在的人们来说，全方位的经络保养除了要注重日常健康的生活起居、合理的饮食结构、正确的经络锻炼与保健外，还要保持良好的心态。

在对长寿老人的研究中发现，这些老寿星很多都是心怡气静，即心态非常好。可见，人能够长寿，最重要的是心态。如果一个人的情绪不好，那么他的正常生理活动必然会受到影响，身体就会出现各种各样的问题，所谓的“病由心生”说的正是这个道理。情绪不稳定是导致经络堵塞的重要因素之一。因此，在日常生活中，我们要时刻保持良好的心态，这样才能使自己的经络系统时刻保持畅通的状态，身体才能始终健健康康不生病。

不管是身体保养，还是精神保养，其目的只有一个，就是强化人们的健康状况，以达到长寿的目的，实际上它是一种自我保护措施。

另外，对经络的保养还要遵循十二经络的运行规律，在对应的时辰敲对应的经络，这样才能达到最佳的保养效果。

认识身体的经络地图

中医指出，经络由经和络组成，经就是干线，络就是旁支。人体有12条主干线，也叫作“十二正经”，还有无数条络脉。经和络纵横交错，在人体里构成了一张大网。这张网就是人体的活地图，它内连脏腑，外接四肢百骸，可以说身体的各个部位，脏腑器官、骨骼肌肉、皮肤毛发，无不包括在这张地图之中。下面就带大家认识一下我们身上的这张经络“地图”。

1. 经脉——谨防身体旱涝灾害

经脉是经络的主体，分为正经和奇经两类。正经有十二条，奇经有八条，如果说十二正经是奔流不息的江河，那么奇经八脉就像个蓄水池。平时十二正经的气血奔流不息时，奇经八脉也会很平静地正常运行；一旦十二正经气血不足流动无力时，奇经八脉这个蓄水池中的水就会补充到江河中；如果十二正经气血过多，过于汹涌，水池也会增大储备，使气血流动和缓。只有这样，人体正常的功能才会平衡。

（1）十二经脉

正经有十二条，即手足三阴经和手足三阳经，合称“十二经脉”，是经络系统的主体。它们分别隶属于十二脏腑，各经用其所属脏腑的名称，结合循行于手足、内外、前中后的不同部位，并依据阴阳学说，给予不同的名称。十二经脉的名称为：手太阴肺经、手厥阴心包经、手少阴心经、手阳明大肠经、手少阳三焦经、手太阳小肠经、足太阴脾经、足厥阴肝经、足少阴肾经、足阳明胃经、足少阳胆经、足太阳膀胱经。

十二经脉是气血运行的主要通道。通过手足阴阳表里的连接而逐经相传，构成了一个周而复始、如环无端的传注系统。就像奔流不息的河流，气血通过经脉可内至脏腑，外达肌表，营运全身。其流注次序是：

手太阴肺经→手阳明大肠经→足阳明胃经→足太阴脾经→

手少阴心经→手太阳小肠经→足太阳膀胱经→足少阴肾经→

手厥阴心包经→手少阳三焦经→足少阳胆经→足厥阴肝经→（回到手太阴肺经）

（2）奇经八脉

奇经八脉是任脉、督脉、冲脉、带脉、阴跷脉、阳跷脉、阴维脉、阳维脉的总称。它们与十二正经不同，既不直属脏腑，又无表里配合关系，其循行别道奇行，故称奇经。其功能是：沟通十二经脉之间的联系，对十二经气血有蓄积渗灌等调节作用。

（3）十二经别

十二经别，是从十二经脉别出的经脉，主要是加强十二经脉中相为表里的两经之间的联系。由于它通达某些正经未循行到的器官与形体部位，因而能补正经之不足。

2. 络脉——警惕气血交通堵塞

络脉是经脉的分支，有别络、浮络和孙络之分，起着人体气血输布的作用。

（1）十五络脉

十二经脉和任督二脉各自别出一络，加上脾之大络，共计十五条，称为十五络脉，分别以十五络所发出的腧穴命名。具有沟通表里经脉之间的联系，统率浮络、孙络，灌渗气血以濡养全身的作用。

（2）孙络

从别络分出最细小的分支称为“孙络”，它的作用同浮络一样输布气血，濡养全身。

（3）浮络

在全身络脉中，浮行于浅表部位的称为“浮络”，它分布在皮肤表面。主要作用是输布气血以濡养全身。

这样一分析，人体经络运行图仿佛一张城市道路交通图一样，呈现在眼前，经络就不是多么复杂的事情了。

步行，最简单的经络保养法

按照中医的理论，“走为百炼之祖”，人的五脏六腑在脚上都能找到相应的穴位。脚踝以下有 51 个穴位，其中脚掌有 15 个，是人体的第二个心脏。步行锻炼也就是全身的经络和穴位锻炼。走路时，脚掌不断与地面接触，刺激脚底反射区，使对应的器官加快了新陈代谢，从而达到健身目的。世界卫生组织也有“最好的运动是步行”之说。可是要想达到理想的锻炼效果，走路的技巧不可忽视。

（1）走路时姿势要正确，如头要正，目要平，躯干自然伸直（沉肩，胸腰微挺，腹微收）。这种姿势有利于经络畅通，气血运行顺畅，使人体活动处于良性状态。

（2）步行时身体重心前移，臂、腿配合协调，步伐有力、自然，步幅适中，两脚落地要有节奏感。

（3）步行过程中呼吸要自然，应尽量注意腹式呼吸的技巧，即尽量做到呼气时稍用力，吸气时自然，呼吸节奏与步伐节奏要配合协调，这样才能在步行较长距离时减少疲劳感。

（4）步行时要注意紧张与放松、用力与借力之间相互转换的技巧，也就是说，可以用力走几步，然后再借力顺势走几步。这种转换可大大提高步行的速度，并且会感到轻松，节省体力。

（5）步行时，与地面相接触的一只脚会有一个“抓地”动作（脚趾内收），这样对脚和腿有促进微循环的作用。

（6）步行快慢要根据个人具体情况而定。研究发现，以每分钟走 80 ～ 85 米的速度连续走 30 分钟以上时，防病健身作用最明显。

另外，值得注意的是，所谓的“饭后百步走”，只适合那些平时活动较少、长时间伏案工作、形体较胖、胃酸过多的人，这类人饭后散步 20 分钟，有助于减少脂肪堆积和胃酸分泌，有利于身体健康。而对那些体质较差、体弱多病的人来说，则提倡“饭后不要走”，这些人不但饭后不能散步，就连一般的走动也应减少，最好平卧 10 分钟。因为胃内食物增加，胃动力不足，此时如果活动就会增加胃的震动，更加重其负担，严重时还会导致胃下垂。

第二节
心经大药房——护命摄神，百病祛根

正说心经大药

心经起始于心脏，归属于心脏周围的血管等组织（心系），向下通过横膈，与小肠相联络。它的一条分支从心系分出，上行于食道旁边，连系于眼球的周围组织（目系）；另一条支脉，从心系直上肺脏，然后向下斜出于腋窝下面，沿上臂内侧后边，行于手太阴肺经和手厥阴心包经的后面，下行于肘的内后方，沿前臂内侧后边，到达腕关节尺侧豌豆骨突起处（锐骨骨端），入手掌靠近小指的一侧，沿小指的内侧到指甲内侧末端。

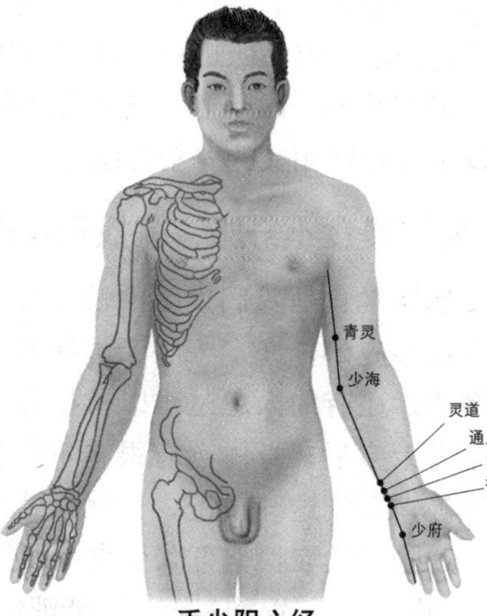

手少阴心经

中医认为，心在五脏中为

“君主之官”。君主，是一个国家的最高统治者，是全体国民的主宰者。相应的，心也就是人体生命活动的主宰，是脏腑中最重要的器官。它统帅各个脏器，使之相互协调，共同完成各种复杂的生理活动，如果心发生病变，则其他脏腑的生理活动也会出现紊乱而产生各种疾病。所以，疏通心经，让它的气血畅通对身体的整体调节是非常重要的。

《黄帝内经》中说，当心经异常时，反映到人体的外部症状包括：心胸烦闷、疼痛、咽干、口渴、眼睛发黄、胁痛、手臂一面靠小指侧那条线疼痛或麻木、手心热等。经常在上午 11 点到下午 1 点之间敲心经就可以缓解这些症状，还可以放松上臂肌肉，疏通经络。点揉和弹拨心经上的重点穴位可以治愈疾病，如按摩极泉穴可以预防冠心病、肺心病，刺激少海穴可以改善颈椎病压迫神经导致的上肢麻木，按摩神门穴可有效治疗失眠等。

心经在午时当令，也就是上午 11 点到下午 1 点这段时间，这段时间是上下午更替、阳气与阴气的转换点。所以说，中午吃完饭后要午睡一会儿，睡不着即使闭一会儿眼睛也是好的。因为我们的身体不可能扰乱天地阴阳的转换，最好还是以静制动、以不变应万变，这样对身体才有好处，中医讲究顺时养生，不仅是顺应四时，也要顺应一天里的十二个时辰。

古人就很注重午时练功以达到心肾相交。所谓心肾相交就是要让心火与肾水相交，阴阳调和。但是心在上，为火，容易往上飘，而肾在下，为水，容易向下走，这样心肾不相交，心火会让人一直很精神，处于兴奋状态，睡不着，这就是失眠。对于不练功的现代人而言，午睡就是让心肾相交的一个方法。

暴饮暴食不舒服，就找极泉来帮忙

暴饮暴食是我们生活中较为常见的现象，上班族们每天除了工作还有很多应酬，许多人整天泡在酒局、饭局中，暴饮暴食，生活极度不规律。还有的人总是难以抗拒美食的诱惑，一不小心就会吃太多。而吃得太多后，身体会有很多不舒服的症状，如胃胀、胃酸、胃疼、打嗝等，遇到这些情况，该如何处理呢？我们只要按摩刺激左侧极泉穴，这些不适症状就可以很快缓解并消失。

中医认为“胃如釜”，胃能消化食物，是因为有“釜底之火”，这个釜底之火是少阳相火。显然人体的少阳相火不是无穷的，大量的食物进入胃里后，使得人体用于消化的少阳相火不够，于是人体便调动少阴君火来凑数，即“相火不够，君火来凑”。可惜，少阴君火并不能用于消化，其蓄积于胃首先是导致胃胀难受。所以，要想消除胃胀，就得让少阴君火回去。左侧极泉穴属于手少阴心经上的穴位，刺激这个穴位，就可以人为造成心经干扰，手少阴心经自身受扰，就会赶紧撤回支援的少阴君火以保自身。当少阴君火撤回原位了，胃胀自然就顺利解除了。

具体操作方法（选择其中一种即可）：

（1）用右手在穴位处按压、放松，再按压、再放松，如此反复5分钟左右。

（2）用筷子的圆头在穴位处按压、放松，反复进行，至少5分钟。

（3）用小保健锤在该穴位处敲打，至少5分钟。

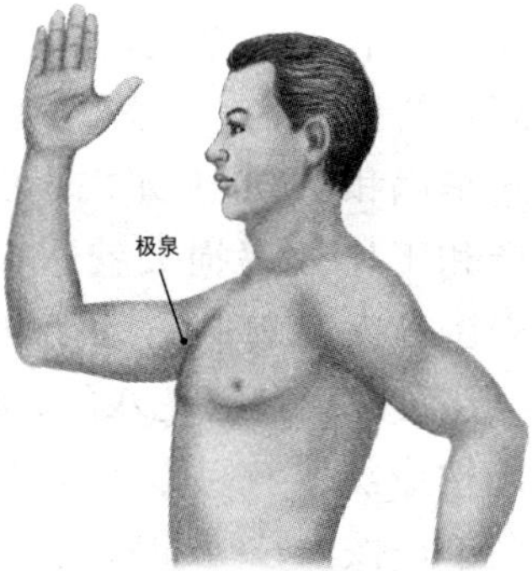

极泉穴的位置

暴饮暴食也是疾病之根，一般在暴饮暴食后会出现头昏脑涨、精神恍惚、肠胃不适、胸闷气急、腹泻或便秘等症状，严重的还会引起急性胃肠炎、胃出血，甚至还有可能诱发多种疾病，如胆囊炎、急性胰腺炎、心脏病、脑梗死等。因此，体质虚弱者尤其要小心，要控制饮食，少吃油腻食物，多吃富含纤维的食物，如韭菜、芹菜等，有助于消化和排便。如果情况较严重，可用一些有助消化的常用药。另外，山楂有消食化积、活血化瘀的作用，为消油腻、化食积之良药。

补心气、养气血，神门最有效

神门穴是人体手少阴心经上的重要穴道之一，是心经之气出入的门户，可以补充心脏的原动力，因此它就成为保养心脏系统的重要穴位，经常刺激这个穴位，可以防治胸痛、便秘、焦躁、心悸、失眠、食欲不振等多种疾病。

神门穴的位置在手腕的横线上，弯曲小拇指，牵动手腕上的肌腱，肌腱靠里就是神门穴的位置。

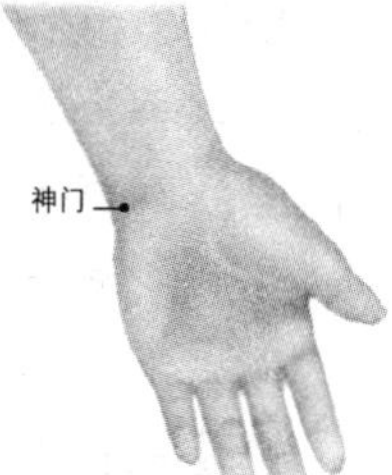

神门穴的位置

因为这个穴位用手指刺激不明显，所以在按摩时应用指关节按揉或按压，早晚各一次，每次按摩 2 ～ 3 分钟，长期坚持下去就可以补心气、养心血，气血足了，神志自然就清醒了。

另外，早晚按揉两侧神门穴 2 ～ 3 分钟，然后再按揉两侧心腧穴 2 ～ 3 分钟，只要长期坚持下去，就能让女性朋友在经期有个好情绪，轻松愉快地度过经期。

醒脑提神，少冲穴功不可没

目前，国内约有 4% ～ 5%的人受到瞌睡困扰，45%的车祸、50%以上的工伤事故都与睡眠不足有关。据美国国家高速公路安全管理最新资料显示，因为瞌睡疲劳每年平均造成 10 万起车祸和 1500 人死亡，仅这些车祸所带来的财产和工作效率损失就达 125 亿美元。俗话说，春困秋乏夏打盹，为了防止瞌睡，人们采用的办法可以说是五花八门，我们就来介绍一招“手部按摩法”，可以说是百试百灵。其实方法很简单，按一按少冲穴就可以了。

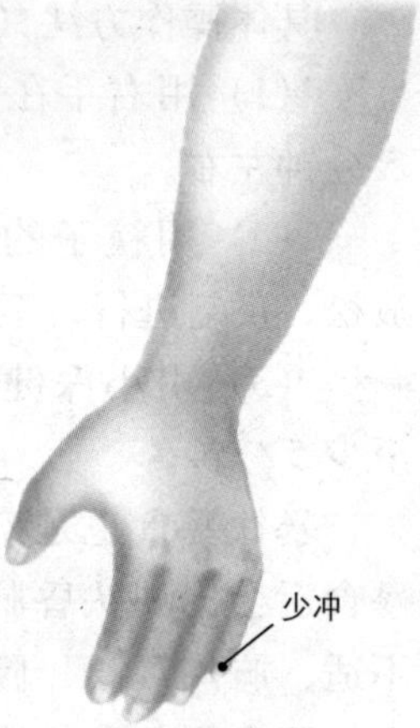

少冲穴的位置

少冲穴位于小指指甲内侧，小指桡侧，距指甲角旁约 0.1 寸处。少，阴也。冲，突也。少冲指本穴的气血物质由体内冲出。本穴为心经体表经脉与体内经脉的交接之处，体内经脉的高温水气以冲射之状外出体表，故名少冲。少冲穴为手少阴心经的井穴（四肢末端之井穴为经络之根），其运行是由内向外、由下向上，因其水湿含量大，虽为上行但上行不高，只有木的生发特性，故其属木。按摩此穴，可以减轻疲劳引起的头痛不舒服，有助于醒脑提神。

操作方法：要求大拇指和食指轻轻夹住左手小拇指指甲两侧的凹陷处，以垂直方式轻轻揉捏此穴位。此穴位是脑部的反射区，要慢慢地揉捏，不要用蛮力，左右手可以互相按。

除此之外，按摩手部的大鱼际穴也具有提神的功效。右手大拇指按压左手大拇指骨下掌面隆起的像鸡腿肉的这块区域，称作大鱼际，也是脾的反射区。先按左手，再按右手。按摩的方法很简单，拇指按下去后轻揉每个地方，感觉痛的地方可以多揉。选择这个部位是脾的经脉的穴位，按压感觉到疼就起到活血化瘀、促进血液循环的作用，使脾发挥运送营养的功能，改善打瞌睡这一方面的症状。

第三节　小肠经大药房——主治水液病，手到病除

正说小肠经大药

手太阳小肠经的循行路线与大肠经相似，只是位置上要比大肠经靠后，它从小指的外侧向上走，沿着胳膊外侧的后缘，到肩关节以后向脊柱方向走一段，然后向前沿着脖子向上走，到颧骨，最后到耳朵。

下午 1 ～ 3 点（未时）是小肠经当令的时间，这段时间小肠经最旺，它的工作是先吸收被脾胃腐熟后的食物的精华，然后再进行分配，将水液归于膀胱，糟粕送入大肠，精华输入脾脏。因此，中医里说小肠是“受盛之官，化物出焉”。小肠有热的人，这时则会咳而排气。

有些人一到下午两三点钟，就会感到胸闷心慌，到医院检查心脏又没什么问题。那这是什么原因，究竟是不是心脏有问题呢？《黄帝内经》里说，心与小肠相表里，心属阴在里边，小肠属阳在外边。心为君主之官是不受邪的，心脏病最初可能就表现在小肠经上，所以，在下午 1 ～ 3 点这段时间，也就是小肠经当令的时间，如果有胸闷心慌症状者，一定要注意心脏了。

小肠经当令时，人体主要是吸收养分然后重新分配，以供下午的消耗，因此，应在午时 1 点前用餐，而且午饭的营养要丰富，这样才能在小肠功能最旺盛的时候把营养物质充分吸收和分配。但是营养丰富还有一个前提，就是人体的吸收能力要好，否则再好的营养到体内也会成为无法消化的垃圾，人体还要耗费元气来处理这些垃圾，得不偿失。有时候，我们会看到一些女人脸上有蝴蝶斑，其实这就是小肠的吸收功能不好，垃圾在体内堆积导致的，用西医的观点来说就是内分泌失调。

另外，有的人脾气很急，总是心烦气躁，好争执，这在中医看来

就是心火亢盛。心里的火气太大，无处宣泄，就拿小肠经“撒气”了。结果小肠经就会肿胀、硬痛，然后牵连到耳朵、喉咙、脖子、肩膀、肘、臂、腕、小手指，造成这些地方疼痛或麻木。所以，有人说小肠经是心脏健康的“晴雨表”，是不无道理的，我们一定要对小肠经多加关注，一旦出现类似症状，就要及时按摩使之保持畅通。

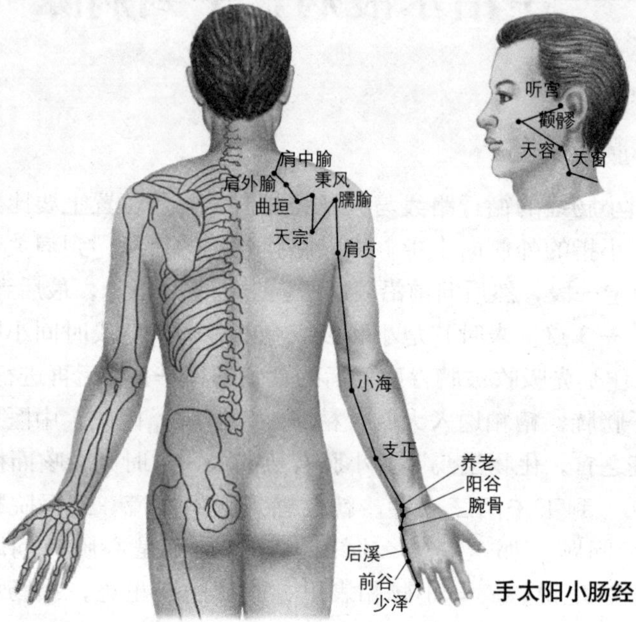

手太阳小肠经

久坐后肩背酸痛，可以敲敲小肠经

长期坐在办公桌或电脑前的上班族们肯定都有过这样的体会：只要坐的时间一长，颈肩部就会发紧、发酸、疼痛，后背肌肉僵硬、酸痛，站起来活动活动，敲敲疼痛的地方就会好一些。但这只是暂时的，过一会儿疼痛照旧。

这就是患上了“颈肩综合征”。主要是由于长期伏案工作，肌肉关节软组织得不到锻炼，而且经常一个姿势保持很久，造成部分肌肉长期紧张，得不到应有的休息，而另外一些肌肉又长期休息，得不到锻炼，本来的相互协调变得不协调而造成的。长此下去，不但会耽误工作，还会使身体素质直线下降，所以每个奋战在电脑前的上班族们一定要予以重视，不能无视这些小毛病，否则这些小毛病会酿成“大祸”。

那么怎么治愈颈肩综合征呢？在这里，告诉你一个安全、有效、省时、省钱的妙招，那就是敲小肠经（又称肩经），它在手臂阳面靠近小指的那条线，再配合一项不需要任何工具的肌肉锻炼，你会发现那些不爽的感觉会马上消失。

首先，沿着手三阳经（手阳明大肠经、手太阳小肠经、手少阳三焦经的总称）按揉、推捋和拿捏。因为手三阳经的走向是从手到头，循行的路线经过颈肩部，所以循经按揉拿捏可以很好地疏通这些经的经气，放松沿行的肌肉等软组织，消除肌肉的僵硬感。

其次，可以点揉穴位：曲池有通经活络的作用，然后就是肩井，按压肩井可以很好地缓解颈肩部的肌肉紧张；还有天宗，点揉天宗能够放松整个肩胛部的紧张感和疲劳感。

另外，如果方便的话，最好两个人再相互推一下背部，基本上是沿着足太阳膀胱经的循行路线由一侧从上往下推，然后从对侧从下向上按摩，力量可以由轻到重。注意从上往下推时力量可以加重，从下往上按摩时力量一般不需太大。这样反复操作 5 分钟左右，就能感觉到整个背部有一种温热感直透到皮下，肌肉紧张造成的酸痛感觉很快就消失了。

但是，还有一点我们要牢记，就是在进行了经络按摩后，一定要努力使自己一天中都能保持挺胸的姿势，以保持肩部的通畅感。在工作的间隙要站起来活动活动，这样既可以缓解颈肩的压力，又可使腹部的气流通畅，对预防胃肠疾病是很有好处的。

精神性阳痿，不妨试试指压肩外腧

生活在现代社会中的人们，每天要面对各种压力性问题。在不安、焦虑中生活，是现代人的特征，而神经衰弱可说是现代病的一种，精神性阳痿就是典型性例子。

精神性阳痿有以下一些特点：夫妇感情冷淡、焦虑、恐惧、紧张，对性生活信心不足，精神萎靡、性交干扰及过度疲劳等。

患精神性阳痿者，城市人数远比农村中要多，三四十岁的人更易患此病，但是现在连二十几岁的青年人也有很多患精神性阳痿的。人类为何会患精神性阳痿？

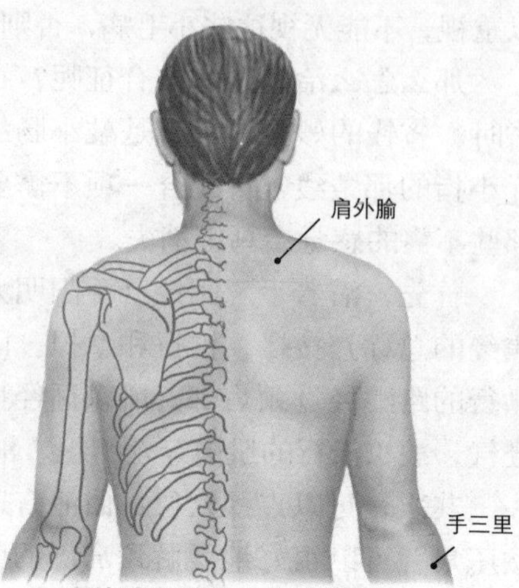

肩外腧和手三里穴的位置

这是因为，人类各种各样的精神因素和心理因素问题都会干扰大脑活动中枢的正常反射过程。大脑皮质的高级神经中枢大部分时间处于抑制状态，以保证人的其他正常活动，如果大脑皮质抑制作用增强，可以累及性功能的全部环节，也可以只影响性功能的某一个特定阶段和部位。若累及勃起中枢，就表现为阳痿。

因此，治疗精神性阳痿必须除去焦躁，使身体血液畅通无阻，使身体和精神都舒畅，指压小肠经上的要穴肩外腧就可奏效。

肩外腧位于背部第一胸椎和第二胸椎突起中间向左右各 4 指处。指压此处对体内血液流畅、肩膀僵硬、耳鸣非常有效。指压要领是保持深吸气状态，用手刀劈。在劈的同时，由口、鼻吐气，如此重复 20 次。

另外，在指压肩外腧的同时，还可以配合大肠经的手三里。手三里位于手肘弯曲处向前 3 指，指压此处除对精神镇定有效之外，对齿痛、喉肿也很有效。要领同前，重复 10 次。

值得注意的是，在指压上述两穴时，最好先将手搓热，以便收到治疗精神性阳痿的效果。

第四节　肾经大药房
——激活先天之本，何惧疾病衰老

正说肾经大药

足少阴肾经起于足小趾下，斜走足心（涌泉），出于舟状骨粗隆下，沿内踝后，进入足跟，再向上行于腿肚内侧，出于腘窝内侧半腱肌腱与半膜肌之间，上经大腿内侧后缘，通向脊柱，属于肾脏，联络膀胱，出于前（中极，属任脉），沿腹中线旁开半寸、胸中线旁开两寸，到达锁骨下缘（腧府）。

肾经是与人体脏腑器官联系最多的一条经脉，健康强大的肾经可能会激发你身体的巨大潜能，让你体会生活的更多乐趣。而肾经如果有问题，人体通常会表现出口干、舌热、咽喉肿痛、心烦、易受惊吓，以及心胸痛、腰、脊、下肢无力或肌肉萎缩麻木，脚底热、痛等症状。

针对这些问题，我们可以通过刺激肾经来缓解：一种方法是沿着肾经的循行路线进行刺激，因为肾经联系着很多脏腑器官，通过刺激肾经就可以疏通很多经络的不平之气，还能调节安抚相连络的内脏器官。另一种方法是刺激肾经上的重点穴位。肾经上共有 27 个穴位，较常用的有涌泉、太溪、照海穴等。

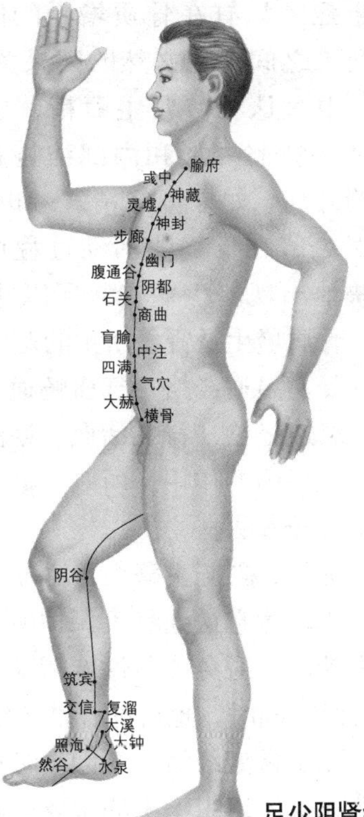

足少阴肾经

另外，肾经是在酉时（即下午 5 ～ 7 点）当令，如果需要服中药的话，这个时候服用，效果比较好。另外，如果家里有人经常在这个时候发低烧，很可能就是肾气大伤引起的，一定要多加注意。这种情况多发生在青春期的男孩子和新婚夫妇身上。青春期的男孩子情窦初开，手淫的次数可能会比较多，新婚夫妇性生活往往不加节制，这两者都会过多地损耗肾精，伤了元气。

总之，为了我们一生的幸福，一定要了解肾，利用好肾经，这样肾精充足，肾就会变得强大，整个人充满创造力，所有的问题也就迎刃而解了。

敲肾经 + 热水泡脚，可以缓解骨质增生

骨质增生是中老年的常见病和多发病，40 岁以上的中老年人发病

率为50%，60岁以上为100%，也就是说，每个人进入老年阶段都将罹患此病。而且，近年来骨质增生发病趋向年轻化，30岁左右的青年患有骨质增生的已为数不少。

严格说来骨质增生不是一种病，而是一种生理现象，是人体自身代偿、再生、修复和重建的正常功能，属于保护性的生理反应。单纯有骨质增生而临床上无相应症状和体征者，不能诊断为骨质增生症。只有在骨质增生的同时，又有相应的临床症状和体征，且两者之间存在必然的因果关系，才可诊断为骨质增生症。

中医认为"肾主藏精，主骨生髓"，若肾经精气充足则身体强健，骨骼外形和内部结构正常，而且不怕累，还可防止小磕小碰的外伤。如果肾经精气亏虚，就会造成骨髓发育不良甚至异常，久之关节在反复的活动过程中，便会渐渐老化并受到损害而过早过快地出现增生病变，所以防治骨质增生就要常敲肾经。

骨质增生是肾经所主的范围，肾经起点在足底。中医认为热则行，冷则凝，温通经络，气血畅通，通则愈也。敲肾经及热水泡脚就可以产生温通经络、行气活血、祛湿散寒的功效，从而达到补虚泻实，促进阴阳平衡的作用。所以，敲肾经及热水泡足是预防和辅助治疗骨质增生的好方法。

另外，"肝主藏血，主筋束骨利关节"，肝经气血充足则筋脉强劲有力，休息松弛时可保护所有骨骼，充实滋养骨髓；运动时可约束所有骨骼，避免关节过度活动，防止关节错位、脱位。因此，我们在敲肾经的同时，也可配合敲肝经治疗。

除了常敲经络，我们平时还要注意避免长期剧烈运动，因为外伤是造成人体组织增生的重要因素。人体有了外伤，其外伤部位的软骨组织同样会受到伤害并有可能导致软骨组织的病变或坏死，致使骨端裸露而增生。

走路是预防骨质增生症的主要举措，走路可以加强关节腔内压力，有利于关节液向软骨部位的渗透，以减轻、延缓关节软骨组织的退行性病变，以达到预防骨质增生症的目的。但应避免做以两条腿为主的下蹲运动，对于老年人膝关节来说摩擦力太大，易于使骨刺形成，骨刺刺激关节囊，很容易引起关节肿胀。

还要注重日常饮食，平衡人体营养的需要。专家认为，阴阳平衡、气血流畅是人体进行正常生理性新陈代谢的基础。人体正气虚弱，经络不畅，势必导致气血凝涩而成病变。

此外，还要预防寒凉，《黄帝内经·痹论》说：“风寒湿三气杂至，合而为痹也……以冬遇此者为骨痹。”所以，美丽“冻”人是不可取的，还是把健康放在第一位为好。

养好肾经第一穴，生命活力如“涌泉”

我国现存最早的医学著作《黄帝内经》中说：“肾出于涌泉，涌泉者，足心也。”意思是说：肾经之气犹如源泉之水，来源于足下，涌出灌溉周身四肢各处。所以，涌泉穴在人体养生、防病、治病、保健等各个方面都显示出了它的重要作用。

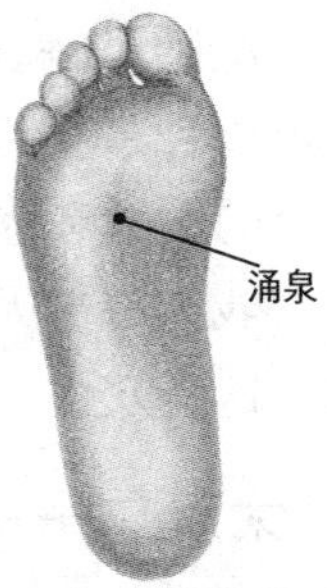

涌泉穴的位置

涌泉穴位于足底，在足掌的前 1/3 处，屈趾时凹陷处便是，为全身腧穴的最下部，乃是肾经的首穴。中医认为，肾是主管生长发育和生殖的重要脏器，肾精充足就能发育正常，耳聪目明，头脑清醒，思维敏捷，头发乌亮，性功能强盛。反之，若肾虚精少，则记忆减退，腰膝酸软，行走艰难，性能力低下，未老先衰。因此，经常按摩这个穴位，能活跃肾经内气，引导肾脏虚火及上身浊气下降，具有补肾、舒肝、明目、颐养五脏六腑的作用。可以防治老年性哮喘、腰腿酸软无力、失眠多梦、神经衰弱、头晕、头痛、高血压、耳聋、耳鸣、大便秘结等 50 余种疾病。

涌泉穴与人体生命息息相关。涌泉，顾名思义就是水如泉涌。水是生物体进行生命活动的重要物质，水有浇灌、滋润之能。据现代人体科学研究表明，人体穴位的分布结构独特，功用玄妙。人体肩上有一“肩井”穴，与足底涌泉穴形成了一条直线，二穴是“井”有“水”上下呼应，从“井”上可俯视到“泉水”。有水则能生气，涌泉如山环水抱中的水抱之源，给人体形成了一个强大的气场，维护着人体的生命活动。

在中医养生中，利用刺激涌泉穴养生、保健、防病治病的方法有很多，归结起来可分为三类：一是用药物烘烤、熏洗，二是用灸疗、膏贴，三是用各种按摩手法或其他的物理性方法。

下面是几种临床常用的治疗方法：

（1）用热盐水浸泡双侧涌泉穴。热水以自己能适应为度，加少许食盐，每日临睡觉前浸泡 15 ~ 30 分钟。

（2）用艾灸或隔药物灸，每日一次，至涌泉穴有热感上行为度。

（3）用按摩手法推搓、拍打涌泉穴。具体操作方法是：每晚用热水洗脚后坐在床边，将腿屈膝抬起放在另一条腿上，膝心歪向内侧，先用右手按摩左脚心，再用左手按摩右脚心，转圈按摩，直到局部发红发热为止。按摩时动作要缓和连贯，轻重要合适，刚开始时速度慢一点，等适应后逐步加快和加长时间。另外，也可以将双手搓热，然后搓两脚心，横搓、竖搓均可以，搓 80 ~ 108 下，也可更多一些。哪怕在洗脚或睡觉时两脚脚面与脚心交叉搓摩，也有一定的作用。当然以第一种最正规的方法收效最好。但无论用哪种搓法，都要注意两脚按摩的次数和程度的均衡。

我们每个人都有多个“长寿穴”，涌泉穴就是其中之一，若常“侍候”这个穴位，便可以身体健康，延年益寿。

太溪穴——慢性肾病的灵丹妙药

太溪穴位于足内侧，内踝后方，内踝尖与跟腱之间的凹陷处。按摩此穴重在补肾，具有明显提高肾功能的作用。

绝大多数肾脏疾病，如慢性肾功能不全、慢性肾炎等，都可采用按摩太溪穴的疗法，特别是对患有慢性肾病，同时表现为浮肿、腰酸腿冷、浑身乏力的患者效果最为明显。

按摩方法：用对侧手的拇指按揉，也可以使用按摩棒或光滑的木棒按揉，用力应柔和，以感觉酸胀为度，不可力量过大以免伤及皮肤。

对于肾炎病人，按揉后可使高血压有一定程度的降低，尿蛋白明显减少。

按摩虽然有很好的效果，但是仍然需要配合药物治疗。

足癣要除根，离不开肾经和胃经

足癣是一种传染性皮肤病，俗称“脚湿气”，是一种非常顽固的脚气病，症状表现为脚趾起小水泡，脱皮，微痒。多发生在足底和趾缝间，致病菌为红色癣菌、石膏样癣菌、絮状表皮癣菌等，是最常见、最顽固的皮肤真菌感染。

在我国，足癣的发病率甚高，患者以青壮年为最多。运动员和体力劳动者长时间穿不透气的胶鞋、长筒靴等会使足汗蒸发不畅，局部温暖潮湿而形成真菌易于繁殖的良好环境。不经常洗脚换袜，使用公用生活用具如脚盆、拖鞋、浴盆、毛巾等是足癣感染的重要因素，而游泳池、浴室等公共场所则是足癣传播的常见地方。足癣也是自身体股癣、手癣、甲癣的传染源。足癣的活动还与季节有关，多在夏秋季严重。

足癣为什么会传染呢？是因为脚上的小水泡，当小水泡破了里面会有黏黏的浆水出来，而这浆水里有少量的蛋白，细菌就趁机在此“生儿育女”了。因此，要使细菌无法生存下去，光灭菌是不行的，小水泡才是问题的症结所在，如果没有了细菌的生存条件，你请它来，它也不会来。

那这些小水泡又是怎么形成的呢？中医认为，这些水泡是因为经络不通畅造成的，以至于经络里的积液带不出去，就形成了水泡。在人体经络系统中，通往脚上的经络有 6 条，而经常有问题的是肾经和胃经。脚跟是以肾为主，脚趾是以胃为主，当肾与胃的情况改善了，也就是它们的经络保持较通畅的状态，脚上的小水泡也就没有了。细菌是与我们共存的，没有条件它们就无法繁殖，也就不会产生足癣了。

所以，当你感染了足癣后，只要每天坚持敲肾经和胃经，让它们始终保持通畅状态，就能从根本上解决足癣问题。另外，脚气治愈后，务必切断真菌的感染源：对使用过的鞋袜等物品进行消毒；勤换袜子，不要与其他人共用毛巾、浴盆等；在公共场所，要特别注意个人卫生，养成良好的卫生习惯。

第五节　膀胱经大药房
——让排毒通道畅通无阻

正说膀胱经大药

在中医里，膀胱经号称太阳，是很重要的经脉，它起于内眼角的睛明穴，止于足小趾尖的至阴穴，交于足少阳肾经，循行经过头、颈、背、腿、足，左右对称，每侧67个穴位，是十四经中穴位最多的一条经，共有一条主线，3条分支。

申时（下午3点到5点）为膀胱经当令的时段。因为膀胱经经过脑部，而此时膀胱经又很活跃，这使得气血很容易上输送到脑部，所以这个时候不论是学习还是工作，效率都是很高的。古语曾说“朝而授业，夕而习复”，就是说在这个时候温习早晨学过的功课，效果会很好。如果这个时候出现记忆力减退、后脑疼等现象，就是膀胱经出了问题，因为下面的阳气上不来，上面的气血又不够用，脑力自然达不到。也有人会在这个时候小腿疼、犯困，这也是膀胱经的毛病，是阳虚的现象。

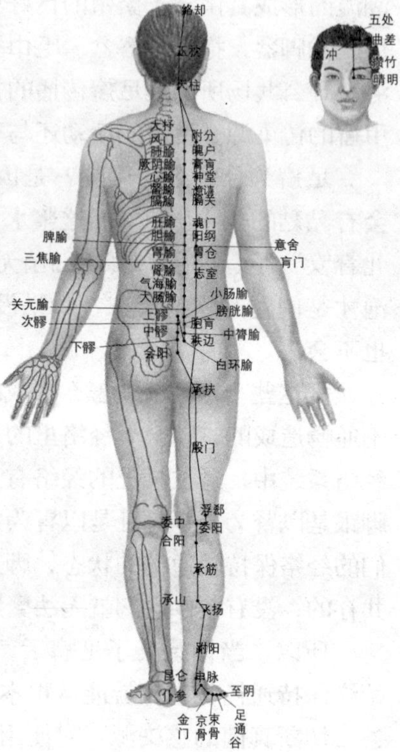

足太阳膀胱经

《黄帝内经》中说：膀胱经有问题人会发热，即使穿着厚衣服也会觉得冷，流鼻涕、头痛、项背坚硬疼痛，腰好像要折断一样疼痛，膝盖不能弯曲，小腿肚疼，股关节不灵活，癫痫、狂证、痔疮都会发作，膀胱经经过的部位都会疼痛，足小趾也不能随意运动。缓解这些症状就要经常在申时刺激膀胱经，但是膀胱经大部分在背部，所以自己刺激时，应找一个类似擀面杖的东西放在背部，然后上下滚动，这样可以有效刺激相关穴位，还能放松整个背部肌肉。也可以在脊柱两旁进行走罐，对感冒、失眠、背部酸痛的疗效很好。在头部，循着膀胱经的循行路线用手模仿梳头动作进行刺激，能够很好地缓解头昏脑涨。

另外，膀胱经是人体最大的排毒通道，无时无刻不在传输邪毒，而其他诸如大肠排便、毛孔发汗、脚气排湿毒，气管排痰浊，以及涕泪、痘疹、呕秽等虽也是排毒的途径，但都是局部分段而行最后也要并归膀胱经。所以，要想驱除体内之毒，膀胱经必须畅通无阻。

小腿抽筋，点压承山穴即可缓解

生活中，不少人经常会突然出现小腿抽筋。别小看小腿抽筋，厉害时，还真让人难受，使人动弹不得。发生在小腿和脚趾的肌肉痉挛最常见，发作时让人疼痛难忍，尤其是半夜抽筋时人往往会痛醒，好长时间不能止痛，且影响睡眠。此时如果采取中医的点穴法，还真能起到立竿见影的效果，那就是点按承山穴。

具体操作方法：当发生小腿抽筋时，患者首先选好椅子取轻松的坐姿，自己或请他人帮忙，以大拇指稍用力点按患腿的承山穴，用力要大，力达肌肤深层，接着按顺、逆时针方向旋转揉按各 60 圈；然后，大拇指在承山穴的直线上下擦动数下，令局部皮肤有热感；最后，以手掌（虚掌）拍打小腿部位，使小腿部位的肌肉松弛。几分钟甚至几秒钟后，小腿转筋症状即可消失。

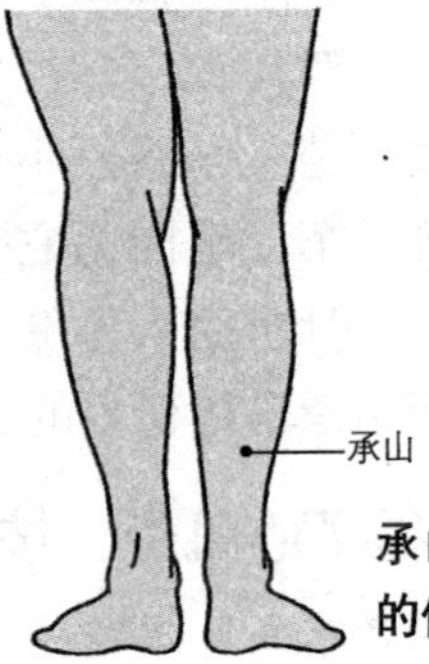

承山穴的位置

承山穴是位于人体小腿后面，腓肠肌两肌腹之间的凹陷顶端，左右小腿各一穴。“承”指承接，“山”指山路，其所处位置形如山谷，因而得名。承山穴属于足太阳膀胱经，有疏通经络、散热通积的功效。对治疗痔疮、肛裂、下肢疼痛麻木、肩周炎、无器质性病变的便秘都有很好的疗效。

这个穴位找起来也比较方便，顺着小腿后面往下推，肌肉变薄处或者感觉到一个尖儿的地方就是。在进行点按时小腿会感到酸、胀或者疼，但点完之后效果很好。

时常晕车，敲膈腧穴、吃核桃就能解决

生活中有些人坐上汽车后没多久就觉得头晕，上腹部不舒服、恶心、出冷汗，甚至呕吐；尤其当汽车急刹车、急转弯或突然启动时更厉害，下车休息片刻即可逐渐减轻或恢复。有的人的这种晕车症状还可持续几天，真是痛苦不堪。这是怎么回事呢？

从中医角度讲，晕车的症状根源在胃。人坐在车上，车子在前进过程中必然会颠簸，人也不免随着摇晃。摇晃即震动，人体脏腑之中，胃为燥土，就仿佛那沙土地，受了震动就会有沙子滑落，所以脏腑之中，胃最怕震动。当胃受到震动后，本来应该在胃内安静蓄积的胃气沿经

络直上于脑。而当人的脑部受到干扰，造成气积过多时，就会出现头昏脑胀的感觉。

这时候你可以选择后背的膈腧穴进行按揉，可使眩晕快速缓解。但是这种方法只能治标，不能治本。要想根治晕车症，每天吃几颗核桃就行了。

每日取生核桃 4 颗，早晚各 2 颗，剥核桃仁用水煮熟后吃，如果家里煮稀饭，也可以放进稀饭里煮熟吃。坚持 3 个月，晕车症状可明显改善。年轻人消化力强，一次可以多吃些，这样好得更快。核桃像脑，能补益脑气，使脑气填实大脑，并且使胃受震动后溢出的胃气不至于窜向大脑，这样，乘车时就不会再出现眩晕症状了。

一般情况下，经常晕车的人会在乘车前备有晕车药，但是，提醒大家的是，不到万不得已，最好不要服用晕车药。因为晕车药之所以能抗晕车，是因为它把胃受震动而溢出的气分散掉了，这是很伤胃气的，同时也给人体健康埋下了其他隐患。所以，经络疗法和食疗法才是治疗晕车最稳妥的方法。

得了心肌炎，按摩心腧穴有疗效

老年人身体虚弱、免疫功能下降，患感冒后病毒侵入心肌，导致心肌炎，甚至出现心绞痛、心衰等致命疾病。若抢救不及时，就会危及生命。这时，只要快速按摩心腧穴，就可起到缓解病情的良好疗效。

中医认为，心腧穴是膀胱经上的重要穴位，主治心肌炎、冠心病引起的心绞痛、心内膜炎、心膜积液、心包炎、胸痛等疾病。因此，患心肌炎时按摩此穴是对症施治的。

具体操作方法：患者脱掉上衣后，趴在平板床上，双下肢并拢，双上肢放入肩平横线上。术者或家属可利用双手大拇指直接点压该穴位，患者自觉局部有酸、

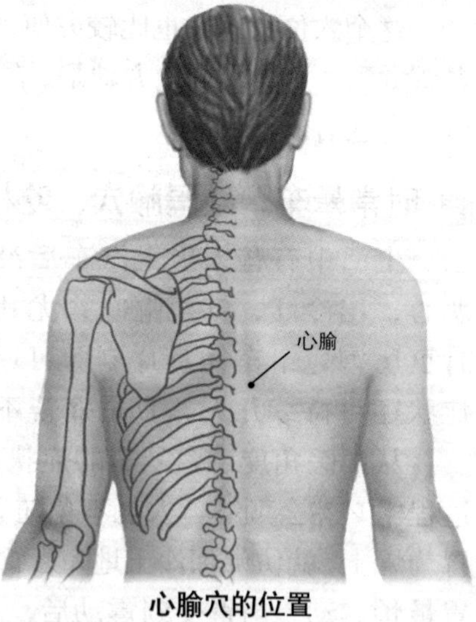

心腧穴的位置

麻、胀感觉时，术者开始以顺时针方向按摩，坚持每分钟按摩 80 次，坚持每日按摩 2 ～ 3 次，一般按摩 5 次左右，可起到明显疗效，再按摩 2 ～ 3 天可起到治疗效果。

在治疗期间，患者应杜绝烟酒及任何辛辣刺激性食物，可以多吃些新鲜蔬菜、水果、豆制品及海产品。另外，坚持每晚用热水泡脚 25 分钟，可促进身体早日康复。

补脾气虚，脾腧、足三里最好用

说起脾虚，想必很多人还是一头雾水，其实这种症状很常见：脘腹胀满，食后为甚，口不知味，甚至不思饮食，大便溏薄，精神不振，形体消瘦，肢体倦怠，少气懒言，面色萎黄或苍白，或肢体浮肿，舌淡苔白，脉缓软无力。

这些表现体现了两个方面的病理变化：一是脾脏运化功能的减弱，脾失健运，精微不布，水湿内生，故纳少腹胀，便溏；脾虚失运，水湿泛滥，故肢体浮肿。二是气血生化不足，脾主四肢肌肉，脾气不足，肢体失养，故肢体倦怠；气血亏虚，中气不足，故精神不振，少气懒言，形体消瘦，面色萎黄。

脾气虚证的治疗以益气健脾为主，在经络治疗方面，应该选用脾腧和足三里两个大穴。

脾腧是足太阳膀胱经的穴位，是脾脏的精气输注于背部的位置，和脾直接相连，所以刺激脾腧可以很快恢复脾的功能。《针灸大成》中说它可治“善欠，不嗜食”，也就是老打哈欠，总是昏昏欲睡。

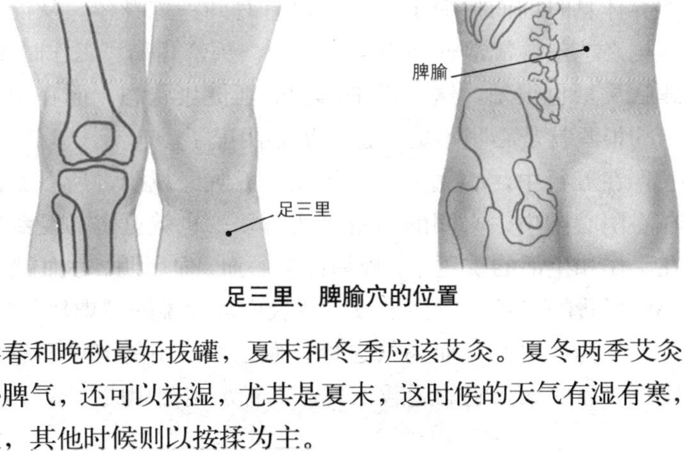

足三里、脾腧穴的位置

刺激脾腧最好的办法是拔罐，其次是按揉，也可以艾灸，但是因四季的不同，采用的方法也有所不同。早春和晚秋最好拔罐，夏末和冬季应该艾灸。夏冬两季艾灸不但可以温补脾气，还可以祛湿，尤其是夏末，这时候的天气有湿有寒，艾灸最为合适，其他时候则以按揉为主。

每天晚上8点左右刺激脾俞最好，因为这是脾经精气最旺盛的时候，这时，一天的工作已基本结束，而且运转了一天的“脾气”已经有些疲惫了，这时刺激它，一来可以缓解白天的劳累，二来可以为第二天蓄积力量。

脾俞在脊柱旁开两指的直线上，平对第十一胸椎棘突（肚脐正对着脊柱的地方为第二腰椎，向上4指处即为第十一胸椎）。

足三里是胃经的合穴，“所入为合”，它是胃经气血的汇合之处，要是没有它，脾胃就没有推动、生化全身气血的能力。古人称“若要安，三里常不干”，民间流传“常按足三里，胜吃老母鸡”，可见足三里对身体的重要性。

足三里一定要每天坚持刺激，也可以找一个小按摩锤进行敲击，力量要以产生酸胀感为度，每次至少揉3分钟，冬天的时候也可以艾灸。

具体操作方法：每天饭前饭后各半小时的时候按揉两侧足三里穴3分钟，可以左右交替着刺激，然后晚上8点左右再在两侧脾俞上拔罐15分钟，起罐之后喝一小杯温开水。

另外，在饮食上，脾气虚的患者宜多吃具有补气健脾功效的食物，如山药、莲子、大枣、黄豆、薏仁、胡萝卜等；还要注意调整心态，让精神振奋起来，豁达、乐观的精神状态对于治愈疾病有很好的辅助效果。

防止心阴虚，给心俞拔罐就可以了

现代社会竞争压力越来越大，很多人为了保住“饭碗”，不得不放弃休息时间而拼命工作，又没有时间锻炼身体，从而使身体健康状况越来越差，常常感到心慌、心烦、头晕耳鸣、工作时不能集中精力、睡眠质量也很差，这些都是典型的亚健康状态。而在中医看来，亚健康的根源就是心阴不足，也就是心阴虚了。

在五行中，心属火，火属阳，五脏又属阴，所以心是阴中之阳。在心阴心阳中，心阴的力量更为薄弱，也就更容易受到侵袭。现代人在工作和生活的重压下，极易耗费心血。血属阴，心血就是心阴，所以，心血耗费的多了，就会导致一些我们前面说的“虚热”症状。

气为血之帅，血为气之母，血在经络中的流通要靠气的推动，而气也要靠血来当它的运载工具，二者是相辅相成、不可分割的。所以，当心血阴虚的时候，气就没有可以搭载的工具了，不能运行到全身各处，出现诸如心慌、气短等症状也就不奇怪了。另外，“心主神明”，在心气血两虚的情况下，心脏的功能必然会下降，那么它就没有足够的力量去控制人的精神意志，人也就相应出现精神恍惚、注意力不集中等症状。所以，当出现心阴虚的症状时，一定要注意补心血，而在人体的经穴中，补心血的最佳穴位是心腧。

心腧位于人体背部，第五胸椎棘突下，左右旁开二指宽处（或左右约 1.5 寸），是足太阳膀胱经上的重要穴位，也是心的背腧穴，具有宽胸理气、宁心安神、通调气血的功效。因此，当心血阴虚时，每天晚上坚持在两侧心腧穴上拔罐 10 分钟，就可以补足心神气血，也就不会有心慌意乱、精神恍惚的症状发生了。

为配合经络疗法，我们还可以采用食补的方式来补心血，桂圆莲子粥就是不错的选择。取莲子、桂圆肉各 30 克，百合 15 克，麦冬 10 克，冰糖适量，加水适量，煮到莲子酥烂时即可。其中，百合和麦冬最好先用水泡上一两个小时，这样更容易煮烂。此粥在睡前一小时喝最好。

最后，还要注意加强锻炼，内外结合，才能更好更快地恢复健康活力。

经期腹泻，灸脾腧穴祛虚寒

小芬是一个职业女性，每次来月经都不能上班。连续几天肚子疼得厉害，还拉肚子，一天上好几次厕所，身上出虚汗，有时还会浮肿，月经量多，颜色淡，来一次月经就像经历一次大磨难似的。一次，她不得不去看中医，医生告诉她每天灸背部就能治好，她按照医生的叮嘱实行了，没几个月经期腹泻就好了。

之所以会出现经期腹泻的状况完全是脾气虚的缘故，这在年轻女孩子的身上比较常见，因为处于这个年龄段的很多女孩子都会节食减肥，常吃一些青菜水果之类的食物，而远离肉类和主食，时间长了就会使脾虚寒。当来月经的时候，气血就会充盈冲脉、任脉，脾气会变得更虚。因为脾是主运化水湿的，脾不能正常工作了，那么水湿也会消极怠工，不好好工作，也就不能正常排泄了，所以就会出现腹泻，如果泛滥到皮肤就会出现脸部浮肿。

可见，要想经期不腹泻就要补脾气，而补脾气最好的办法就是灸脾腧穴。脾腧穴位于人体的背部，在第十一胸椎棘突下，左右旁开两指宽处，每天坚持灸此穴就能缓解经期腹泻的症状。灸此穴最好在上午 7 ~ 9 点进行。

第六节
肝经大药房——保命的万灵丹

正说肝经大药

我们首先看一下肝经的循行路线：从下往上走，起于大脚趾内侧的指甲缘，向上到脚踝，然后沿着腿的内侧向上，在肾经和脾经中间，绕过生殖器，最后到达肋骨边缘止。肝经和肝、胆、胃、肺、膈、眼、头、咽喉都有联系，所以虽然循行路线不长，穴位不多，只有 14 个穴位，但是作用很大。

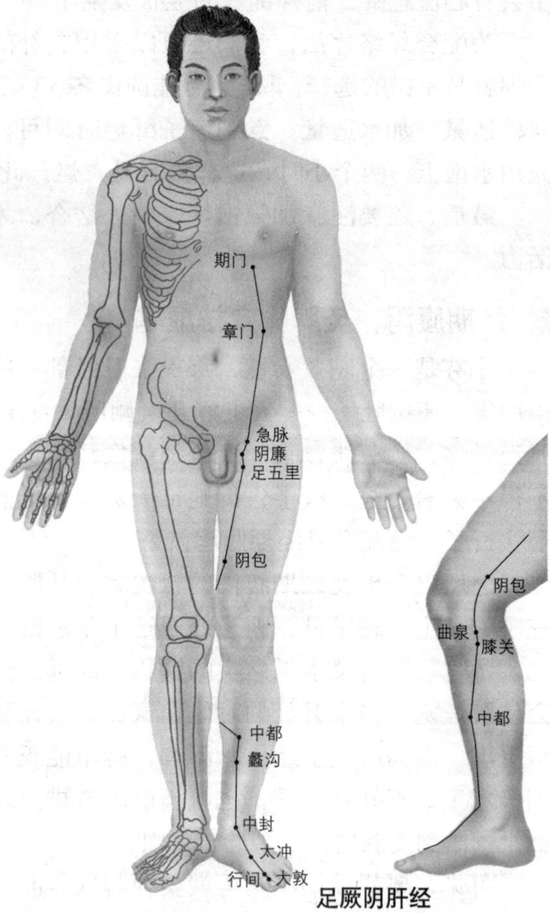

足厥阴肝经

《黄帝内经》认为，肝是将军之官，是主谋略的。将军运筹帷幄的功能，就相当于肝的藏血功能，而“谋略出焉”，指的就是把肝气养足了才能够出谋略，才能让我们更聪明。因此，我们的聪明才智能否最大限度地发挥，全看我们的肝气足不足，而让肝气充足畅通，就要配合肝经的工作。

肝经在凌晨1点到3点的时候值班，也就是肝经的气血最旺的时候，这个时候人体的阴气下降，阳气上升，人应处在熟睡之中。虽然睡觉养肝是再简单不过的事，但是对于很多经常应酬的人来说，这个时候可能正在兴头上，一笔生意就要谈成了，精神正处于很兴奋的状态，根本不可能睡觉。其实，这是非常伤肝的，现在有很多得乙肝、脂肪肝的人，就是不注意养肝造成的。

有些人虽然没有谈生意，但是也失眠。中医里讲心主神、肝主魂，到晚上的时候这个神和魂都该回去的，但是神回去了魂没有回去，这就叫“魂不守神”，解决办法就是按摩肝经，让魂回去。

也许你会说，大半夜的按摩，岂不是更睡不着了，怎么办呢？如果你经常有失眠的情况，那么建议你在晚上7点到9点的时候按摩心包经，因为心包经和肝经属于同名经，所以按摩心包经也能起到刺激肝经的作用。

另外，在肝经上有个很重要的穴位——太冲穴，是治疗各种肝病的特效穴位，能够降血压，平肝清热，清利头目，和中药中菊花的功效很像，而且对女性的月经不调也很有效，它的位置在脚背上大拇指和第二趾结合的地方向后，在足背最高点前的凹陷处。那些平时容易发火着急，脾气比较暴躁的人要重视这个穴位，每天坚持用手指按摩太冲穴2分钟，要产生那种明显的酸胀感，用不了一个月就能感觉到体质有明显的好转。

失眠的人，除了可以按摩心包经外，还可以在每晚临睡前刺激这个太冲穴，只需几分钟，人就会感到心平气和，自然也就能安然入睡了。

闷气最伤身，最好找太冲出出气

事实上，太冲穴作为肝经的原穴（即肝经的发源、原动力），不仅有治疗失眠的功效，更有帮人出气的作用。

太冲穴位于大脚趾和第二个脚趾之间，向脚踝方向3指宽处，一般肝脏所表现的个性和功能都能从太冲穴找到形质。在中医里面，有“肝为刚脏，不受怫郁”的说法，也就是说肝脏的阳气很足，火气很大，不能被压抑。我们经常说“某某肝火旺”，其实肝火旺是一种上天的禀赋，通常肝火旺的人都有胆有识、精力充沛，能成大事，一旦生气也能很快地宣泄出来，不会伤到身体；也有人先天肝火不旺，气血不足，这样的人一旦生气，很容易被压抑，无力宣发，只能停滞在脏腑之间，形成浊气。也有一些人，每天精神涣散、注意力很难集中，或者半夜两三点钟就会醒来，再难入睡，这些其实都是肝部的毛病。这些问题都可以通过刺激太冲穴来解决。

然而，太冲穴并不适合那些脾气火爆的人，就是一有不痛快就马上发泄、吵闹，并且吵闹后觉得痛快，还能谈笑风生的人，这种人的火气已经发泄掉了，不用再揉太冲穴。这个穴位是为那些爱生闷气，有泪不轻弹但又不能释怀的人准备的，还有那些容易郁闷、焦虑的人都很适用。

其实，发脾气也不一定是坏事，因为很多时候我们会发脾气，并不是由于修养差、学问低，而是体内的浊气在作怪，它在你的胸腹中积聚、膨胀，最后无法控制地爆发出来。那么，这种气又是如何产生的呢？其实，这种气起初是人体的一股能量，在体内周而复始地运行，起到输送血液周流全身的作用。肝功能越好的人，气就越旺。肝帮助人体使能量以气的形式推动全身物质的代谢和精神的调适。这种能量非常巨大，如果我们在它生成的时候压抑了它，如在生气的时候强压下怒火，使它不能及时宣发，它就会成为体内一种多余的能量，也就是我们经常说的“上火”。“气有余便是火”，这火因为没有正常的通路可以宣发，就会在体内横冲直撞，窜到身体的哪个部位，哪个部位就会产生相应的症状，上到头就会头痛，冲到四肢便成风湿，进入胃肠则成溃疡，而揉太冲穴就是给这股火找一个宣发的通路，不要让它在体内乱窜。

另外，太冲穴还可以缓解急性腰痛。超过半数的成人都出现过急性腰痛症状，多数是由于劳累过度、不正常的姿势、精神紧张以及不合适的寝具等因素引起。这时，就可以用拇指指尖对太冲穴慢慢地进行垂直按压，一次持续 5 秒钟左右，进行到疼痛缓解为止。

预防血管硬化，敲肝经是最好的方法

随着年龄的增长，人体的血管不断地在发生退行性改变，不加以改变，就有发展为血管硬化的趋势。因此，血管硬化不是病，而是人体慢慢变老的一种表现。血管发生退行性改变可导致血管脆性增强，致使血管破裂，如若血管腔隙狭窄，产生供血障碍，将有可能形成脑溢血、脑梗死、冠心病、高血压等疾病。因此，保护血管弹性应引起人们足够的重视。

一般情况下，老年人血管硬化的发生率比较高，到一定程度血管就会破裂，很容易脑出血，也就是中风。现在，血管硬化趋向年轻化，很多人 40 多岁就中风了，生活苦不堪言。中医认为，血管老化是因为饮食内伤、劳累伤身、情绪不佳，使身体内产生各种废物堆积在血管，同时如果人体血液总量不够，肝脏就会不清洗或清洗不够，血液就变得越来越脏，腐蚀血管，使血管变得又硬又脆，从而埋下健康的隐患。

因此，从经络医学的角度来讲，只要对自身的经络进行精心的调养，老化的血管是可以恢复弹性的。敲肝经就是预防血管硬化的最好方法。因为肝主筋，血管是筋脉的一种，所以肝经软化血管的作用毋庸置疑。

具体操作方法：握拳沿着腿内侧线敲，每天敲肝经 15 分钟，特别是那些生活习惯不好的人，更要坚持，力度以感觉酸疼舒适为最好。

在保养经络的同时，还要养成良好的生活习惯，如：

（1）限制烟酒，减少其对血管的损坏，帮助血管恢复弹性。

（2）定期测量血压，检查动脉和血脂状况，对于有高血压、高血脂倾向的，应给予相应的治疗。

（3）生命在于运动，经常锻炼，适当运动，如行走、跑步、做操、舞剑、练太极拳等，对改善血管弹性的状态，恢复血管弹性有很大帮助。

（4）保持心情舒畅，也是使血管健康的秘诀。

（5）饮食应以清淡为宜，即低脂、低盐的饮食。

（6）加强血管弹性检测，观察血管弹性的变化，做好预防。

肝经和肺经——中医对抗癌细胞的两大法宝

在现代的医学条件下，癌症还是一个无法攻克的难关，人们几乎谈癌色变，因为得了癌症就意味着死亡。癌症产生的原理，是因为当人体出现代谢紊乱，产生了一些总也不死的细胞，这些总也不死的细胞不能被及时除掉，它们就会很快繁殖起来，而且消耗很多能量，直到把人体吸干。西医的治疗原理就是帮人体将癌细胞割掉，但过不了几年，它又会繁殖起来，因为人体里适合它生长的环境仍然存在。

怎样才能防止身体产生癌细胞呢？其实敲经络、良好的生活习惯以及开朗乐观的生活心态，就是癌细胞的“天敌”。中医讲究五脏协调，阴阳平衡，“正气存内，邪不可干”。只要有正气在体内，邪气就没办法干扰到我们。你可以每天敲肝经和肺经，五行中肝主怒、肺主悲，肝经是体内怒气的灭火器，肺经能改变你闷闷不乐的情绪，再加上坚持合理科学的生活习惯、豁达开朗的心态，就能消灭癌细胞，靠着坚强乐观战胜癌细胞的例子已经有很多。

另外，癌症患者通常到发现时已经是晚期了，为什么初期发现不了呢？从中医的角度解释：邪气侵害人体，往往先侵犯经络，当病情加重，才会从经络传到脏腑。所以，癌细胞初期大多长在经络上，通常这个过程很短暂，几乎不被人发现，当病情严重下去，癌细胞才会从经络传到肝脏。经络是五脏六腑的通道，循经指压不治病，只不过是疏通经络，经络疏通了，人体的一些症状就随之减轻或者消失了，所以说敲经络可以预防一切疾病，癌症也不例外。

太冲、行间和膻中——攻克乳腺疾病的“三剑客”

乳腺疾病是现阶段危害女性健康的主要疾病之一，尤其是乳腺癌正严重威胁女性的生命。一般乳腺病都会有乳房包块的症状，但是，并不是所有摸起来像包块的感觉都意味着患了乳腺疾病。有的女性尤其是年轻未婚女性，乳腺的腺体和结缔组织有厚薄不均的现象，摸起来有疙疙瘩瘩或有颗粒状的感觉，这可能是正常的，用不着忧心忡忡。如果是新长出的包块就需特别注意，因为青春发育期后出现乳房肿块，很可能是乳腺疾病所致。因此，学会自我检查乳房，早发现病情，及早治疗是十分重要的。

从中医的角度看，乳腺系统疾病都是肝经惹的祸。肝经经过乳房，当情绪不好，肝气郁结，气不通畅，影响乳络，各种乳腺病就发生了，比如乳腺炎、乳腺增生甚至是癌变等。因此，治疗乳腺疾病首先要疏通肝经，让心情好起来。下面我们就分别介绍一下乳腺炎和乳腺增生的经络疗法。

1. 患了乳腺炎，用太冲和膻中来治

做妈妈是女人一生莫大的幸福，但也经常会面临这样的情况：给宝宝喂奶一个月左右，乳头就开始皲裂、胀痛，感觉特别疼，不敢喂奶，一喂奶就感觉痛得不得了，严重时都不敢碰，一碰就胀疼。其实这就是乳腺炎的症状，一般以初产妇较多见，发病多在产后 3 ～ 4 周。如不及时处理，则易发展为蜂窝组织炎、化脓性乳腺炎。

如果你不小心得了乳腺炎，一定要及时采用按摩和辅助疗法进行治愈，以防疾病恶化。

具体操作方法：坚持每天下午 3 点到 5 点按揉太冲和膻中穴 3 ～ 5 分钟，然后捏拿乳房，用右手五指着力，抓起患侧乳房，一抓一松揉捏，反复 10 ～ 15 次，重点放在有硬块的地方，坚持下去就能使肿块柔软。

按摩之外，还可以采用热敷疗法。将仙人掌或者六神丸捣碎加热后外敷 5 分钟。

女性朋友还要常备逍遥丸。感到乳房胀痛时，吃上一袋。平时用橘核或者玫瑰花泡水喝，也可以疏理肝气。

此外，哺乳时期的新妈妈要穿棉质内衣，因为鲜艳夺目的尼龙化纤材料的内衣，掉下的微小线头非常容易钻到乳头里面去，引起炎症。

2. 按压行间和膻中，可有效防止乳腺增生

乳腺增生在成年女性中极为常见，多见于 25 ～ 45 岁女性，其本质上是一种生理增生与复旧不全造成的乳腺正常结构的紊乱，症状是双侧乳房同时或相继出现肿块，经前肿痛加重，经后减轻。在我国，囊性改变少见，多以腺体增生为主，故多称乳腺增生症。

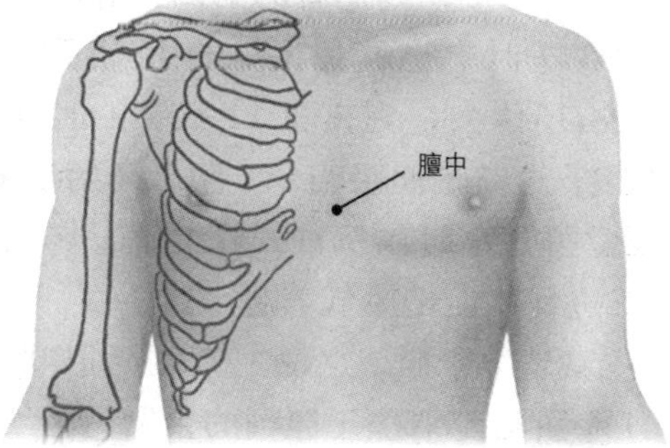

膻中穴的位置

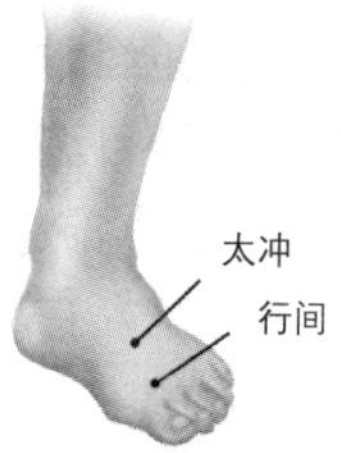

太冲穴、行间穴的位置

很多患了乳腺增生的女士非常紧张，生怕和乳腺癌挂上钩。其实，大可不必这么紧张，由乳腺增生演变成癌症的概率很小，只要注意调整自己的情绪，舒缓压力，再配合一些按摩治疗，乳腺增生是不会威胁健康的。

具体操作方法：每次月经前 7 天开始，每天用手指按压两侧行间穴 2 分钟，或者从行间向太冲推，临睡前按揉膻中穴 2 分钟，或者沿着前正中线从下向上推。月经来后停止。可以解除乳房胀痛，防止乳腺增生。

防止乳腺增生除了按摩预防之外，还要注意改变生活中的一些环境行为因素，从根本上防止乳腺增生的进一步发展。如调整生活节奏，减轻各种压力，改善心理状态；注意建立低脂饮食、不吸烟、不喝酒、多活动等良好的生活习惯；注意防止乳房的外伤，等等。

第七节
胆经大药房——消除疾病，立竿见影

正说胆经大药

有些人经常会感到口苦，偏头疼，坐骨神经痛等，其实你只要仔细观察一下，就会发现出现症状的地方都是胆经经过的地方。

胆经是人体循行线路最长的一条经脉，它从人的外眼角开始，沿着头部两侧，顺着人体的侧面向下，到达脚的第四、五趾，几乎贯穿全身。胆经的当令时间在子时，也就是夜里的 11 点到凌晨 1 点这段时间。经常熬夜的人有所体会，到夜里 11 点钟的时候，觉得很有精神，还经常会觉得饿，这就是胆经当令，阳气开始生发了。但是大家一定要注意，不要觉得这个时候精神好就继续工作或者娱乐，最好在 11 点前就入睡，这样才能把阳气养起来。

《黄帝内经》有“凡十一藏皆取于胆”之说，“藏”同“脏”，也就是说人体的五脏六腑 11 个脏器都取决于胆气的生发，胆气生发起来，人体状态才会变好。反之，胆气如果不通畅，反映在人体的症状就是：皮肤无光泽，口苦，喜叹气，心胁痛不能转身，头痛，腮痛，腋窝肿，锁骨窝中肿痛，大脖子病，脚面外侧发热，胸、胁、肋、大腿外侧、小腿和膝外侧、外踝前及关节都痛，足次趾和小趾不能活动等，这些都是胆经上的毛病。因此，要想更好地让我们的胆发挥作用，就要利用好胆经，让胆气生发起来。

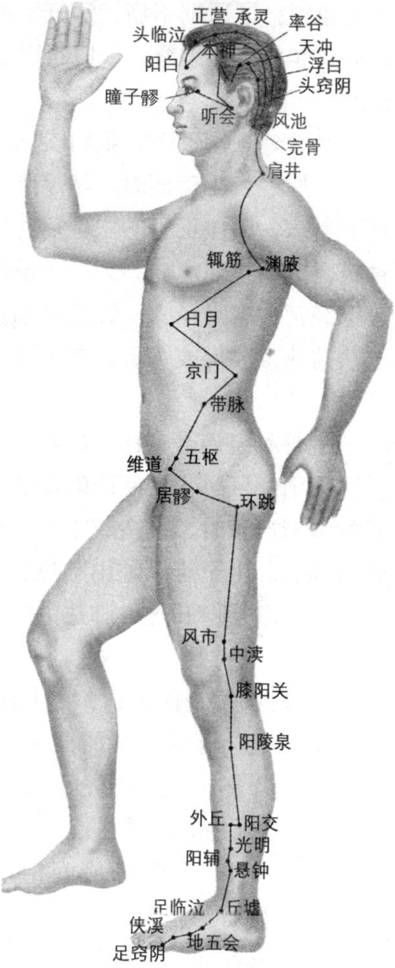

足少阳胆经

中医认为，只要拍一拍胆经就可以让胆气生发起来。胆经在人体的侧面，拍的时候从臀部开始一直往下就可以了，每天拍够300下，胆经顺畅了，人所有的忧虑、恐惧、犹豫不决等都随着胆经的通畅排解出去了，我们的肝胆必定会日益强壮而没有无谓的损耗，身心也会健康快乐。

有些人拍完胆经后会失眠，这又是为什么呢？胆经和三焦经都是少阳经，其实是同一条经，在手臂上是三焦经，在腿上就是胆经，拍完胆经头痛失眠的人，通常是邪气被赶到三焦经了，若再敲敲三焦经，问题也就解决了。

另外，胆经上有很多特效穴位：阳陵泉治两肋疼痛，光明穴可治老花眼，悬钟治落枕，风市可治各种皮肤痒疹，胆经上的穴位都气感明显而强烈，如能善加利用，都有极好的效果。

右腿常痛，疏胆经才是根本解决之道

不少人的右腿经常疼痛，疼得厉害的时候甚至连一秒钟都坐不下去，其实这是胆经经络不通造成的坐骨神经痛。痛是因为经络不通的原因，中医里说："通则不痛，痛则不通。"胆经是沿外侧循行的，而大腿外侧只有胆经一条经络，所以可以说，胆经经络不通是造成坐骨神经痛的原因。

那么对于右腿疼痛，我们该如何缓解和调养呢？

当胆经发生疼痛时，按摩肺经的尺泽穴会感觉非常痛，压住正确的穴位后，停留在穴位一分钟可以立即止住疼痛。为减少发病的概率，平时可以经常按摩尺泽穴。每日睡前用热毛巾或布包的热盐热敷腰部或臀部，温度不可太高，以舒适为宜。

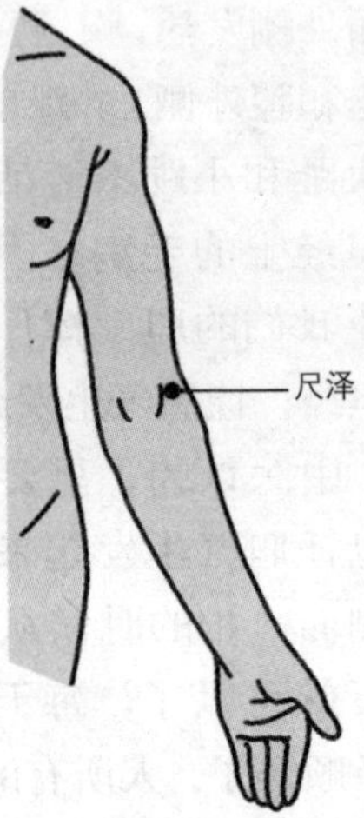

尺泽穴的位置

坐骨神经痛是身体排出寒气时的症状之一。当肺排出寒气时，会使胆的功能受阻，当胆经受阻的情形严重时，就造成了胆经疼痛，也就是坐骨神经痛。由于疼痛是由肺热引起的，因此，按摩肺经可以疏解肺热，肺热消除了，胆经立即就不痛了。

如果疼痛发生于季节变化时，由于春季肝的升发或夏季心火的旺盛，都会因为脏腑平衡的原因，造成肺热的症状。因此，保健时春天需先祛除肝热，夏天则先祛除心火，再祛除肝热，如果还不能祛除疼痛，再按摩肺经卸除肺热。秋天时则直接按摩肺经，多数都能缓解疼痛。冬天肝气会由于肾气下降而相对上升，因此，必须先按摩肾经，再按摩肝经和肺经。

由于肺和胆的问题通常都不是短时间内形成的，当发生胆经疼痛症状时，问题必定已经相当严重了。因此，不可能在短期内完全祛除疾病，必须先培补血气，血气能力达到相当充足的水平，人体才有能力逐渐祛除肺中的寒气。寒气祛除了，胆功能才能逐渐恢复。

此外，还要注意以下事项：工作时坐硬板凳，休息时睡硬板床。要劳逸结合，生活有规律，适当参加各种体育活动。运动后要注意保护腰部和右腿，内衣湿后要及时换洗，防止潮湿的衣服在身上被焐干。出汗后也不宜立即洗澡，待落汗后再洗，以防受凉、受风。

祛除鱼尾纹，从按摩瞳子髎开始

随着年龄的增长，眼角便容易出现一些细小的鱼尾纹，这是因为眼角周围的皮肤细腻娇嫩，皮下脂肪较薄，弹性较差。再加上眼睛是表情器官，睁眼、闭眼、哭、笑时眼角都要活动，故容易出现皱纹，而且一旦出现则较难祛除。面对眼角出现的皱纹，很少有女人不心急的，名贵的化妆品买了不少，可就是难以祛除。其实，只要每天轻柔地按摩瞳子髎穴就能把小皱纹赶跑。

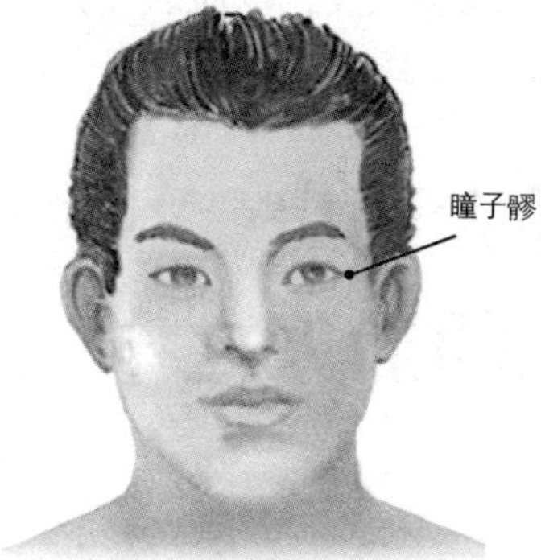

瞳子髎穴的位置

瞳子髎位于眼睛外侧 1 厘米处，是足少阳胆经上的穴位，而且还是手太阳、手足少阳的交会穴，具有平肝息风、明目退翳的功用。经常指压此穴，可以促进眼部血液循环，治疗常见的眼部疾病，并可以祛除眼角皱纹。

具体操作方法：首先，将双手搓热，然后用搓热的手掌在眼皮上轻抚，一边吐气一边轻抚，上下左右各 6 次；其次，再以同样要领将眼球向左右各转 6 次，再用手指按压瞳子髎穴，一面吐气一面按压 6 秒钟，如此重复 6 次。

除指压按摩法外，下面再介绍几种祛除鱼尾纹的小食品，让你看起来更年轻。

一根鸡骨：鸡皮及鸡的软骨中含大量的硫酸软骨素，它是弹性纤维中最重要的成分。把吃剩的鸡骨头洗净，和鸡皮放在一起煲汤喝，不仅营养丰富，常喝还能使肌肤细腻，久而久之，鱼尾纹就会减轻了。

一杯啤酒：啤酒的酒精含量少，所含的鞣酸、苦味酸又有刺激食欲、帮助消化及清热的作用。啤酒中还含有大量的B族维生素、糖和蛋白质，这些都是皮肤喜欢的营养成分。适量饮用啤酒（每天中餐、晚餐各饮 150 ~ 250 克），可增强体质，减少面部鱼尾纹。

一块口香糖：每天咀嚼口香糖十几分钟，不但能清洁牙齿，更可使面部鱼尾纹减少，面色红润。因为咀嚼能锻炼面部肌肉，改善面部的血液循环，增强面部细胞的新陈代谢功能，使鱼尾纹逐渐消退。

一团米饭：当米饭做好后，挑些柔软温热的米饭揉成团，放在面部轻揉，直到米饭团变得油腻污黑，然后用清水冲洗面部。米饭可以把皮肤毛孔内的油脂、污物吸出，使皮肤呼吸畅通，从而减少鱼尾纹。

另外，多吃富含胶原蛋白的食物，如猪蹄、猪皮、猪肘、鸡皮、鱼头、鱼鳞汤等，能使面部细胞变得丰满，从而减少细纹，令肌肤变得光滑且富有弹性。

第八节　胃经大药房
——天天培育我们的后天之本

正说胃经大药

胃经是人体经络中分支最多的一条，共有两条主线和四条分支，主要分布在头面、胸部、腹部和腿外侧靠前的部分。它起于鼻旁，沿鼻上行至根部，入于目内眦，交于足太阳膀胱经；沿鼻外侧下行至齿龈，绕口唇，再沿下颌骨出大迎穴；上行耳前，穿过颌下关节，沿发际至额颅。它的支脉从大迎穴下行，过喉结入锁骨，深入胸腔，穿过横膈膜，归属胃，并与脾相络。它的另一支脉直下足部二趾与中趾缝，此支又分两支，一支自膝膑下三寸分出，下行至中趾外侧，另一支从足背分出，至大趾内侧，交足太阴脾经。

从胃经的循行路线可以看出，与胃经关系最为密切的脏腑是胃和脾。脾胃是人体的后天之本，这是因为每个人在出生后，主要依赖脾和胃以运化水谷和受纳腐熟食品，这样人体才能将摄入的饮食消化吸收，以化生气、血、津液等营养物质，才能使全身脏腑经络组织得到充分的营养，维持生命活动的需要。

除了消化吸收食物外，胃还有一个重要的功能——生血。“血变于胃”，胃将人体吸纳的精华变成血，母亲的乳汁其实就是血的变现，血是由食物的精华变成的。在抚养孩子的时候，母亲的血又变成了乳汁。

按摩胃经，一方面可以充实胃经的经气，使它和与其联系的脏腑的气血充盛，这样脏腑的功能就能正常发挥，就不容易生病；另一方面可以从中间切断胃病发展的通路，在胃病未成气候之时就把它消弭于无形。

当然，按摩胃经的目的主要还是调节胃肠功能，所以饭后1个小时左右就可以开始按揉胃经的主要穴位了，如足三里、天枢等一定要按到；然后在睡前1个小时左右灸一会儿，灸完后喝1小杯水。每天早上7～9点这个时间按揉的效果应该是最好的，因为这个时辰是胃经当令，是胃经气血最旺的时候。

另外，胃经当令之时正好是用早餐之时，所以早饭一定要吃好。很多人以为，不吃早饭就可以减肥，其实这是非常错误的观念。此时吃早饭即使吃得再多也不会胖，因为上午是阳气最足的时候，也是人体阳气最旺盛的时候，食物很容易被消化。胃经以后是脾经当令，脾可以通过运化将食物变成精血，输送给人体五脏。如果不吃早饭，上午9点以后，脾就是在空运化，它也没有东西可以输送给五脏，这

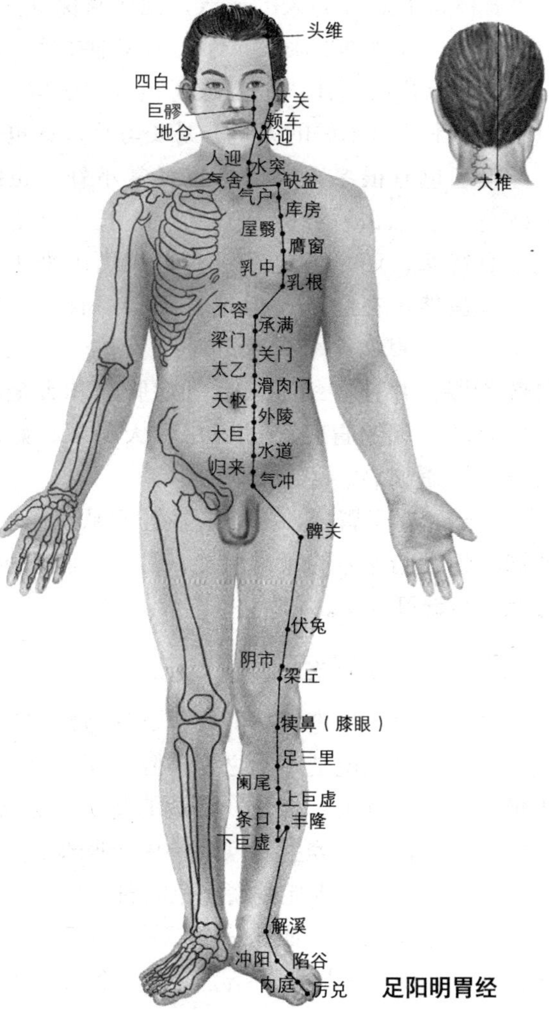

足阳明胃经

时人体会有不适现象产生，比较明显的表现就是头晕。中医说脾胃是“后天之本”，也是这个道理。因为人要活下去靠的就是食物，而脾胃就是负责食物的消化吸收，脾胃不好，人体运转就会出问题。所以，早饭一定要吃，而且要吃好。

敲胃经，除胃寒，治痘痘

很多人脸上爱长青春痘（即痤疮），这其实就是胃寒的表现，例如现在很多人都爱喝冷饮，不管冬天夏天都爱喝，这就容易造成胃寒，而当身体遭遇到外界来的寒气，出于自保身体就会用自身散发的热来抵御寒气，这种热是燥火，燥火不停地往外攻，皮肤就成为它的出口。所以说，痤疮就是体内的燥火，根源在于胃，治疗时从胃经入手就可以了。经常情绪不好的人也容易长痘痘，这也是由于胃寒造成的。

但是也有很多人，情绪也经常不好，也经常喝冷饮，但是很少长痤疮，这怎么解释呢？其实，不长痤疮不一定是好事，并不是说他没有胃寒，而是他已经没有胃火供出来了。那么他的胃寒怎么疏解呢？虽然不在脸上，但是胃经会一直向下走，经过乳中（乳房的正中线），假如这个胃寒的是个女孩子，她就很可能会发生痛经、月经不调，并且在经期前后乳房胀痛和大腿根酸痛，这就是胃经不调的表现。因为胃经经过乳房和大腿根，她的经血下不来，这些地方就会不通则痛。

因此，对于胃寒，我们应该让它从正确的通道出来，否则就有可能影响到我们身体的正常机能。那么，我们应该怎样做呢？很简单，按摩胃经就可以了。

尿毒症，找胃经

在医学水平高度发达的今天，尿毒症仍然是一个令人闻之色变的顽症，甚至可以说是不治之症，除了不停地透析延续生命，似乎只剩下换肾一条路可走。但是，合适的肾源少之又少，换肾的费用可称为天价。然而，当代养生专家郑幅中老师却在他的养生作品中给我们指出了一条明路，尿毒症是清一色的胃经虚弱，治疗应从胃经入手。

郑幅中老师说，他在一个偶然的机会看了一组尿毒症患者的经络测试图，发现图中显示的结果是清一色的胃经虚弱，且虚弱程度极高，而肾经只是略微虚弱而已。从中医的角度来看，脾胃是气血生化之源。金元时期的医学大家李杲说："脾胃虚则九窍不通。"《黄帝内经》则云："治痿独取阳明。"郑幅中认为，尿毒症是肾痿之证，而阳明正是胃经，所以肾功能衰竭是由于脾胃气血供应不足造成的。而现在的西医治疗，通过透析只能暂时解除血液排毒的困境，却没有关注极度虚弱的脾胃。

关于尿毒症与胃经的关系，郑幅中老师打了个比方，他说：肾就好比是一台电风扇，打开开关它却不转，很有可能是停电了，或是线路出了故障，不见得是电风扇本身出了问题。气血就是电能，而胃经则是线路。只要气血充沛，经络通畅，肾脏得到了足量的气血供应，就能够正常工作，而没必要对"电风扇"本身修来换去。

所以，治疗尿毒症时，从胃经着手才是根本。

按压四白穴——最简单的美白养颜法

四白穴位于眼球正中央下 2 厘米处。当你向前平视的时候，沿着瞳孔所在直线向下找，在眼眶下缘稍下方能感觉到一个凹陷，这就是四白穴。

四白穴有"美白穴""养颜穴"之称，很多人不太相信，养颜美白靠这么一个小小的穴位就能实现吗？你不妨每天坚持用手指按压它，然后轻轻揉 3 分钟左右，一段时间以后，观察一下脸上的皮肤是不是变得细腻，而且比以前白了？四白穴也可用来治疗色斑，如果再加上指压"人迎"（人迎位于前喉外侧 3 厘米处，在这里能摸到动脉的搏动），一面吐气一面指压 6 秒钟，重复 30 次。天天如此，经过一段时间后，脸部的小皱纹就会消失，皮肤变得更有光泽。这就是经络通畅的神力。

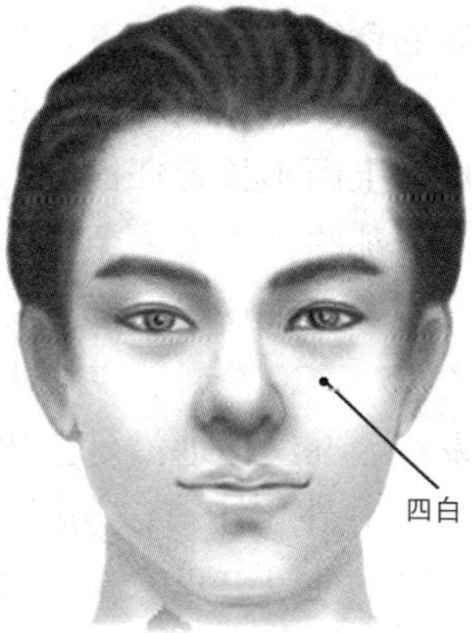

四白穴的位置

另外，因为四白穴在眼的周围，坚持每天点揉还能很好地预防眼花、眼睛酸胀、青光眼、近视等眼病，还可以祛除眼部的皱纹。

按摩四白穴时，为增强效果，首先要将双手搓热，然后一边吐气一边用搓热的手掌在眼皮上轻抚，上下左右各 6 次，再将眼球向左右各转6次。此外，还可以通过全脸按摩祛除眼角皱纹，四白穴和睛明、丝竹空、鱼腰这些穴一起用效果会更好。

常按足三里，让消化系统疾病无影无踪

足三里位于膝盖边际下3寸，这里的“3寸”指的是人的4个手指并在一起的宽度，因人而异，在胫骨和腓骨之间。从古至今，人们都非常重视足三里的保健作用，经常刺激足三里穴，可以使胃肠蠕动有力而规律，并提高多种消化酶的活力，增进食欲，帮助消化；可以改善心脏功能，调节心律，增加红细胞、白细胞、血色素和血糖量；对垂体－肾上腺皮质系统有双向良性调节作用，并能提高机体防御疾病的能力。

按揉足三里穴能预防和减轻很多消化系统的常见病，如胃十二指肠球部溃疡、急性胃炎、胃下垂等，解除急性胃痛的效果也很明显，对于呕吐、呃逆、嗳气、肠炎、痢疾、便秘、肝炎、胆囊炎、胆结石、肾结石绞痛以及糖尿病、高血压等，也有很好的作用。

现代人通常气血不足，身体处于亚健康状态，这在很大程度上都是受了消化不好的影响。胃肠功能不好，人体的吸收能力就低，吃进身体里的食物经常因为无法吸收而直接排出，营养得不到充分利用，身体自然就不好。所以，每天用手指在足三里按揉5分钟，坚持10多天，你的食欲就会有改善，身体也会明显感觉舒服。

当然，刺激足三里也可用艾灸，就是把艾炷直接放在穴位上面灸，皮肤上面不放置任何导热的东西。这样对提高人体自身免疫力有好处，对于那些由于机体免疫力下降导致的慢性疾病效果很好，比如哮喘。

艾条在中药店里可以买到。每星期艾灸足三里穴1～2次，每次灸15～20分钟，艾灸时让艾条离皮肤大概2厘米，灸到局部的皮肤发红，并缓慢地沿足三里穴上下移动，注意不要烧伤皮肤。

另外，还可以用手或按摩锤经常按揉敲打足三里，每次5～10分钟，使足三里穴有一种酸胀、发热的感觉即可。

总之，不管使用哪种方法，一定要每天都坚持，并按要求去做。

按摩天枢和内庭，让痘痘一扫而光

美丽无瑕的肌肤是每一个爱美的女性所渴望拥有的，可是层出

不穷的痘痘却成为无数女性烦恼的根源。健康专家称，痘痘是一种毒，它是人体内积聚的众多毒素在面部皮肤上的一个表现。脸颊、前额上长痘痘，而且颜色偏红，口气重，肚胀，有时还便秘，是由胃火旺造成的。改善这种状况的办法就是按揉胃经的两个大穴——天枢和内庭。

天枢穴位于肚脐两边两个大拇指宽度的地方。要用大拇指指肚按揉天枢穴，力量要稍大一点，直到感到疼痛为止，同时按在穴位上轻轻旋转。

内庭穴在两脚背上第二和第三趾结合的地方。每天用手指肚向骨缝方向点揉 200 下，力量要大，依据个人的承受能力，以能接受为度，早上 7 ～ 9 点按摩最佳。

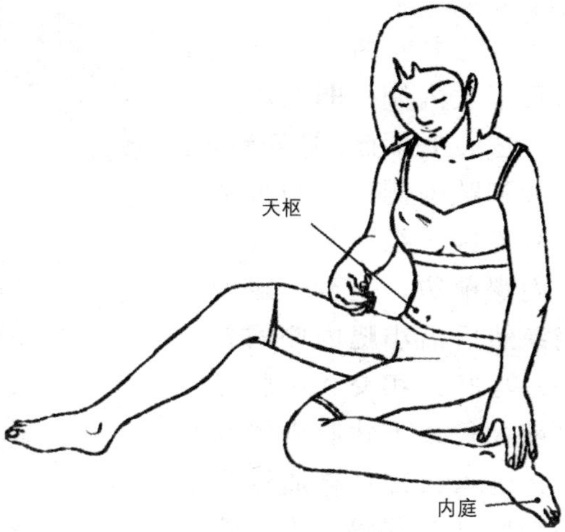

天枢、内庭穴的位置

具体操作方法：每天早晨起床后，先用大拇指点按两侧内庭2分钟，泻胃火；再按揉两侧天枢2分钟，通便。

第九节
脾经大药房——化掉所有慢性病

正说脾经大药

脾经在人体中的地位非常重要。在中医理论中，脾属土，而土正是我们人类能够生存的根本。中医认为，脾主要的作用是运化，即把水谷化成精微并吸收，转换成气血津液，传输至全身，保证人体的正常运行。

如果肾是我们的先天之本，是我们生命的源头，那么脾的作用就是不断为先天之本添砖加瓦，维持我们的生命，而脾经正是维持脾脏正常运行的经络。

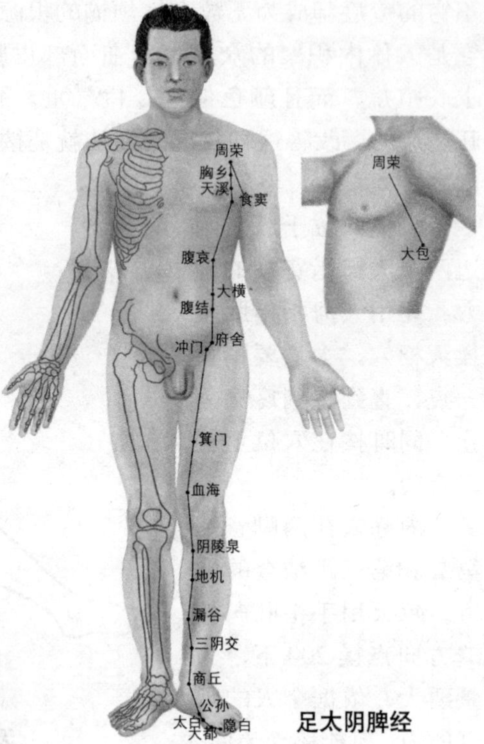

足太阴脾经

脾经主要循行在胸腹部及下肢内侧，即从足走头。它从大脚趾末端开始，沿大脚趾内侧脚背与脚掌的分界线，经踝骨，向上沿内踝前边，上至小腿内侧；然后沿小腿内侧的骨头，与肝经相交，在肝经之前循行，上膝股内侧前边，进入腹部；再通过腹部与胸部的间隔，夹食管旁，连舌根，散布舌下。其分支从胃部分出，上过膈肌，流注心中，经气接手少阴心经。

当脾经不通时，人体就会出现一些常见的慢性病：大脚趾内侧、脚内缘、小腿、膝盖或者大腿内侧、腹股沟等经络线路会出现冷、酸、胀、麻、疼痛等不适感，或者全身乏力、疼痛、胃痛、腹胀、大便稀溏、心胸烦闷、心窝下急痛，还有舌根发强、饭后即吐、流口水等。

另外，脾除了有运化的作用外，还有统血的作用，就是统摄、约束血液行于脉内而不外溢。如果脾经拥堵脾气虚弱，不能承担起这种约束功能，就会出现各种出血病症，如呕血、便血、尿血等。

以上症状都可以从脾经去治，最好在脾经当令的时候按摩脾经上的几个重点穴位：太白、三阴交、阴陵泉、血海等。上午 9 ~ 11 点正处于人体阳气的上升期，这时疏通脾经可以很好地平衡阴阳。

治疗妇科病的首选大穴——三阴交

“三阴交”是脾经大穴，处在脾经、肾经、肝经三条经络的相交之处，位于脚内踝尖上3寸，就是从内踝向上量4指，胫骨（小腿内侧骨）后缘凹陷处，用手按时比其他部位敏感，有点胀疼的感觉。

三阴交又名“女三里”，对中医而言，它是妇科病的万灵丹。只要是妇科病，刺激此穴皆有效。三阴交能够根据个人体质不同，产生对机体有利的作用。它能通利又能收摄，能活血又能止血，能滋阴又能利湿，主治症状包括痛经、月经不调、更年期综合征、过胖过瘦（增肥减肥）、脚底肿胀、手脚冰冷等多种妇科疾病。对三阴交穴的刺激，用艾条灸也较为有效。月经开始前5～6天起，每天花一分钟刺激本穴，远比生理痛后再刺激来得有效。

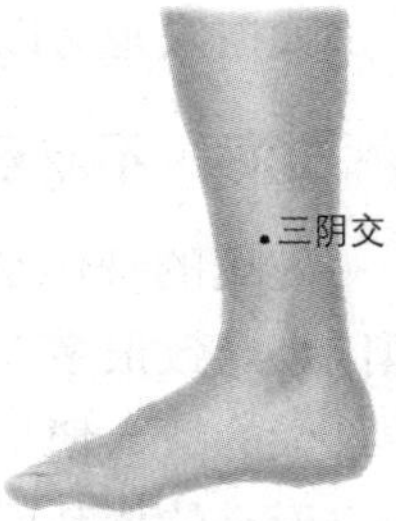

三阴交穴的位置

另外，孕初期的女性，一定不要刺激三阴交穴，更别和合谷一起刺激。因为三阳交和合谷穴同为流产的名穴，初孕时，胎儿本来就不稳定，如果刺激三阳交和合谷穴，则有流产的危险。

运动之后肌肉酸痛，太白穴解忧愁

很久没有运动，一运动后肌肉酸痛，浑身不舒服，相信很多人都有过类似的经历。这主要是由于突然剧烈的运动导致血液给肌肉供氧不足，肌肉细胞做无氧呼吸，产生乳酸，乳酸堆积越来越多后你就会感到肌肉酸疼。大部分人对这种症状并不在意，觉得歇上几天后就会自动好转，但毕竟还要难受好几天，有经验的人士在剧烈运动后都会做做按摩，这样就会加速血液循环，带走肌肉中的乳酸，肌肉酸痛的感觉也就会减轻很多。在这里，我们为大家提供一个有效的穴位疗法，就是用艾条灸太白穴。

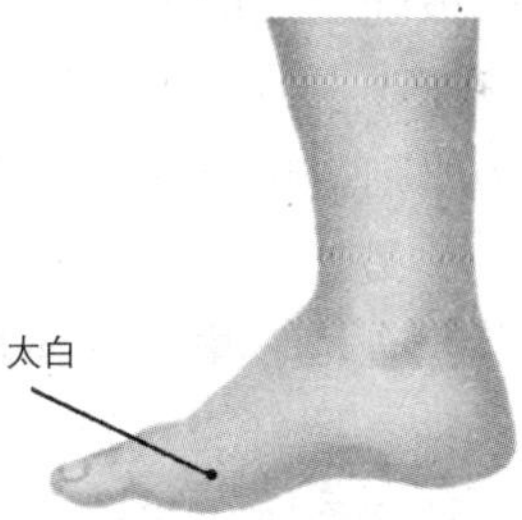

太白穴的位置

太白穴位于足内侧缘，在第一跖骨小头后下方凹陷处，是足太阴脾经的原穴。中医认为，脾主肌肉，当人突然运动时，会导致脾气一下子耗费过多，使肌肉内部气亏，而艾灸脾经原穴太白，可以调理疏通经气，迅速消除肌肉酸痛的症状。运动过度造成的局部受伤也可使用这个方法。

具体操作方法：取艾条一段，采用温和的灸法灸两侧的太白穴15～20分钟，半小时后酸痛感就全不见了。

当然，如果手边没有艾条或者嫌艾条麻烦，用拳头或保健的小锤敲击太白穴也可以。

血海，不吃药的补血良方

健康的身体是每个人永远追求的目标，但现实生活中往往因某些原因，导致很多人无法实现这个梦想，其中最大的敌人便是肝血虚。一旦肝血虚，随之而来的便是面容憔悴、头昏眼花、心悸失眠、手足发麻、脉细无力，等等，如不及时治疗，还会让疾病乘虚而入，引发各种肝胆上的大病，威胁身体健康。

那么，如何不用吃药就能补血呢？血海穴是首选。

血海穴属于足太阴脾经，屈膝时位于大腿内侧，髌底内侧上2寸，股四头肌内侧头的隆起处，是治疗血症的要穴，具有活血化瘀、补血养血、引血归经之功。

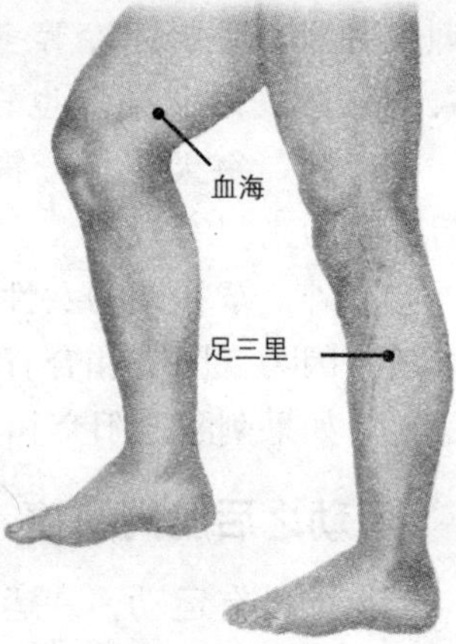

血海、足三里穴的位置

每天上午9～11点刺激血海穴最好，因为这个时间段是脾经气血最旺盛的时候，人体阳气处于上升趋势，所以直接按揉就可以了；每侧3分钟，力量不要太大，能感到穴位处有酸胀感即可，要以“轻柔”为原则，晚上9～11点再进行艾灸。

另外，胃经的足三里也是补血大穴，在刺激血海穴的同时，也可以配合足三里，具体操作方法：每天中午饭前和饭后按揉两侧血海2分钟，最好交替进行，饭后按揉两侧足三里3分钟；晚上9～11点分别艾灸血海和足三里，每穴10分钟，根据每个人的耐热程度不同，以能感觉到皮肤发热但不烫为度，艾灸后喝一小杯温开水以补充流失的水分。

如果能长期坚持，你的肝脏就不会出现大问题。不但气血充足，而且肝上的病症可以得到缓解和好转。

除了穴位疗法外，在饮食上，要多吃具有补血、养血功效的食物，如桑葚、黑木耳、菠菜、胡萝卜、猪肉、羊肉、牛肝、羊肝等。另外，还要适当参加体育锻炼，经常去郊外踏青，既能呼吸新鲜空气，又能活动筋骨。

眼皮耷拉，从脾经上着手解决

人老了以后，头发变白，皱纹丛生，眼皮也往下耷拉了。在中医看来，眼皮耷拉和脾有关。《黄帝内经》里面说，脾主肌肉，上眼皮为脾所主，眼皮耷拉下来就是因为脾主肌肉的功能出现了问题。

而与脾脏关系最为密切的当属足太阴脾经了。脾经不通时，人体会表现为下列症状：身体的大脚趾内侧、脚内缘、小腿、膝盖或者大腿内侧、腹股沟等经络线路会出现冷、酸、胀、麻、疼痛等不适感，或者全身乏力，疼痛、胃痛、腹胀、大便稀、心胸烦闷、心窝下急痛、流口水等。

以上症状都可以从脾经去治，最好在脾经当令的时候按摩脾经上的几个重点穴位：太白、三阴交、阴陵泉、血海等，上午 9 ～ 11 点正处于人体阳气的上升期，这时疏通脾经可以很好地平衡阴阳。在日常饮食上也要注意多吃清淡的食物、不暴饮暴食，以减轻脾经的负担。

太白穴是脾经的原穴，按揉或者艾灸此穴，对脾虚症状如全身乏力、食欲不佳、腹胀、大便稀等脏腑病有很好的作用，也可以补后天之本，增强体质。太白穴在脚的内侧面，大脚趾骨节后下方凹陷处，脚背脚底交界的地方。

三阴交，又名女三里，只要是妇科病，如痛经、月经不调、更年期综合征、脚底肿胀、手脚冰冷等，刺激这个穴位都能有效，所以有人称它为妇科病的万灵丹。月经开始前 5 ～ 6 天，每天花一分钟刺激本穴，远比痛经时再刺激来得有效。三阴交在脚内踝尖上 3 寸，就是从内踝向上量 4 指，胫骨（小腿内侧骨）后缘凹陷处，用手按时比其他部位敏感，有点胀疼的感觉。

《黄帝内经》中说思伤脾。所谓“衣带渐宽终不悔，为伊消得人憔悴”，思虑过度就会扰乱脾的正常工作，使其方寸大乱，反映到身体上就是食欲不振、无精打采、胸闷气短。所以，我们要尽量做到思虑有节，这样脾的功能才会正常，脾经也才能通畅。

第十节
肺经大药房——气顺病自消

正说肺经大药

肺在五脏六腑中的地位很高。《黄帝内经》把它比作“相傅之官”，也就是说肺相当于一朝的宰相，一人之下，万人之上。宰相的职责是什么？他了解百官、协调百官，事无巨细都要管。肺是人体内的宰相，它必须了解五脏六腑的情况，所以《黄帝内经》中有“肺朝百脉”之说，也就是说，全身各部的血脉都直接或间接地汇聚于肺，然后敷布全身。因此，各脏腑的盛衰情况，必然在肺经上有所反映，而中医通过观察肺经上的“寸口”就能了解全身的状况。寸口在两手桡骨内侧，手太阴肺经的经渠、太渊二穴就处在这个位置，是桡动脉的搏动处，中医号脉其实就是在观察肺经。

肺经起始于胃部，向下络于大肠，然后沿着胃上口，穿过膈肌，属于肺脏。再从肺系横出腋下，沿着上臂内侧下行，走在手少阴、手厥阴经之前，下向肘中，沿前臂内侧桡骨边缘进入寸口，上向大鱼际部，沿边际，出大指末端。

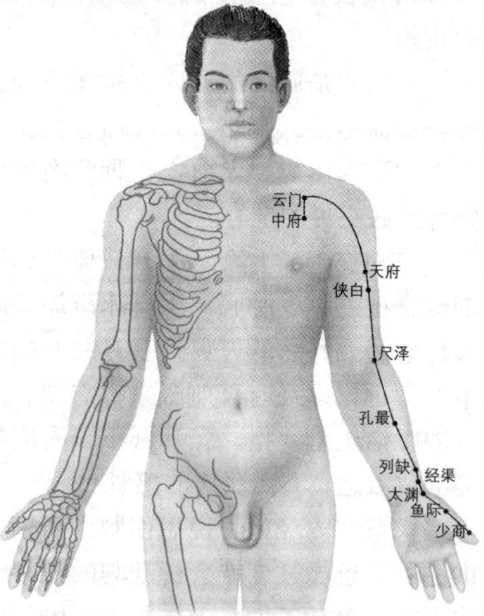

手太阴肺经

肺经上分布着3个很重要的穴位，分别是尺泽穴、孔最穴和太渊穴。

尺泽穴位于肘横纹上肱二头肌肌腱桡侧的凹陷处，是最好的补肾穴。通过降肺气而补肾，最适合上实下虚的人，高血压患者多是这种体质。另外，按压尺泽穴对于肺经引起的咳嗽、气喘、咳血、潮热、胸部胀满等很有效。

孔最穴对风寒感冒引起的咳嗽和扁桃体炎效果不错，还能治疗痔疮。孔最穴在前臂掌面桡侧（大拇指方向），在尺泽穴与太渊穴（腕部动脉搏动处）连线上，腕横纹上7寸（手腕至肘共12寸，按比例取穴）。

有人总觉得气不够用，有吸不上气的感觉，这个时候就可以点揉太渊穴（仰掌、腕横纹之桡侧凹陷处）。此穴为肺经原穴，补气效果尤佳。

我们知道，肺为娇脏，很容易出现问题。当肺的正常功能受损时，就会出现咳嗽、气喘、胸闷等呼吸方面的疾病，以及各种皮肤病。所以，我们要格外爱护肺经。

肺经在寅时当令，也就是凌晨3～5点，这个时候，是按摩肺经的最佳时间。但这个时候应该是人睡得最沉的时候，怎么办呢？由于足太阴脾经与肺经是同名经，所以按摩足太阴脾经（上午9～11点当令）也能取得同样的效果。

列缺可以让皮肤细腻光滑有弹性

《素问·五藏生成》中这样记载肺的功能："肺之合皮也，其荣毛也。"意思是说，肺管理汗孔的开合。我们知道，皮毛包括皮肤、汗腺、毫毛等组织，为一身之表，依赖肺宣发卫气和津液温养、润泽，是机体抵抗外邪的屏障。肺的生理功能正常，皮肤得养，毫毛有光泽，抵御外邪的能力就强，故其荣在皮毛。如果肺功能不好，汗孔就不能正常开关，体内代谢的垃圾就不能随着汗液排出体外，而是在毛孔处堆积，渐渐地，就把毛孔堵住了，所以会在那儿起小疙瘩。因此，要想消除这些烦人的小疙瘩，就要想办法调理肺的功能，让汗液顺利排出来，这时列缺穴当然是首选的穴位了。

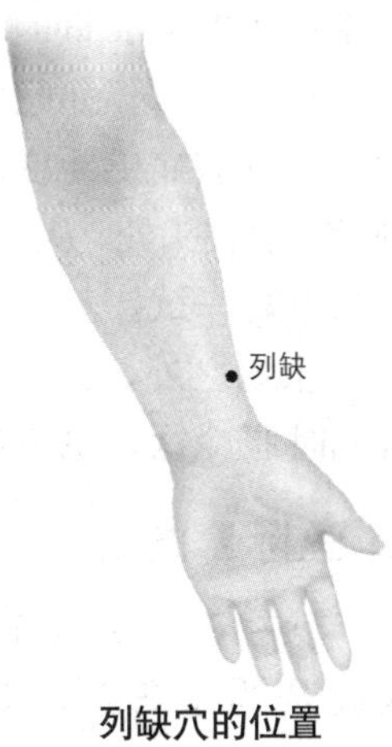

列缺穴的位置

列缺是手太阴肺经上的络穴，又是“八脉交会穴”之一，通于任脉，能同时调节肺经、大肠经和任脉，可以通经络、调肺气。这个穴位也很好找，把两手虎口自然平直交叉，一手食指按在另一手桡骨茎突上，指尖下凹陷中即是。

具体操作方法：每天用食指按压此穴3分钟就可以。时间最好是在凌晨3～5点，当然，如果条件不允许，也可以在上午9～11点脾经旺时来按摩。另外，除了指压法，我们还可以采用艾灸法，或者用热毛巾敷列缺穴，效果也很不错。

除了刺激列缺之外，要想让皮肤柔滑有弹性，我们还可以采用多运动和喝热水的方式达到多出汗的目的，只要汗出来了，小疙瘩也就会慢慢消失了。

打嗝怎么办？用一用少商穴

生活中，我们经常会连续不断地打嗝。其实，引起打嗝的原因有多种，包括胃、食管功能或器质性改变。也可能由外界物质，生化、物理刺激引起，比如进入胃内的空气过多而自口腔溢出，精神神经因素（如迷走神经兴奋、幽门痉挛）、饮食习惯不良（如进食、饮水过急）、吞咽动作过多（如口涎过多或过少时）等，而胃肠神经官能症、胃肠道慢性疾病引起胃蠕动减弱所致时则发病率频繁且治疗时不易改善。

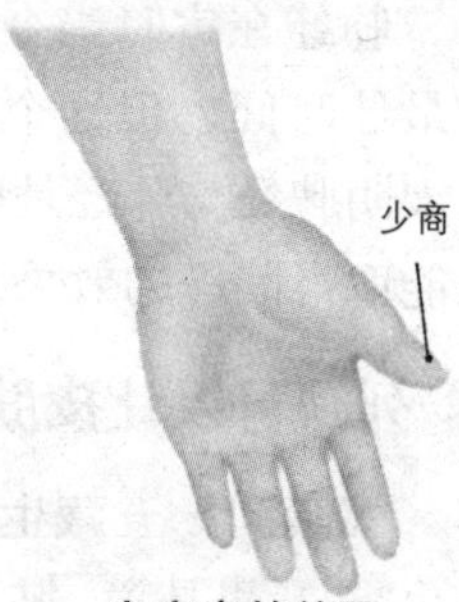

少商穴的位置

打嗝虽然不是什么大毛病，但在有些场合，打嗝却是很尴尬的，往往又很难控制。这时候，我们不妨用一用手指的少商穴。方法很简单：用指压少商穴，同时配合意念把上逆之气往下引，至下腹丹田处，再由下吞咽口水，如此数次即可止住，少商穴在大拇指侧距指甲一分处，按压以有酸痛感为度，持续15秒到1分钟即能生效。也可以用右手作剑指，指喉头处，从上往下导引，同时意念配合往下吞，只三两下即止，大家不妨一试。

除此之外，我们还应当注意，发生打嗝时不要心焦气躁，不要在打嗝时服冷饮，也不要做剧烈运动。

鱼际、曲池、迎香、合谷——秋季的护肺宝穴

秋在五行中与金相对应，而在四季中，秋季是收获的季节，秋收就是为了冬藏。对人体来讲，这时阳气应该往回收了，才能便

于冬天的内藏。但是，秋季的气温依然很高，民间有“秋老虎”之说，而且还往往带着燥气，人的毛孔在舒张的情况下，很容易受到燥邪的侵袭。这时如果不注意的话，肺就特别容易受伤，若肺气失调，人就很容易出现鼻干口燥、干咳、喉咙痛等上呼吸道疾病。所以，秋季养生要注意呼吸系统的维护，特别要注意肺部的调养。

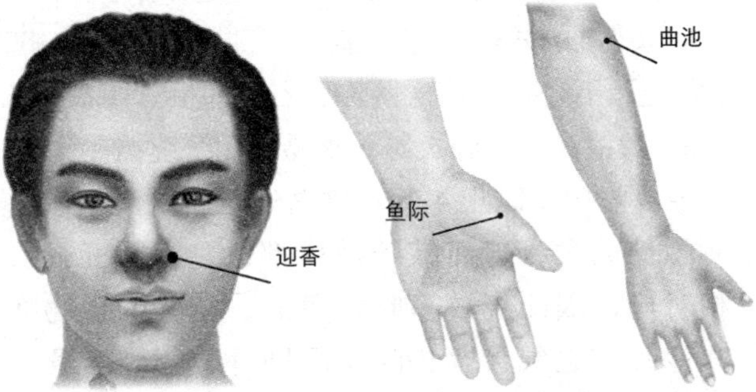

迎香、鱼际、曲池穴的位置

中医还有“肺为娇脏”的说法，就是说肺既怕冷也怕热，既怕干也怕湿。在刚刚过去的夏天里，人们喝冷饮，穿衣盖被都尽量轻薄，使得脾胃虚寒，而“脾又为肺之母”，脾受凉必然会对肺有影响。因此，即使在其他季节里没有注意养肺，在秋季也要对肺特别关注。在适合养肺的季节里多呵护肺，会收到事半功倍的效果。

（1）在秋季的前半段，我们可以采用穴位按摩法，每天按揉鱼际、曲池和迎香穴。

鱼际可以不拘时间、地点进行按压，每天至少 3 ～ 5 分钟，但要长期坚持。

曲池有很好的清热作用。当屈肘成直角时，在肘横纹外侧端与肱骨外上髁连线中点即是曲池穴，每天下午 1 ～ 3 点按揉这个穴位效果最好，因为这段时间是阳气最盛的时候，按揉此穴位可以使阳气降下来。

迎香穴就在鼻翼两侧，属手阳明大肠经。“不闻香臭从何治，迎香二穴可堪攻”，顾名思义，如果鼻子有毛病，例如因为感冒或鼻子过敏等引起鼻腔闭塞，以致不闻香臭，治本穴有直接效果。每天双手按在两侧迎香穴上，往上推或反复旋转按揉 2 分钟，鼻腔会明显湿润，通畅很多。

坚持按揉这 3 个穴位，就可以滋养肺气，有效预防鼻炎、咳嗽等呼吸系统疾病。

（2）在秋季的后半段，热气渐消，早晚天气都很凉了，于是“燥”又同“凉”遇到了一起，形成了凉燥。这时候我们就要用“温润”来保养我们的身体。首选的穴位除了鱼际和迎香外，就是合谷了。

合谷穴是大肠经上的穴位，每天早上出门前先按揉两侧迎香穴至鼻子内湿润，然后全天不定时地按揉两侧合谷和鱼际，每次每穴 3 分钟。这样就可以还肺一片清凉，将肺炎等秋季易发病统统挡在身外。

秋季护肺除了要按揉以上 4 个穴位之外，还要注意饮食上的调养。要注意少吃刺激性的食物，甜酸苦辣咸都适量；肺五行属金，与五色中的白色相对应，因此应该多吃白色的、苦味的食物降肺气，让肺气下行与其他四脏之气会师；除了温肺外，还应尽量吃些润肺的食物，如杏仁、桃仁等干果，对肺都有滋润作用。另外，还要多喝水，这也是秋季养肺最简便的一招。

第十一节 大肠经大药房——肺和皮肤的保护神

正说大肠经大药

大肠经起自食指桡侧顶端，即挨着拇指的一侧，沿着食指桡侧上行，经过第一、二掌骨（食指和拇指延伸到手掌的部分）之间，进入两筋之中，向上沿前臂桡侧进入肘外侧，再沿上臂外侧上行，至肩部。其分支从锁骨上窝走向颈部，通过面颊，进入下齿槽，再绕回口唇两旁，在人中出左右交叉，上夹鼻孔两旁。

大肠经值班是在卯时，也就是早晨 5 ～ 7 点。这个时候正是排便的最佳时间。因为一般 5 ～ 7 点天就亮了，也就是天门开了，与天门相对应的是地门，即人的肛门也要开，所以就需要排便。另外，人体的气血走向此时也到达大肠，身体经过一夜的代谢，也已将废物输送到大肠，这时如果不把废物排出体外，又会重新代谢吸收，所以，在这个时候起床排便是最好的。已经养成习惯的人自然不成问题，没有养成习惯的人也可以在这段时间到厕所蹲一会儿，促进便意，长期坚持，肯定会对身体有好处。

现在很多人讲排毒，最重要的就是清除宿便，宿便是由于长期便秘积累起来的毒素。现在便秘的人特别多，那么便秘的原因是什么呢？这就要涉及大肠经，大肠经有一个很重要的功能，就是生“津”，这个津就是一种向外渗透的力量。之所以发生便秘，就是津的力量过于强大，把大肠中的液都渗透出去了，而里面的宿便就变得干硬，形成便秘。相反，如果津的力量很弱，液积存得过多，就会腹泻。现代人经常发生便秘，就是津占了上风，而津的力量为什么那么大呢？这就要说到肺与大肠的关系。

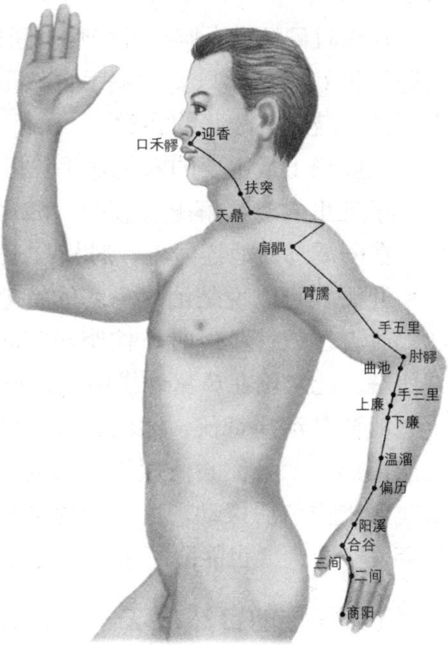

手阳明大肠经

中医里说“肺与大肠相表里”，意思就是肺主内，大肠主外，它们通过大肠经相互联系、相互影响。生活中，人们有时候会咽喉肿痛，同时大便不通畅、便秘，一般我们总会说这是“上火了”，但究竟是上的什么火、上火的原因是什么，却很少有人能说得清。其实，这是大肠之火通过经络传到与肺相连的咽喉引起的。治这种病，首先要通便，大便通畅了，咽喉肿痛也就不治而愈了。

另外，大肠经有问题，面部也会有反映，所以爱长痤疮、雀斑、酒糟鼻等，甚至会牙疼。如果这时候没有采取措施阻止外邪的进攻，外邪就会长驱直入进入人体的内部——肺经，这时就会出现较为严重的肺病。所以，出现雀斑、酒糟鼻等问题时，要按摩大肠经以“治未病”，及时击退疾病的入侵。

大肠经为多气多血之经，阳气最盛，用刮痧和刺络的方法，最能驱除体内热毒，如果平时进行敲打，就可以清洁血液通道，预防青春痘。还能对荨麻疹、神经性皮炎、日光性皮炎、牛皮癣、丹毒等有很好的缓解作用。

什么时候按摩大肠经最好呢？同样是大肠经当令的早晨 5 ～ 7 点。大肠经很好找，你只要把左手自然下垂，右手过来敲左臂，一敲就是大肠经，敲时有酸胀的感觉。

大肠经上最主要的穴位是手三里穴、迎香穴和曲池穴。

手三里穴对缓解上肢疲劳、酸痛特别有效。手三里在前臂背面桡侧，在阳溪与曲池连线上，肘横纹下 2 寸处。

迎香穴可以说是治疗鼻塞的特效穴位。遇到感冒引起的鼻塞、流涕，或者过敏性鼻炎时，按摩两侧的迎香穴一两分钟，症状就可以立刻缓解。此穴位在鼻翼外缘中点，也就是挨着鼻孔旁边的地方。

曲池是治痒奇侠，通治各种皮肤病，还能降血压；偏历善水肿；还能泻热，如果你心情烦躁，感觉心里憋着火时就可以把大拇指按在曲池穴，作前后拨动，这时会感觉酸胀或者有点疼，不一会儿，心情就会安宁，火气也能降下来。曲池在屈肘关节时，肘横纹外侧端。

抗击疼痛的自然疗法——刺激合谷穴

合谷穴是大肠经的原穴，俗称“虎口”。在手背，第一、二掌骨间，第二掌骨桡侧的中点处。中医认为，合谷穴能够调节人体生命活动的原动力。坚持按揉刺激合谷穴，可以获得自然治愈疾病的功效，可疏风止痛，通络开窍。

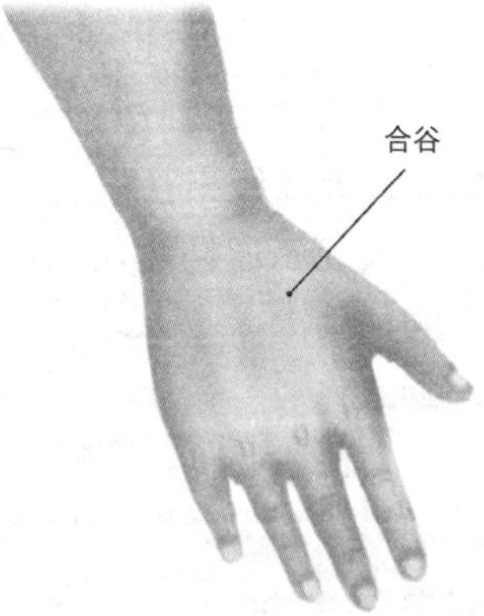

合谷穴的位置

合谷穴经气旺盛，对治疗牙龈肿痛、头痛以及咽喉炎、扁桃体炎引起的咽喉肿痛等效果很好。此外，现在很多女性都有痛经的毛病，也可试试揉按谷合穴，同时还可以加按三阴交穴等。

另外，合谷穴有宣通气血，促使阳气升发而起到扶正祛邪的功效，可以提高人体免疫力，治疗和预防感冒等外感病。孕妇和婴儿感冒了不能吃药，就可按摩合谷穴缓解症状。用右手的拇指按摩左手合谷穴，左手拇指按摩右手合谷穴，每次按 100 下，每天按摩 3 次，很快就会有效果。另外，妈妈感冒了，怕传染给小孩，也可以按摩小孩的合谷穴，以增强他的抵抗力。如果是着凉受寒或者受风了，还可以加上翳风和风池、风府等穴位。

在按摩时，以感到酸胀且能够忍受为度。然而，体质较差的病人，不宜给予较强的刺激。

呼吸疾病，按一按迎香穴就管用

春天是呼吸道疾患的好发季节，做好这类疾病的预防工作十分必要。采用按摩迎香穴的方法，对很多呼吸道疾患都有一定的预防作用，而且十分简便，现与大家分享。

取穴：迎香穴具体位置，大约在鼻翼外缘中点 5 ~ 8 毫米处，左右各一个。

方法：双手拇指分别按于同侧下颌部，中指分别按于同侧迎香穴，其余三指则向手心方向弯曲，然后使中指在迎香穴部沿顺时针方向按摩 36 圈，每天 3 次，天天坚持。

从医学的角度讲，按摩迎香穴，可有效地改善局部及其临近组织的血液循环，增强局部对天气变化的适应能力和对病邪的抗击能力，如果天天坚持，将对减少呼吸道疾患的发生具有肯定的作用。

另外，按迎香穴还可以通鼻。如果遇到鼻塞，我们可用右手食、中二指，同时按揉或左右方向轻推迎香穴，通常 10 ~ 20 次就可有效，但推揉时要避免摩擦皮肤。如果患者是儿童，则应当轻轻按摩，时间可以长一些，次数多一些。

第十二节 心包经大药房
——救人性命，胜造七级浮屠

正说心包经大药

《黄帝内经》里说：心者，君主之官。君主就是皇上，我们知道古时候皇上是九五至尊，是受不得半点委屈的。那么，这就需要一个职务“代君受过”，而这个职务就是心包。

从名称可以看出，心包与心是有一定关联的，其实中医所说的心包就是心外面的一层薄膜，当外邪侵犯时，心包就要挡在心的前面。所以，很多心脏上的毛病都可以归纳为心包的病。如果没有原因的感觉心慌或者心似乎要跳出胸膛，这就肯定是心包受邪引起的，不是心脏的病。

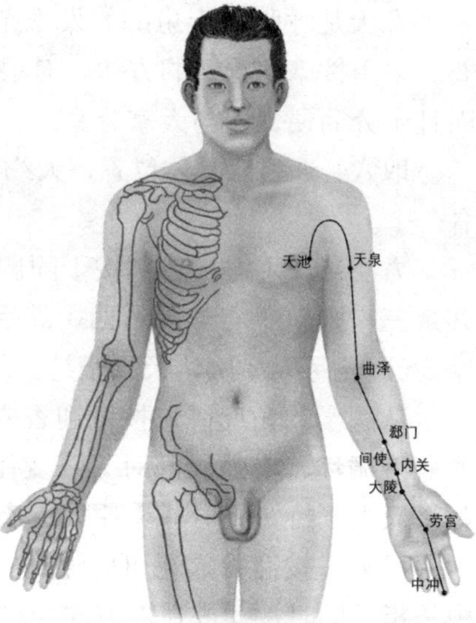

手厥阴心包经

心包经是从心脏的外围开始的，到达腋下 3 寸处，然后沿着手臂阴面中间的一条线向下延伸，止于中指。经常敲打心包经对于解郁、解压的效果非常好。拨动心包经时，先找到自己腋下里边的一根大筋，然后用手指掐住拨动，这时你会感觉小指和无名指发麻。每天晚上 7 ~ 9 点之间拨数十遍，就可以排遣郁闷，排去心包积液，对身体是非常有好处的。

人过了 35 岁以后，敲心包经更是有必要。因为长时间的饮食不合理，不健康的生活习惯，使得血液中的胆固醇与脂肪含量增高，而血液中胆固醇太多时，会逐渐粘黏在血管壁上，造成血管狭窄，弹性变差，继而导致血液流动不畅，诱发心肌梗死及脑中风等严重并发症。敲击心包经就可以使血液流动加快，使附着在血管壁上的胆固醇剥落，排出体外。

心包经上有一个很重要的穴位——劳宫穴。这个穴位很好找，把手自然握拳，你的中指所停留的那个地方就是，劳宫穴是人体气机最敏感的穴位，通过劳宫穴补养心脏的速度非常快。如果在一些场合觉得紧张，手心出汗、心跳加快、呼吸困难，这时不妨按按左手的劳宫穴，它可以帮你找回从容自信的感觉。

心包经就是沿着我们胳膊前臂一直从中指出去的，所以心脏病就会伴有手指发麻的毛病，如果连小指都发麻那就是很严重了，因为小指的外围就是心经，小指发麻表明这已经不是心包的病，而是心脏的病。当心脏出现刺痛的时候就是心脏病已经很严重了。因此，很多老人都很注重锻炼手指的灵活度，只要手指灵活，就表明气血还能流到身体的各个部位去，五脏就基本没问题。

心包经上的内关穴有“宁心安神、理气止痛、和胃降逆”的作用。如果你心律失常，可以在工作之余每天花两分钟左右的时间按揉，力量不要太大，有酸胀感即可。经常按揉内关穴可以增加心脏的无氧代谢，增强其功能。

冠心病并非只靠药，按压内关也有效

冠心病是中老年人的一种常见病，是冠状动脉粥样硬化性心脏病的简称。它是由于脂肪物质的沉积，使冠状动脉管腔变窄或梗死，影响冠状动脉的血液循环，使心肌缺血、缺氧而造成的高血压、高血脂、内分泌疾病，生气、劳累、紧张、失眠、过饥过饱、气候变化等，均可诱发本病，此外也与遗传有关。临床上主要表现为心绞痛、心律失常、心力衰竭，严重时发生急性心肌梗死或突然死亡（猝死）。按摩内关穴对症状的缓解和消除有一定的作用。

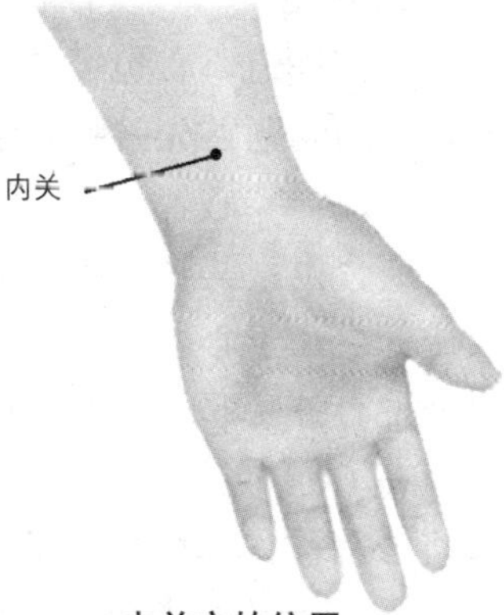

内关穴的位置

具体操作方法：以一手拇指指腹紧按另一前臂内侧的内关穴位（手腕横纹上3指处，两筋间），先向下按，再做按揉，两手交替进行。对心动过速者，手法由轻渐重，同时可配合震颤及轻揉；对心动过缓者，用强刺激手法。平时则可按住穴位，左右旋转各10次，然后紧压1分钟。

按压内关穴对减轻胸闷、心前区不适和调整心律有帮助，摸胸和拍心对于消除胸闷、胸痛有一定效果。

另外，做两腿下蹲运动，每次5～10分钟，就可以调动全身经脉；增加腹式呼吸的次数，可降低交感神经兴奋性，减少收缩血管物质的产生，对改善冠状动脉的血液供应和促进侧支循环有非常重要的作用。

当突发心律不齐时，拇指、食指同时从手掌的正、反两面按住劳宫穴，用力向下压，左右手交替进行，各60～80次，心律会很快恢复正常。

心慌、头晕按劳宫，让心“回家”养养神

《黄帝内经》中说：“心痹者，脉不通，烦则心下鼓，暴上气而喘，嗌干善噫，厥气上则恐。”意思是说，心痹的人，血脉不通，容易心烦，气喘，咽喉干燥。中医没有明确的“心悸”一说，但这里的心痹与心悸症状大同小异。引起心痹的原因有很多，但最重要的一点还是离不开心，心情郁闷，心失所养，心气不足，都会导致心痹，这时候应该怎么办呢？

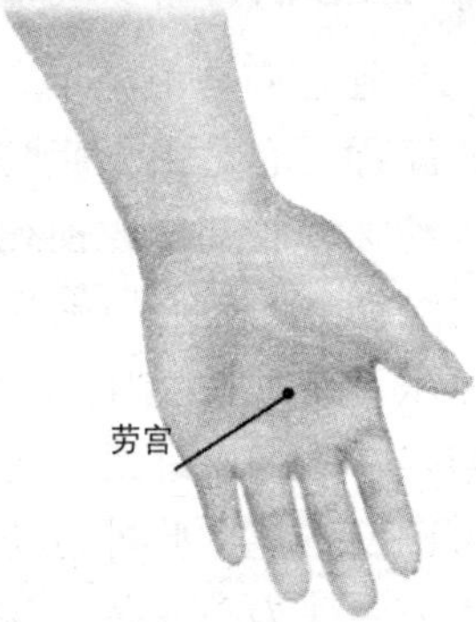

劳宫穴的位置

我们知道，心包经是代替心脏主持问题的，心的问题首先就找心包经。《灵枢·邪客》中说：“心者，五脏六腑之大主也，精神之所舍也，其脏坚固，邪弗能容也。……故诸邪之在于心者，皆在于心之包络。”意思是说心脏受邪，问题都由心包经来承受。

在心包经上有一个穴位叫劳宫穴，有人将劳宫称作心脏休息的宫殿，确实是简单明确地概括了这一含义。人工作了一天，最想做的事就是回家好好休息。心脏也是这样，日日夜夜不停地运送血液，时间久了也会疲劳，这时候，就应该让它好好休息。所以，古代医家一直将劳宫穴的主治症状放在神志病以及心病方面，是临床解决神志疾病的常用穴、特效穴。

劳宫穴在我们的手心，位置很好找，将手握拳，中指尖所指向的位置就是了。心包经的工作时间是晚上 7 ~ 9 点，也就是我们常说的电视黄金档，这时候最好停下所有的工作，和家人一起看看电视，一边看一边按摩劳宫穴，刺激 10 分钟是最好的。如果用手觉得很累的话，也可以找个钝一点的硬物，如筷子、笔头，但一定不要伤到手。如果这段时间实在抽不开身的话，其他的时间想起来按摩一下，效果也是不错的，只不过打个折扣而已。

几乎所有的养生书都会告诫人们，少动心，保持心境平和。道理谁都知道，可要想做到，对于尘世之人来说几乎是天方夜谭。每天晚上回到家里，好好地按摩一下劳宫穴，就好像为心脏打开了一盏“心灯”，胡思乱想了一天之后，在这温暖的“灯光”之下好好休息一番，又何愁心脏会受到伤害，会因为疲惫、惊恐、紧张或者其他情绪而跳动不停，消极怠工呢？

第十三节　三焦经大药房
——让我们的内分泌永不失调

正说三焦经大药

我们知道，十二经络中有一个三焦经，那么究竟什么是“三焦”呢？其实，三焦是一个找不到相应脏腑来对应的纯中医的概念，用通俗的话来说，三焦就是人整个体腔的通道。古人把心、肺归于上焦，脾、胃、肝、胆、小肠归于中焦，肾、大肠、膀胱归于下焦。按照《黄帝内经》的解释，三焦是调动运化人体元气的器官，负责合理地分配使用全身的气血和能量。具体说来，三焦的功能有两方面：一是通调水道，二是运化水谷。

三焦经主要分布在上肢外侧中间、肩部和侧头部。循行路线是：从无名指末端开始，沿上肢外侧中线上行至肩，在第七颈椎处交会，向前进入缺盆，络于心包，通过膈肌。其支脉从胸上行，出于缺盆，上走颈外侧，从耳下绕到耳后，经耳上角，然后屈耳向下到面颊，直达眼眶下部。另一支脉，从耳后入耳中，出走耳前，与前脉交叉于面部，到达眼外角。

三焦经的终点叫丝竹空，就是我们的眼外角，鱼尾纹就长在这个地方，很多女士的这个地方还会长斑，所以经常刺激三焦经就可以减少鱼尾纹和防止长斑；三焦经绕着耳朵转了大半圈，所以耳朵上的疾患如耳聋、耳鸣、耳痛等都可通过刺激本经穴位得到缓解；三焦经从脖子侧后方下行至肩膀小肠经的前面，可以和小肠经合治肩膀痛，还能治疗颈部淋巴结炎、甲状腺肿等发生在颈部的疾病；此经顺肩膀而下行到臂后侧，又可治疗肩周炎，再下行通过肘臂、腕，因此还可治疗网球肘和腱鞘炎。

那么，什么时候刺激三焦经效果最好呢？最佳时间应是亥时，即晚上 9 ~ 11 点，这时候是三焦经当令，气血在此时达到顶峰，所以这时候按摩效果是最好的。中医还认为，晚上 10 点是性爱的最佳时间，因为亥时是阴阳和合的时段，这个时候是性爱的黄金时刻，也就是通过男女的交合，配合身体完成阴阳和合的过程，达到“三焦通泰”。

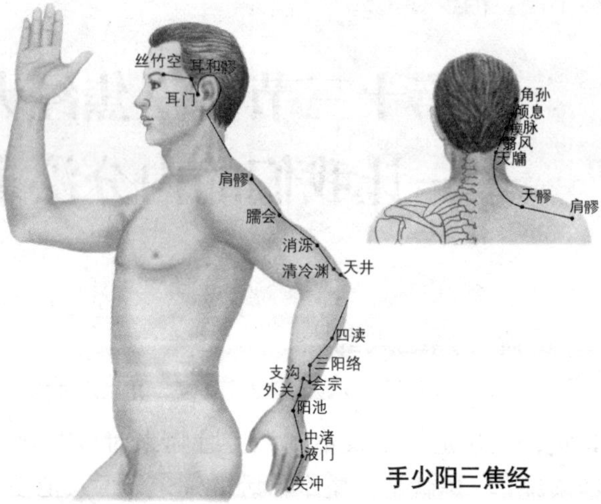

手少阳三焦经

中医一直都讲究保精色忌，房事不能过度，但是身体健康的情况下，和谐的性爱会令人身心欢愉，激发生机，只有益处没有害处。不过人的身体在非常健康的状态下，神清气爽、全身通泰，性事反而没有太大的吸引力了，反而是经常有性欲的人，身体比较虚弱。这与我们现代流行的观点是不同的，现在我们经常看到有宣传补肾的药品都是明示暗示，使用了该药品会让你重振雄风之类的，这是一种误导，只是把人们的注意力转移到性爱的欢愉上了，岂不知这样会对身体产生很大的伤害，大家要注意，千万不要为了那一时的快乐，无节制地透支身体，否则你只能是离疾病越来越近了。

西方认为性爱的最佳时间是在晚上 10 点半，我们传统的中医认为最好是在晚上 10 点，西医没有给出明确的理由，中医的理由上面已经说了就是为了达到阴阳和合，而为什么比西方认为的要早半个小时呢？这是因为下一个时辰就是胆经当令，应该是熟睡养阳的时候，如果晚上 10 点半进行性爱，很可能到胆经当令的时候人体还处于兴奋状态，会睡不着，而晚上 10 点进行性爱，到下一个时辰开始的时候，人体就已经处于熟睡状态了，可以养住阳气。这也体现了中医不是孤立地看问题，而是认为天地、阴阳、万物之间都是相互联系的整体，需要互相配合，才能和谐，所以人什么时候该睡觉，什么时候该吃饭，什么时候过性生活也都是有讲究的，不能随着性子乱来，否则就会伤害身体。

内分泌失调，从三焦经寻找出路

很多女性不得不面临这样的问题：好好的皮肤突然出现了黄褐斑，肥胖总在不经意间造访，身体的某些敏感部位会出现肿块……其实，这都是人体生理机能的调控者——内分泌在作怪。

人体有内分泌系统，分泌各种激素，这些激素和神经系统一起调节人体的代谢和生理功能。正常情况下各种激素是保持平衡的，如因某种原因使这种平衡打破（某种激素过多或过少）就会造成内分泌失调，引起相应的临床表现，如肌肤干燥、暗淡无光，月经紊乱，带下异常，乳房松弛，局部肥胖，失眠多梦，情绪波动，烦躁忧虑，等等。内分泌失调不仅仅影响容貌，且时刻威胁着女性健康。

那如何让内分泌回归平衡状态呢？不妨揉揉自己的三焦经，前面我们已经讲过了，三焦经是人体健康的总指挥，它主一身之气，是调气的一个通道。比如有人内分泌失调，但具体怎么失调说不清楚，到医院检查也得不出确切的结果，这时就可以调一下三焦经，以保证身体正常运行。三焦经的循行路线，是从无名指外侧指甲旁边 1 厘米开始，然后顺着手背、顺着胳膊的背部上行，到耳旁绕一圈，最后到眉毛旁边。下面就介绍几个容易操作的穴位。

1. 液门

即津液之门，在无名指、小指缝间。此穴最善治津液亏少之症，如口干舌燥、眼涩无泪。“荥主身热”，液门还能解头面烘热、头痛目赤、齿龈肿痛、暴怒引发的耳聋诸症。此穴还善治手臂红肿、烦躁不眠、眼皮沉重难睁、大腿酸痛疲劳诸症。

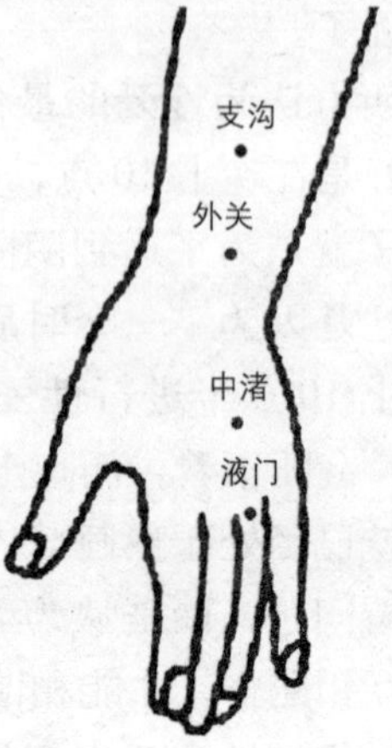

液门、中渚、外关、支沟穴的位置

2. 中渚

此穴在手背侧，四、五掌骨间。腧主“体重节痛”，木气通于肝，肝主筋，所以此穴最能舒筋止痛，腰膝痛、肩膀痛、臂肘痛、手腕痛、坐骨神经痛，都是中渚穴的适应证，此穴还可治偏头痛、牙痛、耳痛、胃脘痛、急性扁桃体炎。此外，四肢麻木、腿脚抽筋、脸抽眼跳等肝风内动之症，都可掐按中渚来调治。

3. 外关

此穴非常好找，在腕背横纹上 2 寸。外关即与外界相通的门户，胸中郁结之气可由此排出，外感风寒或风热可由此消散。此穴络心包经，因此外关可以引心包经血液以通经活络，可治落枕、肩周炎、感冒、中耳炎、痄腮、结膜炎。此穴更善调情志病，与胆经阳陵泉同用，有逍遥丸之效。与胆经丘墟穴配伍，有小柴胡汤之功。此穴还能舒肝利胆、散郁解忧，可治月经不调、心烦头痛、厌食口苦、胸胁胀满、五心烦热、失眠急躁之症。若脚踝扭伤，用力点按外关穴，可即时缓解症状。平日多揉外关穴，还可以防治太阳穴附近长黄褐斑和鱼尾纹，以及青少年的假性近视。外关穴功效众多，且又是防止衰老的要穴，不可小视。

4. 支沟穴

此穴在外关上 1 寸，所以与外关穴的功用较为类似，也可舒肝解郁、化解风寒，同时还善治急性头痛、急性腰扭伤、胆囊炎、胆石症、小儿抽动症。古书皆言其善治便秘，但其特效是治疗“肋间神经痛”，俗称“岔气”。当岔气时，用拇指重力点按支沟穴，即时见效。

经常感到胸闷，可敲一敲消泺穴

一紧张就胸闷的小林，看书、看报、看电视都会莫名地胸闷憋气，上腹堵胀，胸口就像勒上了禁锢的外壳，不停地喘息，经过西医多次体检也没查出一点毛病来，因此大家都认为是神经紧张造成的。在一次聚会上，一个朋友无意间用拳头捶了一下小林的胳膊，原本是玩笑之举，没想到，小林却觉得胸闷好多了，真是奇怪。其实，这是敲到消泺穴了。

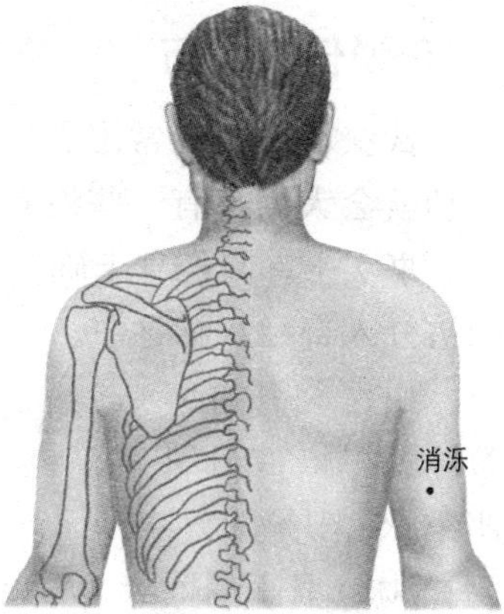

消泺穴的位置

胸闷是指胸部闷，有堵塞感或气短，伴见心悸、胸痛、情绪不宁、头昏体倦、食少腹胀等症。胸痹、心悸、痰饮、肺胀等病症均可见此症。胸闷形成的原因有三种：

（1）情志失调。忧思恼怒，气机失常，脾不化津，聚湿生痰，肝气郁结，气滞血瘀，痰瘀交阻，胸中气机不畅，则为胸闷。情绪不好、爱生气的人常有此症。

（2）饮食不当。过食膏粱厚味、肥甘生冷，损伤脾胃，运化失常，聚湿生痰，痰阻脉络，气滞血淤而成胸闷。

（3）其他病所致。冠心病、胸膜炎、肺气肿等疾病可出现胸闷。

现代的上班族们，由于工作紧张，压力大或者饮食不当，可能会有胸闷、心悸的现象，如果你有这种症状请不用慌，只要你每天坚持敲消泺穴就能治愈。因为胸闷是上焦气郁而成，而消泺穴正是三焦经的一个穴位，所以如果平时感到胸闷，可以按摩或者敲击此穴位，它会使你的胸闷消失。

第十四节 任脉大药房——打通任脉，万毒不侵

正说任脉大药

武侠小说中经常出现“任督二脉”，并且只要打通了任督二脉，武功就会大增。有一些没有医学常识的人，往往认为这是小说家的虚构。事实上，我们身上确实有任督二脉，只不过它们不属于十二经脉，而被分入奇经八脉之中。

中医将任脉、督脉、冲脉、带脉、阴维脉、阳维脉、阴跷脉、阳跷脉归纳起来，称为“奇经八脉”，它们与十二正经不同，既不直属脏腑，又无表里配合关系，“别道奇行”，故称“奇经”。其中，任脉是人体极为重要的奇经。

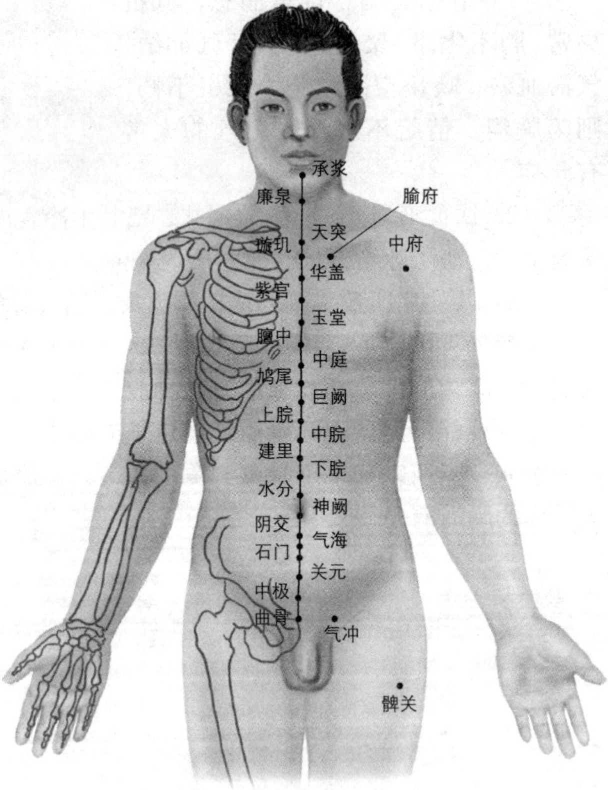

任脉

任脉起于中极之下，少腹之内，会阴之分，上行而外出，循曲骨、上毛际、至中极，同足厥

阴、太阴、少阴并行腹里，循关元，历石门，会足少阳、冲脉于阴交，循神阙、水分，会足太阴于下脘，历建里，会手太阳、少阳、足阳明于中脘，上上脘、巨阙、鸠尾、中庭、膻中、玉堂、紫宫、华盖、璇玑，上喉咙，会阴维于天突、廉泉，上颐，循承浆与手足阳明督脉会，环唇上至下龈交，复出分行，循面系两目下之中央，至承泣而终，共27穴。

任脉的“任”字，有担任、任养之意。从其循行分布部位论其功能，任脉主要是“任维诸脉”，特别是承任诸阴经，故称为“阴脉之海”。诸阴经通过阴维会合于任脉，它受阴经交会，也受足阳明、手太阳交会。下部会阴为督脉、冲脉之会，头部又于目下交会于足阳明，都可见其任受诸阴和交通阴阳的作用。任脉的另一功能是作为“生养之本”而“主胞胎”，即有关妊养、生殖。《素问·上古天真论》说，女性“二七（14岁）而天癸至，任脉通，太冲脉盛，月事以时下，故有子”；“七七（49岁）任脉虚，太冲脉衰少，天癸竭，地道不通，故形坏而无子”。杨上善解释“天癸”为“精气”，即以肾精与任脉相联系，故称为“生养之本”，在成年女性则“主胞胎”。

中医认为，任脉主治关于下腹部、男女生殖器官及咽喉部的疾病，如疝气、阴部肿痛、痞块、积聚、小便不利或遗尿、痔疾等。实证见腹痛，虚证见皮肤瘙痒，气逆则见咽干不利，这均与经络循行相联系。除此之外，还有便泄、痢疾、咳嗽、咽肿、膈寒、脘痛及产后诸疾。

下面我们再分别介绍几种任脉各主要穴位的位置及主治疾病：

1. 鸠尾

位置：上腹部，前正中线上，剑突下1寸。

主治：腹痛，腹胀，癫痫，胸闷，咳嗽，心悸，心痛，呕逆，惊狂。

2. 曲骨

位置：下腹部，前正中线上，耻骨联合上缘中点处。

主治：小便不利，遗尿，遗精，阳痿，月经不调，带下，小便淋沥，阴囊湿疹。

3. 中极

位置：下腹部，前正中线上，脐下4寸。

主治：遗尿，小便不利，疝气，遗精，阳痿，月经不调，崩漏，带下，阴挺，不孕，癃闭，痛经，产后恶露不止。

4. 阴交

位置：下腹部，前正中线上，脐下 1 寸。

主治：腹痛，腹满水肿，疝气，月经不调，带下，绕脐冷痛，泄泻，奔豚，血崩。

5. 玉堂

位置：胸部，前正中线上，平第 3 肋间。

主治：咳嗽，气喘，胸痛，呕吐，气短，心烦。

6. 承浆

位置：面部，颏唇沟正中凹陷处。

主治：口歪，齿龈肿痛，流涎，暴喑，癫痫。

运用脐疗，发挥“命蒂”神阙穴的威力

神阙又称为命蒂，就是我们常说的肚脐眼儿。为什么神阙有“命蒂”之称呢？

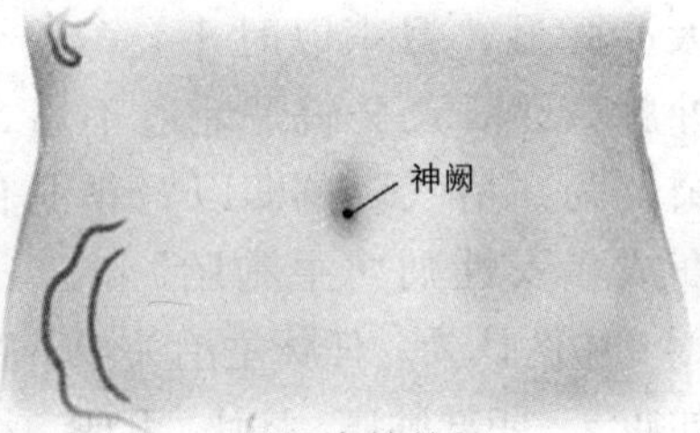

神阙穴的位置

首先，脐是胎儿从母体吸收营养的途径，向内连着人身的真气真阳，能大补阳气；其次，神阙穴发生异常变化，都可以借刺激神阙穴来调整，达到“阴平阳秘，精神乃治”的状态。中医认为脐腹属脾，所以本穴能治疗脾阳不振引起的消化不良、全身性的阳气不足，包括四肢发凉怕冷、男科、妇科等多种生殖系统疾病。

在古代，关于脐疗的记载有很多，现代医学也证实了脐疗的科学性。脐在胚胎发育过程中，是腹壁最后闭合之处，表皮角质层最薄，屏障功能最弱，药物易穿透扩散，且脐下无脂肪组织，渗透力强，药物很容易被吸收。脐部皮肤除了具有一般皮肤所具有的微循环外，还有丰富的静脉网和腹下动脉分支，药物可以通过脐部直接进入体循环。灸神阙穴就可以提高 NK 细胞（自然杀伤细胞）的活性，从而达到抗病、强身、保健的作用。下面就介绍几种用神阙穴治病保健的简单方法。

1. 敷药

小儿腹泻：取云南白药用 75%乙醇调成糊状，贴敷于神阙穴，24

小时换药一次。

遗尿：用醋调桂枝末，贴敷于神阙穴，24 小时换药一次。

妊娠呕吐：将丁香、半夏、生姜等分别碾成细末，用生姜浓汁调为糊状，敷在脐部，外盖纱布，并用胶带固定，24小时后取下，连用3日。

痛经偏虚寒瘀血：这种人一般月经向后推迟，而且血质发暗，有凝块，怕冷。用艾叶、小茴香、桂枝、香附、干姜填脐。

急性黄疸性肝炎：用瓜蒂、铜绿、冰片研细末填脐，还可以把首乌、延寿丹这些药物装到一个小布袋里，系于神阙穴处，均有益寿保健之功效。

2. 指压保健

中指隔衣压在肚脐上，力度最好是有一定压迫感，又不太难受，然后排除杂念，集中思想在"脐上"，自然呼吸 100 次以上，每天睡前指压一次。这个方法有补脾虚、振食欲的作用。特别适合老年朋友。

3. 隔盐灸

取少量食盐放在脐窝，上面放钱币大小的生姜片，再拿艾条灸，此法有温脾胃、补肾阳的作用。

另外，现在很多女性喜欢穿露脐装，这对身体是很没好处的，久而久之，不仅会影响经期的规律，还很容易导致痛经，并影响子宫的结构功能。所以，每个人都要注意脐部保暖，不要为了一时的漂亮，毁掉健康。

气海穴——大气所归的性命之祖

武侠作品里经常说"丹田之气"，其实这里的"丹田"就是指任脉上的气海穴。丹田穴位于身体前正中线上，肚脐正中下 1.5 寸，此穴与人的元气相通，是元阳之本、真气生发之处，能鼓舞脏腑经络气血的新陈代谢，使之流转循环、自动不息，生命因此得以维持，故又有"性命之祖"之称，也称为"十二经之根""五脏六腑之本"。因为丹田是"呼吸之门"，又是任、督、冲三脉所起之处，全身气血汇集之所，故此也称为"气海"。

本穴主治性功能衰退，对妇科虚性疾病，如月经不调、崩漏、带下，或者男科的阳痿、遗精，以及中风脱症、脱肛都有很好的防治作用，特别对中老年人有奇效。古代医家认为丹田之气由精产生，气又生神，神又统摄精与气，作用非常重要。精是本源，气是动力，神是主宰，丹田内气的强弱，决定了人的盛衰存亡。气功中所谓的“气降丹田”，其实就是腹式呼吸，是将所吸入的氧气运至丹田深处并逐渐下降到小腹脐下，这时会感到有一团热气汇聚在丹田处，热气再往下沉至会阴间，这样的呼吸能使全身血液鼓荡，加速流通，从而起到上述功效。

刺激丹田穴可用按揉或艾灸的方法，还可以通过腹式呼吸达到保健功效。日常生活中，人们采用的多是靠胸廓的起伏达到呼吸的目的，即胸式呼吸，这样肺的中下部就得不到充分的利用，同时也限制了人体吸入的氧气量。而腹式呼吸是加大腹肌的运动，常有意识地使小腹隆起或收缩，从而增加呼吸的深度，最大限度地增加氧气的供应，就可以加快新陈代谢，减少疾病的发生。正确的腹式呼吸应首先放松腹部，用手抵住气海，徐徐用力压下。在压时，先深吸一口气，缓缓吐出，缓缓用力压下，6 秒钟后再恢复自然呼吸。如此不断重复，则可强身健体、延年益寿。

中脘穴——治疗胃病的专家

中脘穴位于上腹部，前正中线上，脐中上 4 寸处。是 4 条经脉的会聚穴位，同时号称胃的“灵魂腧穴”。具有健脾和胃，补中益气之功。

中脘穴主治各种胃腑疾患。适宜绝大多数的胃及十二指肠疾病，如：胃及十二指肠溃疡、慢性胃炎、萎缩性胃炎、胃下垂等，尤其对缓解胃痛和治疗消化不良十分有效。

中脘穴的常用保健方法是摩揉法，即双掌重叠或单掌按压在中脘穴上，顺时针或逆时针方向缓慢进行圆周移动。注意手下与皮肤之间不要出现摩擦，即手掌始终紧贴着皮肤，带着皮下的脂肪、肌肉等组织做小范围的环旋运动。使腹腔内产生热感为佳。操作不分时间地点，随时可做，但以饭后半小时做最好，力度不可过大，否则可能出现疼痛和恶心。

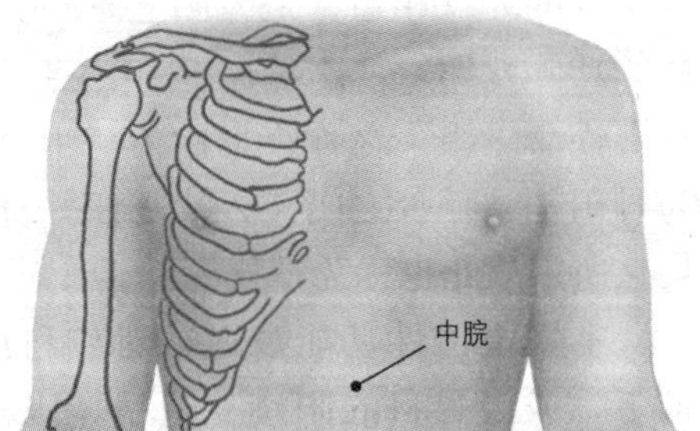

中脘穴的位置

促进体内气血循环的会阴穴

会阴穴位于人体肛门和生殖器的中间凹陷处。顾名思义，会阴就是阴经脉气交会之所。此穴与人体头顶的百会穴为一条直线，是人体精气神的通道。百会为阳接天气，会阴为阴收地气，二者互相依存，互相相应，统摄着真气在任督二脉上的正常运行，维持体内阴阳气血的平衡，它是人体生命活动的要害部位。

经常按摩会阴穴，能疏通体内脉结，促进阴阳气的交接与循环，对调节生理和生殖功能有独特的作用。同时还可治疗痔疮、便血、便秘、妇科病、尿频、溺水窒息等症。

会阴穴的保健方法有：

（1）点穴法：睡前半卧半坐，食指搭于中指背上，用中指指端点按会阴 108 下，以感觉酸痛为度。

（2）意守法：姿势不限，全身放松，将意念集中于会阴穴，守住会阴约 15 分钟，久之，会阴处即有真气冲动之感，并感觉身体轻浮松空，舒适无比。

（3）提肾缩穴法：取站式，全身放松，吸气时小腹内收，肛门上提（如忍大便状），会阴随之上提内吸，呼气时腹部隆起，将会阴肛门放松，一呼一吸共做 36 次。

任脉 3 穴，让女人每个月都风调雨顺

一到月经要来的时候，很多女性都会烦恼不已，它不是提前了，就是推后了，要不就是量过多或过少，甚至乳房胀痛、腰酸腿痛。其实，这些都是月经不调的表现。

以指压法治疗月经不调，穴位都集中在小腹。首先是关元穴，其次是气海、中极。从位置上来说，关元等穴靠近阴部，又处在任脉（分布于人体前正中线，起于会阴，止于头部承浆）上，因此，对关元等穴进行按压，就可以作用于阴部，从而对生殖系统产生好的

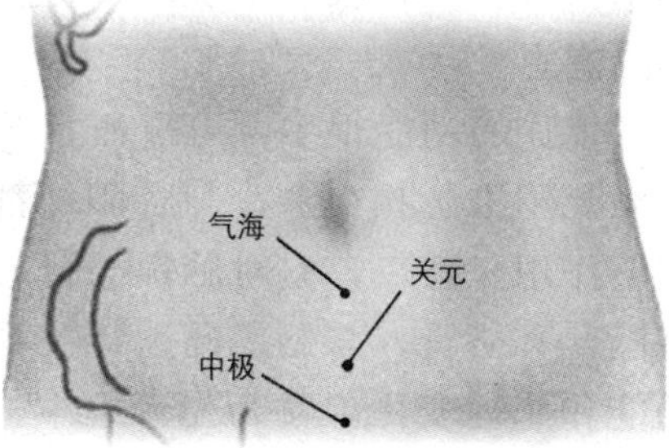

关元、中极、气海穴的位置

影响。

一般来说，女性的小腹都有较厚的脂肪，内部的子宫也有较强的抗外力结构，因而对关元等穴加以按压，不妨力量大一些，时间长一些，不用担心会对内脏器官造成伤害。

点按关元穴时，每次可达 10 ~ 15 分钟，每日 1 ~ 2 次，气海、中极也可按此法施行。

点按关元等穴的同时，也可用手掌施行旋转推揉，从肚脐开始，由下至上顺时针方向进行，反复进行 2 ~ 4 分钟。

对于缺乏穴位知识，或者不能掌握穴位确切位置的人，可以不管什么穴位，只要用手掌在小腹部反复揉推，也可以治疗月经不调。但要注意的是，手法应由轻至重逐渐加重，力量以透达深处为度。

第十五节
督脉大药房——人体太阳升起的地方

正说督脉大药

督脉和任脉一样，也是奇经八脉之一。从字的表面含义上看，督脉的“督”字，有总督、督促的意义；从循行路线上看，督脉主要在背部，背为阳。这说明督脉对全身阳经脉气有统率、督促的作用，古人所说的“总督诸阳”和“阳脉之海”就是这个道理。督脉是阳之会，人体阳气借此宣发，是元气的通道。在这里，最能展现人体的精、气、神，我们常说的“挺直你的脊梁”，就是展现我们的精神的意思。

督脉的功能很多，可以概括为两点。其一，督脉多次与手足三阳经及阳维脉相交会，与各阳经都有联系，所以对全身阳经气血起调节作用。其二，它对脑髓与肾的功能有所反映。督脉行脊里，入络脑，又络肾，与脑、髓、肾关系密切，可反映脑、髓、肾的生理功能和病理变化。肾为先天之本，主髓通脑，主生殖，故脊强、厥冷及精冷不育等生殖系统疾患与督脉关系重大。脑是人的高级中枢，脊髓是低级中枢，而督脉的路线与脊髓有重复的地方，所以，督脉与人的神智、精神状态有着非常密切的关系。

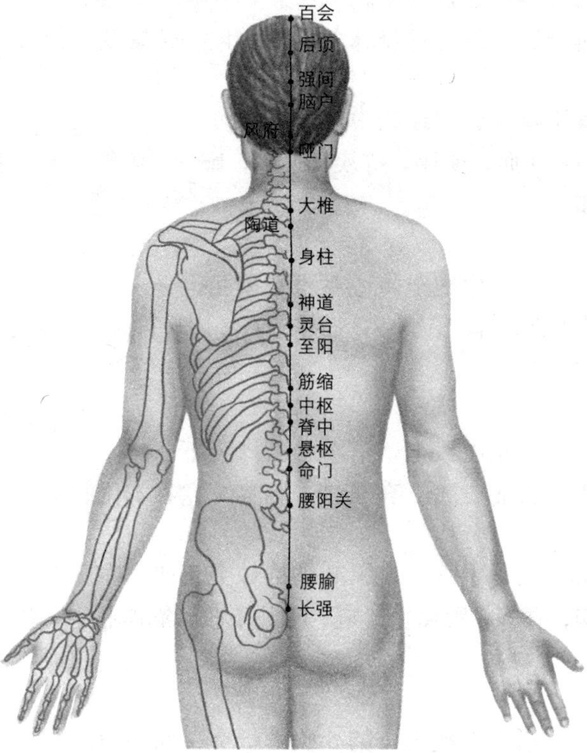

督脉

那么，督脉异常的人易发生哪些疾病呢？

督脉气血异常容易导致的主要疾病是关于头脑、五官、脊髓及四肢的，如头风、头痛、头重、颈部发硬、头晕耳鸣、眼花、嗜睡、癫痫、腰背僵痛，还包括手足震颤、抽搐、麻木及中风。所以，神志不清时刺激督脉的穴位很有效，它可以使人苏醒过来。

另外，督脉管理一身的阳气，推督脉就能温肾助阳，使人虚弱的身体变得更加强壮。在生活中，有一些人总是手脚冰冷，有时候还会止不住地打喷嚏，实际上就是督脉的问题，推一推督脉就能缓解。事实上，打喷嚏在中医看来是身体生发阳气的反应。感冒的时候经常打喷嚏就是因为身体里的阳气被邪气封锁在里面出不来，于是便采用打喷嚏的方式来引发阳气，与邪气对抗。

推督脉的方法很简单：自己的手往后伸，推腰部那一段，每天推十多分钟，推到身体发热就行了。

下面我们再分别介绍几种督脉各主要穴位的位置及主治疾病。

1. 长强

位置：尾骨下端与肛门连线中点。

主治：泄泻，便血，便秘，痔疾，脱肛，癫痫，泻泄，大、小便难，阴痒，尾骶骨痛。

2. 腰腧

位置：骶部，后正中线上，适对骶管裂孔。

主治：月经不调，痔疾，腰、脊强痛，下肢痿痹，癫痫，脱肛，便秘，便血。

3. 悬枢

位置：腰部，后正中线上，第1腰椎棘突下凹陷中。

主治：泄泻，腹痛，腰、脊强痛，肠鸣，完谷不化。

4. 筋缩

位置：背部，后正中线上，第9胸椎棘突下凹陷中。

主治：癫痫，脊强，胃痛，黄疸，四肢不收，筋挛拘急，腰、背痛，抽搐。

5. 神道

位置：背部，后正中线上，第5胸椎棘突下凹陷中。

主治：心悸，健忘，咳喘，脊、背强痛，肩、背痛，癫痫。

6. 身柱

位置：背部，后正中线上，第3胸椎棘突下凹陷中。

主治：咳嗽，气喘，癫痫，腰、背强痛，头痛，惊厥。

7. 哑门

位置：项部，后发际正中直上0.5寸，第1颈椎下。

主治：暴喑，舌强不语，癫痫，头痛，颈项强直，脊强反折，中风，癔病。

急救时为什么经常掐人中

有人突然晕倒时，有经验的人往往会先掐他的人中，很多时候，晕倒的人就会苏醒了，这是为什么呢？

人中是人体上一个很重要的穴位，它关涉两个重要的经脉：人体从前阴和后阴的中间叫会阴穴，从会阴穴的里面延伸出一条经脉，叫督脉，这是人体的一条大阳经，而且是最重要的阳经；从前胸正中线一直上来，到头部这里也有人体的一条重要的阴经的脉，叫任脉。人中就是这两条最重要的任督二脉的交会处，在古代这个穴位叫“寿宫”，就是说长寿与否看人中；还有叫“子停”，就是将来后代的发育情况如何也要看人中，也就是说人中是阴经和阳经的沟渠，从它可以看出阴阳的交合能力如何。

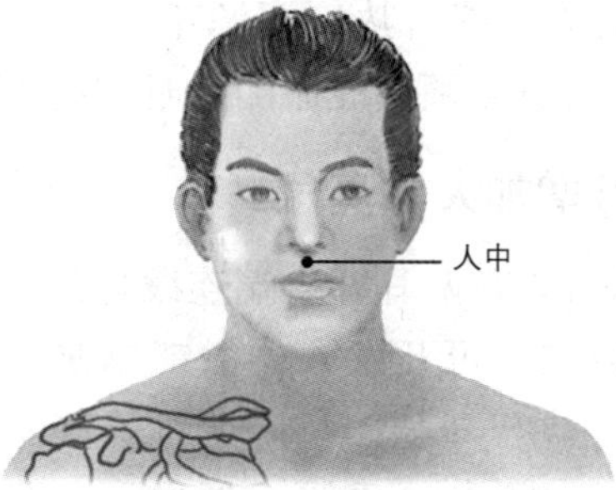

人中穴的位置

人突然晕倒时掐人中就是通过刺激这个穴位，使其阴阳交合，从而苏醒。

相面时，人中也是一个重要的观察点。人中在古代的相面学中是非常有讲究的，要求长、宽、深。如果人中又平、又短、又浅，好好地休息几天就可以改善，人中的沟渠会慢慢变深。人中的深浅可以修，但是长短不能改变。古代相面学认为，人中特长的人会做官，而且长寿，后代的发育也会比较好。如果人中是歪的，就说明你的阴阳交合出了问题，会出现腿痛或者脊背痛的问题，这也是中医“望闻问切”中的望诊。

命门穴让你拥有“虎背熊腰”

命门穴位于后背两肾之间，第二腰椎棘突下，与肚脐相平对的区域，为人体的长寿大穴，其功能包括肾阴和肾阳两方面的作用。现代医学研究表明，命门之火就是人体阳气，从临床看，命门火衰的病与肾阳不足有关。补命门的药物又多具有补肾阳的作用。

锻炼命门穴可强肾固本，温肾壮阳，强腰膝固肾气，延缓人体衰老。

并对阳痿、脊强、遗精、腰痛、肾寒阳衰，四肢困乏、行走无力、腿部浮肿、耳部疾病等症有良好的治疗作用。

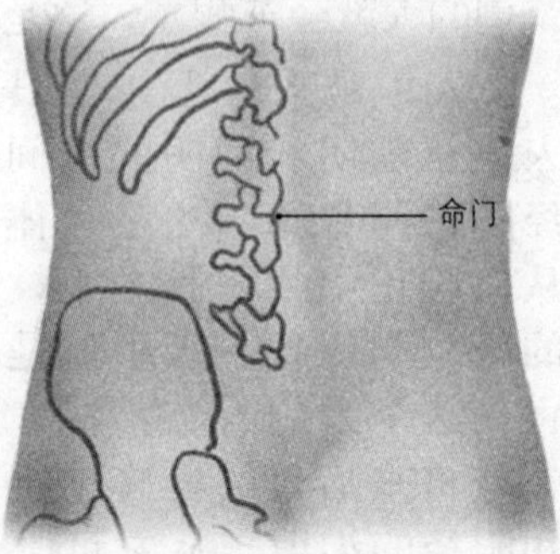

命门穴的位置

一般来讲，命门穴的保健方法有两种：

一是用掌擦命门穴及两肾，以感觉发热发烫为度，然后将两掌搓热捂住两肾，意念守住命门穴约 10 分钟即可。

二是采阳消阴法：方法是背部对着太阳，意念太阳的光、能、热，源源不断地进入命门穴，心意必须内注命门，时间约 15 分钟。

按摩百会穴可增加人体真气

百会穴位于头部，在两耳郭尖端连线与头部前后正中线的交叉点。

经常锻炼百会穴，可开发人体潜能增加体内的真气，调节心、脑血管系统功能，益智开慧，澄心明性，轻身延年，青春不老，并能治疗头痛、眩晕、脱肛、昏厥、低血压、失眠、耳鸣、鼻塞、神经衰弱、中风失语、阴挺等症。

百会穴的保健方法常用以下 4 种。

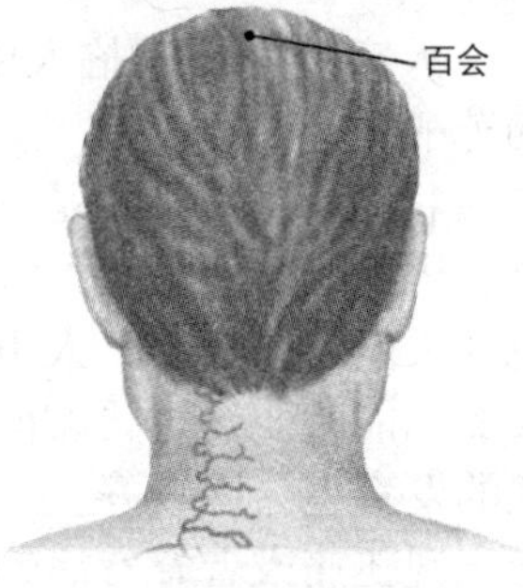

百会穴的位置

（1）按摩法：睡前端坐，用掌指来回摩擦百会至发热为度，每次 108 下。

（2）叩击法：用右空心掌轻轻叩击百会穴，每次 108 下。

（3）意守法：两眼微闭，全身放松，心意注于百会穴并守住，意守时以此穴出现跳动和温热感为有效，时间约 10 分钟。

（4）采气法：站坐均可，全身放松，意想自己的百会穴打开，宇宙中的真气能量和阳光清气源源不断地通过百会进入体内，时间约 10 分钟。

第三章

善用全息反射区

——修得健康无量佛

第一节
健康是在人体反射区上炼出来的

认识反射区，打开一扇新的健康之门

在现实生活中，很多人关注自己的身体都是从得了病以后开始的，没病的时候觉得身体就是为自己奉献的苦劳力，从不去关心安抚，等到生了病，才急急忙忙去关照，打针吃药，这些都是亡羊补牢，不仅浪费金钱，而且也不能让身体恢复到生病前的状态。因此，我们要定时关心身体。

有些人可能就要问了，我怎么关心呢？我天天吃降压药，肝、肾会不舒服；我经常抽烟，肺不太好，总不能让我剖开肚子去摸摸我的肝、我的肺吧？

当然不用，现给大家推荐一种反射区疗法，让大家轻轻松松防病治病。

那么，究竟什么是反射区呢？举个例子大家就明白了。比如，一个人住在 18 层 06 室，我们在楼下按 1806 的门禁铃声，这个人的门铃就会响，而其余的 1107、1803 等都不会有反应。反过来，如果按 1107，1806 和 1803 也不会有反应。人体反射区就像这些数字，我们的脏腑器官就是住户和门铃，它是一个准确对应的关系。比如，我们足底就有肾的反射区，刺激足底的相应部位，那么肾就有感应，相当于“门铃”响了，肾就知道：哦，我有毛病了，该调理了，这样就相应地把肾的自愈潜能给调动起来。

可能有的人又要问了，那为什么足底会有肾的反射区呢？这种反射区疗法有什么科学的原理吗？当然有。实际上，反射区疗法的原理与针灸疗法的原理比较类似，都依赖于人体的经络气血。我们知道，如果身体的某个重要器官出现了病变，那么气血便会主要集中这些器官进行“免疫斗争”，这可能会造成两种不良后果：第一，会使其他器官得不到充足的气血而产生其他病变；第二，免疫斗争会造成血管因白细胞太多而堵塞。我们身体的反射区，如足底反射区，都处于气血流通的末尾部分，这时候便很难得到气血，而当我们按压它们的时候，不仅使这一部位的神经受到刺激，把身体内部的气血调动起来，而且按压本身也可以对人体起到补气的功效，从而使身体更快康复。

事实上，这种反射区疗法自古便是中医的组成部分，比如刮痧、拔火罐等砭石疗法便是反射区疗法的实际应用，只不过反射区这种提法在过去一直没有被人们重视起来。不过，只要对我们身体有益，能起到强身保健功效的就是好方法。

全息学说对反射区疗法的贡献

反射区疗法在中国古代就已经存在了，比如过去通常所说的“耳穴疗法”，实际上耳穴并不是穴位，而是人体的反射区。那么，为什么直到现在反射区疗法才被人们普遍认可并广泛应用呢？其实，这与“全息理论”的出现有很大的关系。

生物界蕴含着无穷的奥秘。自古以来，人们一直努力地认识着生物。由于显微镜的发明，17 世纪英国科学家胡克首次看到了植物细胞。150 年后，德国科学家施莱登和施旺确立了伟大的细胞学说。细胞学说明确指出，细胞是生物体统一的结构单位和功能单位，一切生物都是由细胞组成，细胞经过分裂而产生了新的细胞。但是，生物体是极其复杂的，除了细胞之外，还有没有别的统一结构和功能单位呢？这是一个非常重要的问题。

20 世纪 80 年代，山东大学张颖清教授经过长期的观察和深入的研究，提出了全息胚学说，创立了全息生物学。全息胚学说提示了生物体上存在着另一种统一的结构和功能单位，这就是全息胚。

全息胚学说认为，一切动植物都是由全息胚组成的，它包含着生物整体的全部信息。以大蒜为例，种一瓣蒜到土里，收获的时候就会变成一头蒜；同样，把土豆的一个芽眼种下去能长出一个完整的土豆。事实上，全息胚就相当于那一瓣蒜或者土豆的芽眼。另外，我们知道一个鸡蛋的蛋黄是鸡的卵细胞，受精的鸡蛋能够孵化出小鸡，生物的受精卵或起始细胞都是包含有生物体的全部信息能够发育成新的生物体。

后来，张颖清教授又将全息理论引入到人体。他发现，在人手部第二掌骨侧存在着一个新的有序穴位群，他称之为“第二掌骨侧的全息穴位群”。第二掌骨的远心端是头部，近心端是足部，其骨侧的穴位分布结果，恰恰是像整个人体在这里的缩影，也就是说第二掌骨侧包含着人的整体各个部位的生理、病理信息。我们生病之后，对这些部位进行按摩刺激，就可以起到调解治疗的效果。

除手掌之外，我们身上还有很多全息胚，比如耳朵、足底、面部、腹部、背部等，这些全息胚上都有完整的五脏六腑的反射区，每一个全息胚就相当于一个缩小的人体，里面处处都有健康的慧根。这些全息胚就是使人体健康的种子，平时只要你好好浇灌，它就能结出健康的硕果。

反射区治病，在于让人不存病

当代保健专家杨奕老师对反射区疗法颇有研究，她在自己的养生著作《手到病自除》中指出："用全息反射疗法治病，主要是能让人做到不存病。"她认为，一般人在生病之后到医院进行确诊的时候，实际上已经错过了治病的最佳时期。中医一向倡导"良医治未病"，当我们身体的某些部位受到伤害、出现病变之后，都会在其相应的反射区显现出来，最初虽然不会太明显，但已经是身体对我们发出了警告，这时候只要利用反射区疗法，就可以把疾病消灭于萌芽状态，不让它有发展的机会。

比如，你可能几天没有大便了，这说明出现了便秘问题，这时候赶紧在小肠和大肠反射区上刺激一番，不要等到胃下垂、胃溃疡、肠癌的时候再去找医生。另外，如果男性经常感觉腰痛，可能就说明你的肾上有问题，这时候赶紧刺激肾的反射区，把气血调动过来解决问题，就不会出现阳痿、早泄，甚至早衰等问题了。总之，只要学会了反射疗法，你的手到身体哪里，哪里就没病没灾。

另外，养生专家中里巴人老师也曾说过："学中医的入门之法是足底按摩，人的脚是一面镜子，人体的五脏六腑都在这面镜子里。当身体里的脏腑器官发生问题时，这面镜子就以痛感或其他方式显示出来，然后按摩这些敏感部位，疾病就解除了，就这么简单。对于有些疾病，足底按摩法独领风骚，立竿见影。"实际上，他所倡导的也正是反射区疗法，因为在我们的足底，只有一个穴位，那就是涌泉穴，其他的都是反射区。所以，从理论上来说，我们平常广泛推广的足疗保健，实际上就是足底反射区疗法的科学应用。由此可知，足疗对人体的功效，也正是反射区疗法对人体的功效，即"让人做到不存病"。

全息反射区治病的五大优点

在现代社会，人们对健康问题越来越重视，各种各样的养生方法如雨后春笋一般冒出来，但是我们为什么要倡导反射区疗法呢？归纳起来，主要是基于以下 5 点：

1. 反射区疗法便于操作

针灸疗法是中医的传统疗法，但相对于针灸疗法来说，反射区疗法却更加便于操作。我们知道，如果要想应用针灸疗法，必须对人体的穴位了如指掌，而穴位本身又是一门很难掌握的学问，因此一般只有去找专业中医师才能够使用。而人体反射区的数量比穴位要少得多，记起来没那么麻烦。如果这几十个反射区你还记不住的话，有一个最直接的方法就是：你的脚、耳朵、小腿等处，只要有硬疙瘩或按上去感觉疼、酸，那就是反射区，操作起来非常方便。

2. 反射区遥控治病很准确

我们身体哪里不适，必定会在影响反射区上显现出来，找到反射区相应的痛点，只要用力按压或使用按摩棒等，就可以把身体相应部位的症状精准消除。比如，一个人有肾结石，按压脚底上肾的反射区，身体就会有明确的感应，只要每天刺激相应部位，把身体的气血调动过去，就可能把结石化掉。不过，值得注意的是，反射区疗法是一种间接作用的疗法，需要一定的时间，必须坚持下去才能收到疗效。

3. 可以不入虎穴，也得虎子

实际上，这就是我们上面所说间接疗法的好处。我们知道，反射区疗法不是直接作用于患处，而是作用于与患处相应的部位，间接影响患病部位，使其自愈。还以肾结石为例，无论是药物治疗将结石从尿道排出，还是用手术直接取出，必然会对身体造成危害，尤其是手术，最伤人体的元气，而如果是刺激肾的反射区，调动肾功能，把结石化成微粒，每天下来一点点，对身体不会带来丝毫危害。

4. 反射区疗法效果很明显

反射区疗法的效果是可以看到、可以感觉到的。以脚为例，脚在身体的最低处，由于地球引力的作用，当人体新陈代谢的东西或者垃圾沉积在脚底后，脚底的这些反射区就会发出身体不健康的信号，我们在脚上很容易就能发现它。像脚上的子宫反射区，如果一摸这里感觉酸痛或有疙瘩，就知道是子宫出了问题。这时候我们揉一揉、推一推、按一按，把这个疙瘩给捻开，化解掉垃圾，就能让全身的循环重新通畅。垃圾没了，路通了，病就好了，疗效显而易见。

5. 反射区疗法的费用极小

我们知道，现在看病费用之高，很多家庭根本难以承受，而采用反射区疗法，则顶多花钱买一个按摩棒，几块钱就搞定了，甚至有时连按摩棒也不用，直接一双手就搞定了，还有什么方法比这个更省钱的呢？

4 种神奇手法，激发反射区天然大药

一般来说，全息反射区的手法与我们的经络按摩类似，只不过更简便一些，共分为按、揉、推、刮 4 种手法。我们知道，反射区不像穴位那么小，也不像经络那么长，它是一小块，比如子宫的反射区，就是内踝里侧一片梨形的区域。不过，也有一些特别的区域，如小脑脑干反射区，就是大脚趾内侧的一个点，跟穴位差不多。那么，在具体治疗的时候，区域比较大的，比如足底或者面部的反射区，我们就可以用大拇指去按揉，或者用手掌去推刮。然而，如果是区域比较小的，如手部的反射区，用手掌和大拇指按揉就可能不太方便，那就直接用手指的指肚来点按。而如果是更加小的，如耳部反射区，它总共就那么一块，那么就可以借助米粒来按揉，如果条件允许的话，也可以采用传统中医使用的王不留行籽。

那么，我们怎么来判断身体是不是有问题呢？其实很简单，用按、揉、推、刮 4 种按摩手法就可以判断出反射区是不是酸痛或有疙瘩，从而可以判断其所对应的器官是不是有毛病。一般作为平时的保健或者针对比较轻的病，都可以用这个四位一体基础法来做，不要太死板，怎么方便怎么快就怎么来。这个方法非常有效，也比较容易坚持下来。

值得注意的是，上面的手法都起到一个以指代针的作用，即用按摩来代替针灸，虽然针没有进去，但是那个力度进去了，或者说那种治疗效果进去了。可以说是殊途同归，都达到了一个调节的目的。

不过，虽然以指代针非常方便，但时间长了就会感觉非常累，不信你看那些按摩师傅的手指大部分都是变形的。这时候，我们可以选择使用按摩棒，相对来说它比手指头更省力，更准确。除此之外，我们还可以“以石代针”，也就是用砭石作为工具。

砭石是中医的两大医疗器械之一。中医认为，砭石有安神、调理气血、疏通经络的作用。用现代医学手段检测，砭石可以发出许多人体有益的远红外射线和超声波脉冲，促进微循环、调理新陈代谢，相当于远红外治疗仪加超声波治疗仪。

当然，我们这里说的只是 4 种反射区按摩的最基本的手法，而对于不同部位的反射区按摩，应相应地采用一些其他手法。

第二节　护好足，一生福
——足部反射区自愈真法

知“足”常乐——足部反射区全知道

人的双脚是离心脏最远的人体器官，血液供应少，血流缓慢，表层脂肪薄，因而新陈代谢所产生的有害物质容易在脚底积聚。这些有害物质包括钙盐、钙酸、乳酸、尿酸结晶体等，长期积聚于脚底会侵犯反射区，并间接危害到各反射区所对应的其他组织器官。久而久之，人体就会产生各种疾病。可以对脚底进行按摩，以揉碎脚底累聚的有害物质，加快血液循环，使废物排出体外，使人体恢复健康。

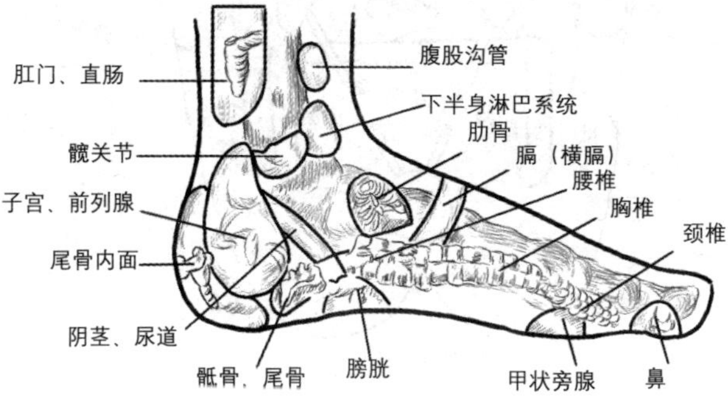

左脚反射区（足内侧反射区）

下面就为大家介绍足部相对应人体各个器官的反射区分别在什么部位。

（1）肾脏区：位于双脚脚掌距脚趾约 1/3 中央凹处。在通常情况下，此区不参与脚部的运动。按摩此部位能加快肾脏的血液循环，提高其工作效率。按摩后，在 1 ～ 6 周内尿液颜色变成黄、黄褐或红褐色，并带明显恶臭味。

（2）心区：在左脚掌第四跖骨与第五跖骨间，在肺反射区下方。

（3）脑（头部）区：位于双脚拇指，头的右半球反射区在左脚，头的左半球反射区在右脚。

（4）肺、支气管区：在脚底前部，右侧的在左脚，左侧的在右脚。

（5）眼区：位于脚底肉球处至第二、三脚趾的腰部，右眼反射区在左脚，左眼反射区在右脚。

（6）耳区：位于脚底肉球上部至第四、第五脚趾的腰部，右耳反射区在左脚，左耳反射区在右脚。

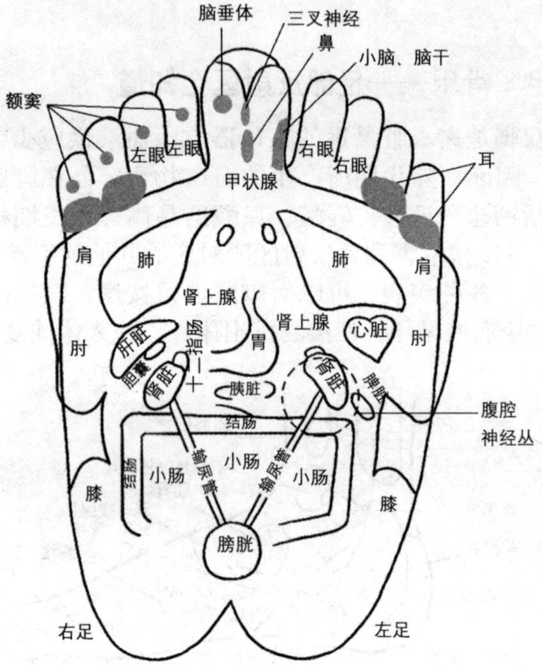

足底反射区

（7）小脑和脑干区：位于两脚大脚趾趾腹根部，左半侧小脑及脑干反射区在左脚，右边反射区在右脚。

（8）喉区：在脚背大脚趾根部和第二脚趾连接处。

（9）胃区：位于足弓的前部，相当于拇趾大小，双脚均有，胃的一半反射区在右脚，另一半在左脚。

（10）肝脏和胆囊区：肝的反射区位于右脚掌第四跖骨与第五跖骨区，在肺反射区的下方。胆囊的反射区在右脚，在肝的反射区内。

（11）肾上腺区：在肾脏反射区之上，位于脚掌部所形成的人字形交叉点下方，右肾上腺反射区在左脚，右侧则在左脚。

（12）脑垂体区：位于左、右脚大脚趾趾底正中。

（13）甲状旁腺区：在脚内侧，接近大脚趾关节的根部、脚底和脚侧之间。

（14）胸（乳房）区：在脚背第二、三、四跖骨之间。

（15）子宫（或前列腺）区：在两脚跟内侧。

（16）卵巢（或睾丸）区：在脚跟外侧，右侧的卵巢（或睾丸）反射区在左脚，左侧的在右脚。

（17）膀胱和尿道区：膀胱反射区位于脚的内侧，正好在脚跟前内侧下部。尿道反射区位于膀胱反射区向上并向后，正好位于脚跟的内侧。

（18）输尿管区：位于两脚掌自肾脏、膀胱的反射区至膀胱之间的线状区域。

（19）胰脏区：位于两脚掌胃与十二指肠反射区的交接处，如扁豆状。

（20）小肠区：位于两脚掌心凹陷区域。

（21）盲肠区：位于右脚掌跟骨前缘靠近外侧，与小肠上行结肠连接。

（22）直肠和肛门区：直肠反射区位于左脚掌跟骨前缘，呈带状。肛门反射区位于左脚掌跟骨前缘直肠反射区的末端。

（23）升结肠、横结肠、降结肠、乙状结肠区：右脚的反射区是升结肠和横结肠的前半段，左脚的反射区是横结肠的后半段以及降结肠和乙状结肠。

（24）淋巴结区：上身淋巴结的反射区在双脚外侧踝骨前略凹陷处；下身淋巴结反射区在双脚内侧踝骨前略凹的区域；胸淋巴结反射区位于双脚的第一和第二跖骨之间。

（25）脾脏区：在左脚，位于心区之下。

（26）脊椎区：在脚弓内侧，只要记得脚上最像脊椎形状的部位即可。

（27）肩关节区：在脚底紧靠第五趾跟，第四与第五跖骨间的肉球部。

（28）髋关节区：位于内外踝的下部。

（29）膝关节区：在两脚外侧的凹陷处。

（30）肘关节区：位于两脚外侧第五跖骨与楔骨的关节凸处。

（31）内耳迷路区：位于两脚背第四与第五趾骨间。

（32）腹腔神经丛区：在两脚掌中心，分布在胃的反射区附近。

（33）额窦区：在 10 个脚趾的趾端，右边额窦在左脚，左边的在右脚。

（34）甲状腺区：在脚底第一和第二跖骨之间。

（35）上腭和下颌区：上腭反射区位于脚跟处第一关节向前 0.5 厘米处。下颌反射区位于拇指第一关节与第二关节间 0.5 厘米处。注意，头部的反射区是左右互换的，右腭在左脚拇指，左腭在右脚拇指。

（36）颈椎区：在大脚趾与脚连接处底面内侧。

（37）扁桃体区：在大脚趾上面腰部，肌腱的左、右两边。

（38）横膈膜区：位于两脚背中央部位，是横跨脚背处的带状区域。

（39）三叉神经区：在两大脚趾边一侧的上角，左侧三叉神经在右脚，右侧在左脚。

举一反三——足部反射区的选用原则

足部反射区的选用原则，主要是根据病变所在的部位，即受累的脏腑器官，而不是根据具体的病症。所以，同一器官、同一系统的各种病症，应选取大致相同的反射区。反之，同一反射区可用以治疗不同的病症。

肾、输尿管和膀胱这 3 个反射区，是足部按摩中极其重要的区域，故称之为“基本反射区”。其作用是增强排泄功能，将“毒素”或有害物质排出体外，因此，每次按摩开始和结束时都要连续按摩这三个反射区各 4 ～ 5 遍。

在选取基本反射区的基础上，再选取与病变器官相对应的反射区，如：

各种眼病——眼反射区。

各种耳病——耳、内耳迷路反射区。

颈部疾病——颈椎、颈项等反射区。

肾脏疾病——肾反射区。

胆病——肝、胆囊反射区。

肝病——肝、脾、胃、肠等反射区。

肺病——肺及支气管、喉与气管、心等反射区。

食管疾病——食管、胃、胸等反射区。

支气管疾病——肺及支气管、鼻、扁桃体等反射区。

小肠疾病——小肠、腹腔神经丛、甲状旁腺等反射区。

大肠疾病——小肠、回盲瓣、盲肠、升结肠、横结肠、降结肠、乙状结肠及直肠、肛门、腹腔神经丛等反射区。

各种鼻病——鼻、额窦、扁桃体、肺及支气管等反射区。

胃及十二指肠疾病——胃、十二指肠、腹腔神经丛、甲状旁腺等反射区。

前列腺症——前列腺、尿道、垂体、甲状旁腺、生殖腺、肾上腺等反射区。

垂体病症——脑垂体（垂体）、头部（大脑）等反射区。

甲状腺病症——甲状腺、垂体、肾上腺、小脑及脑干等反射区。

甲状旁腺病症——甲状腺、甲状旁腺反射区。

肾上腺病症——肾上腺、垂体反射区。

睾丸疾病——睾丸、垂体、头部（大脑）、肾上腺、甲状腺等反射区。

卵巢疾病——卵巢、垂体、大脑、肾上腺等反射区。

子宫疾病——子宫反射区。

皮肤病——脾、肾上腺、甲状旁腺、淋巴结（依患病部位而选取不同部位的淋巴结）、胃肠等反射区。

另外，由于人体的结构和功能是统一的，所以除选取病变器官相对应的反射区外，还应根据不同性质的病症，和脏腑器官的相关性质去选取同一系统的相关反射区，疗效会更显著，例如：

肺部：除已选取的反射区外，还应增加鼻、咽喉、扁桃体、胸部淋巴结等反射区。

各种炎症：应选取脾、淋巴结（依患病部位而选取）、肾上腺、甲状旁腺、扁桃体等反射区来配合。

脑血管病：除选取头部（大脑）、小脑及脑干、额窦等反射区外，还应增选心等反射区。

各种癌症：应选取脾、淋巴结（依患病部位而选取）、肾上腺、甲状腺、甲状旁腺等反射区相互配合以增强免疫力。

简简单单做足疗——足疗常规操作方法

在做足疗之前，我们必须掌握一些足部反射区的常规操作方法，共包括以下 3 点：

1. 治疗的时间

在进行按摩治疗时，要根据患者的病情及体质，掌握好按摩的时间。一般来说，对单一反射区的按摩时间为 3 ~ 5 分钟，但对肾、输尿管、膀胱反射区必须按摩到 5 分钟，以加强泌尿功能，从而把体内的有毒物质排出体外。而总体按摩时间应控制在 30 ~ 45 分钟，对重病患者，可减为 10 ~ 20 分钟，按摩时间过长或过短都不利于恢复健康。另外，重症、急症病人，每日按摩 1 次，慢性病或康复期间可隔日 1 次或每周2次，一般以7～10次为1个疗程，休息几日，再进行第2个疗程，直至痊愈为止。

2. 按摩的顺序

如果进行全足按摩，一般先从左脚开始，按摩3遍肾、输尿管、膀胱3个反射区，然后再按脚底、脚内侧、脚外侧、脚背。由脚趾端向下依次按摩，即总体按摩方向是向心性按摩，沿着静脉、淋巴回流的方向按摩。如记忆不清，可将足反射区图放在旁边，按图索骥进行较方便，一般情况下每个反射区按摩3次，必要时可增至6次。

重点按摩时，大致上可按照基本反射区→病变反射区→相关反射区→基本反射区的顺序进行。按摩结束后，无论是全足按摩还是重点按摩，都应将按摩完毕的脚踝先按顺时针方向再按逆时针方向分别摇转4～6次，才可结束。

在按摩时，关键点是要找准敏感点，这样不需要用多大力量，被按摩处就会感到酸痛感觉，才会有疗效；如果找不到敏感点而蛮干一通，只会全无效果而白费力气。

3. 按摩的力度

在进行足部反射区按摩时，按摩力度的大小是取得疗效的重要因素，力度过小无效果，反之则人体无法忍受，治病不成反增病。所以，按摩一定要适度、均匀。所谓适度，是指以按摩处有酸痛感，即以“得气”为原则。而所谓均匀，是指按摩力量要渐渐渗入，缓缓抬起，并有一定的节奏，不可忽快忽慢，时轻时重。快节奏的按摩一般适用于急、重症和疼痛严重的疾病，慢节奏的按摩主要适用于慢性疾病。

足部按摩治病保健作用的机理就是以对反射区的良性刺激，而达到调整组织器官生理机能的作用，使体内产生自愈力。所以对多数反射区来说刺激强一点，痛感重一点，效果就较好，不痛则无效果。对骨骼系统的疾病治疗，必须用强刺激才能取得明显效果，而严重心脏病患者的心脏反射区、肝脏病患者的肝脏反射区以及淋巴和坐骨神经反射区，力度就应减弱，按摩处只要有轻微痛感就可以了。

按摩有补、泻两种手法，按照“实者泻之，虚者补之”的原则，也就是说，对实证、体质较好的患者，力度可适当加大，采用强刺激手法；而对心脏病等虚证及老年人、儿童、女性和重病体弱者则用弱刺激手法，延长疗程，使患者的内部机能逐渐恢复。此外，对敏感性强的反射区力量也不能过大，而对那些敏感性弱的反射区应适当加大力度。总之，要区别对待。

小心驶得万年船——足疗注意事项

（1）足部按摩场所要保持整洁、空气新鲜，温度适宜。

（2）饭前半小时内，饭后一小时内不要按摩。

（3）凡足部有外伤、感染、溃烂或癣症，应避开此处施术，严重者不用本法。如因操作不当引起局部肿胀、瘀血，须待局部恢复正常后再行施术。

（4）进行足部施术时，应尽量避开骨骼突起处，以防损伤骨膜。对一些敏感的反射区和穴位也应避免重刺激。

（5）每次施术时间以 30 ～ 45 分钟左右为佳，不宜过长，一般不超过 60 分钟。小孩（14 岁以下）及年老体弱者适当缩短时间，力度轻一些，双足不超过 20 分钟。

（6）施术后半小时内应喝温开水 300 ～ 500 毫升，不应喝茶、酒或其他饮料。小孩、年老体弱者、心脏病患者、肾脏病患者、水肿患者、糖尿病患者则应酌情减量，喝 100 ～ 200 毫升即可。

（7）在足疗治病期间，凡是长期服药的患者，不可突然停药。须等病情有所缓减后再逐渐减量。

（8）凡足部长期接受刺激，足部穴位或反射区敏感度减弱者，可在操作前用 1 ∶ 100 比例的温盐水浸泡双足 30 分钟，或让其休息 2 ～ 3 天后再接受操作。

（9）中午 12 时左右，是大气污染最为严重之际，所以，不要进行刺激。按摩结束后将脚胫和脚趾，单脚各二三分钟左右，不停地回转。

（10）按摩全部终了后，请喝一两杯微温开水。借由刺激，将废物浮出而集中于肾脏，因而以此中和形成尿排出，挤些柠檬汁于温水中也可以。

（11）按摩治疗前要将指甲剪短，以防在治疗中刺伤皮肤，用肥皂将双手和患者的双脚洗净，在按摩的反射区内均匀地涂上按摩膏，能起润滑皮肤和清热解毒、活血化瘀作用。

（12）心脏病、糖尿病、肾脏病患者，按摩时间每次不宜超过 15 分钟，有严重心脏病、癫痫、肝功能异常者，应配合其他方法治疗。

（13）按摩时，风扇不宜直接吹到患者双脚部，按摩结束后，患者在 1 小时内不宜用冷水洗脚，施术者亦不可马上用冷水洗手，应在休息片刻后用温水涂肥皂洗净双手。

（14）如是慢性病，在足部反射区治疗期间，一般可停服抗生素、止痛片、镇静剂之类药物，其他病症可按照医师处方服药同时进行足部按摩，待病情好转后再逐渐减少药量直至完全康复而停药。

（15）有的患者在接受按摩治疗后，可能出现低烧、发冷、疲倦、腹泻等全身不适症状，甚至暂时病情加重或出现尿液颜色变深、气味加重，或有絮状物、大便变黑等现象，这是按摩后出现的一些反应，可继续坚持治疗，数日后即可消除上述情况而恢复正常。

（16）长期接受足部按摩，双脚感觉出现迟钝，可用盐水浸泡双脚半小时，即会恢复痛感。

（17）老人骨骼变脆，关节僵硬，小孩皮薄肉嫩，骨骼柔细，按摩时可用指腹施力，不可用力过度以免损伤皮肉骨骼。

（18）平时随时可利用自然条件进行按摩，如公园的树根、草地、碎石路，只要没有感染和划破皮肤的危险，尽可赤脚踩踏行走，家里的桌椅边沿、踏脚的横木、床沿、阶梯都可以做脚部按摩的工具。

举手“投”足——足疗常用手法

在我国，足部反射疗法已出现多个流派，呈现出“百花齐放”的繁荣景象，各个流派的手法各有不同，下面介绍5种简单方便、易于掌握的基本手法。

1. 拇指掐法

将拇指与其余4指分开呈圆弧形状，4指起辅助固定作用，施力于拇指指端。

应用着力点：拇指指端。

适用反射区：小脑及脑干、三叉神经、颈项、上颌、下颌等反射区。

2. 拇指点按法

伸直拇指，其他4指弯曲后紧贴于拇指掌面，用拇指指端或指腹垂直用力点按于施术区域上。

应用着力点：拇指指端、指腹或桡侧偏峰。

适用反射区：喉与气管及食管、内耳迷路、颈椎、心（轻手法）、下身淋巴结、上身淋巴结、上臂、肋骨、扁桃体、胸部淋巴结、心痛点、头痛点、落枕点、腰腿点、消渴点、便秘点等反射区。

3. 拇指推压法

张开虎口，用拇指指腹或桡侧面紧贴足部施术区域，单向移动。腕关节伸平，其余4指呈握拳状或略弯曲，起辅助及固定作用。

应用着力点：拇指指腹或桡侧偏峰。

适用反射区：横膈膜、肩胛骨、胸、下腹部、直肠及肛门、尿道及阴道、腹股沟、坐骨神经、胸椎、腰椎、骶骨（骶椎）、输尿管、甲状腺、眼、耳、前列腺或子宫、髋关节等反射区。

4. 食指刮压法

开大虎口，固定拇指，食指弯曲，用食指侧缘作单方向刮动，其他指作辅助食指发力。

应用着力点：食指第 2 节指腹桡侧或食指第 2 指间关节屈曲后的顶点。

适用反射区：外尾及内尾骨等反射区。

有些反射区的分布过小过深，靠手无法达到准确的深度和幅度，如扁桃体、肾上腺、失眠点等既小又处在皮肤下较深的反射点，使用“多功能足疗器”就能达到一定的疗效。

5. 握拳食指法

采用握拳，中指、无名指、小指紧扣掌心，食指第 1、2 指关节弯曲扣紧，并使屈曲的食指与掌指面略保持垂直状态，拇指弯曲后顶在食指末节处。

应用着力点：食指指端、食指关节。

适用反射区：肾上腺、肾、膀胱、额窦、垂体、头部（大脑）、回盲瓣、升结肠、腹腔神经丛、生殖腺（睾丸或卵巢）、小肠、肘、膝、肩、甲状旁腺、胆囊、斜方肌、肺及支气管、心、脾、胃、胰腺、十二指肠、横结肠、降结肠、乙状结肠及直肠、肛门、肝、盲肠及阑尾、喉与气管及食管、内耳迷路、肋骨、鼻、眼、耳、失眠点等反射区。

百病渐消——常见病足部反射区自愈处方

上文为大家介绍了进行足部反射区治疗的一般常识，下面再为大家介绍几种常见病的足部反射区的按摩方法。其实，足疗非常简单，相信大家都能很快掌握，并通过这种方法给自己和家人带来健康。

1. 感冒的足部反射区自愈处方

（1）用食指关节刮压基本反射区（指肾、输尿管、膀胱 3 个反射区，下同）各 1 ~ 2 分钟。

（2）用拇指推压或按揉前额、大脑、鼻、三叉神经等反射区各 30 次。

（3）对伴有头痛者，前额头痛加强按揉前额反射区；偏头痛者，加强按揉三叉神经反射区；全头痛者，加强按揉大脑反射区；对伴有鼻塞流涕者，加强推压鼻反射区。

（4）对伴有发热者加强按揉脾、头颈淋巴结、胸部淋巴结、上下身淋巴结、扁桃体、前额等反射区。

（5）用拇指按揉咽喉、气管、甲状旁腺等反射区各50次，并用食指关节刮压肺、支气管反射区各50次。

（6）推压脊椎反射区1～2分钟。

（7）重复刮压5个基本反射区各1～2分钟。

2. 失眠的足部反射区自愈处方

（1）用食指关节刮压基本反射区3～5分钟，重点刮压肾、腹腔神经丛等反射区。

（2）用拇指指腹按揉前额、大脑反射区各2～3分钟。

（3）用食指关节点按或按揉垂体、小脑、脑干、甲状旁腺、甲状腺等反射区各30～50次。

（4）用拇指腹推压胃肠道、子宫（男性为前列腺）、生殖器、脊椎、膈反射区各30～50次。

（5）用食指关节点按心、脾、肝、胆、各淋巴结反射区各30～50次。

（6）用食指关节按揉失眠点2～3分钟。

（7）重复刮压5个基本反射区各1～2分钟。

3. 头痛的足部反射区自愈处方

（1）用食指关节刮压基本反射区各1～2分钟。

（2）用拇指按揉前额、大脑、垂体、小脑、脑干、三叉神经、头颈淋巴结各1分钟。

（3）用拇指按揉颈项、颈椎各30次。

（4）用拇指按揉胸部淋巴结、上下身淋巴结各1分钟。

（5）前头痛者应加强按揉前额、胃、胰、十二指肠、小肠等反射区和足三里穴；偏头痛、三叉神经痛者重点加强按揉三叉神经反射区和足窍阴、太冲穴；头顶痛者应重点按揉前额、肝、胆、胸部淋巴结等反射区和太冲穴；后头痛者应重点按揉小脑、脑干、颈项、颈椎等反射区和至阴穴；全头痛者应重点按揉肾、大脑、前额等反射区和涌泉穴。

（6）重复刮压基本反射区各1～2分钟。

4. 疲劳的足部反射区自愈处方

（1）用食指关节刮压基本反射区各1～2分钟。

（2）用拇指指腹按揉大脑、前额、小脑、脑干、垂体、眼、耳、颈项、甲状腺、甲状旁腺反射区各30次。

（3）用食指关节刮压斜方肌、肺、腹腔神经、小肠反射区各30～50次。

（4）用食指关节点按心、脾、肝、胆反射区各 30 次。

（5）用拇指指腹按揉生殖腺反射区 30 次，拇指指腹推压脊椎反射区共约 2 ～ 3 分钟。

（6）用拇指指腹推压坐骨神经、肩、肘、膝、肩胛部、髋关节、膈、肋反射区各 30 次。

（7）用食指关节按揉各淋巴结反射区各 20 ～ 30 次。

（8）重复刮压 5 个基本反射区各 1 分钟。

5. 心脏病的足部反射区自愈处方

（1）用食指关节刮压基本反射区各 1 分钟。

（2）用食指关节按揉或推压大脑、小脑、脑干、垂体、血压点、甲状腺、肺、胃、胰、十二指肠、小肠、肝、胆等反射区各 30 次。

（3）重点用拇指按揉心反射区 3 ～ 5 分钟、胸部淋巴结反射区 2 ～ 3 分钟。心律过缓者加按肾上腺反射区 1 ～ 2 分钟。

（4）用拇指按揉脾、各淋巴结、生殖腺、胸、胸椎反射区各 30 次。

（5）重复刮压 5 个基本反射区各 1 分钟。

6. 糖尿病的足部反射区自愈处方

（1）用食指关节刮压 5 个基本反射区各 1 ～ 2 分钟。

（2）用拇指按揉或刮压前额、大脑、小脑、脑干、三叉神经、眼、耳、颈项、血压点、甲状腺、甲状旁腺等反射区各 30 ～ 50 次。

（3）用拇指按揉胰腺、血糖代谢等反射区各 5 ～ 7 分钟。

（4）用拇指点按垂体反射区 1 ～ 2 分钟。

（5）用拇指点按心、肺、脾、肝、胆等反射区各 30 ～ 50 次。

（6）用食指关节刮压或拇指推压胃、十二指肠、大肠、小肠、各淋巴结、子宫（前列腺）、生殖腺、膈等反射区各 30 ～ 50 次。

（7）重复刮压 5 个基本反射区各 1 ～ 2 分钟。

第三节　以手代药，病去无踪
——手部反射区自愈真法

“知”手遮天——手部反射区全知道

手是人体一个相对独立的部分，显示着人体气血的枯荣、正邪交

争的消长、疾病演变过程中的预后判断等。在中医理论中，对双手非常重视，并做了深入的研究与探讨。

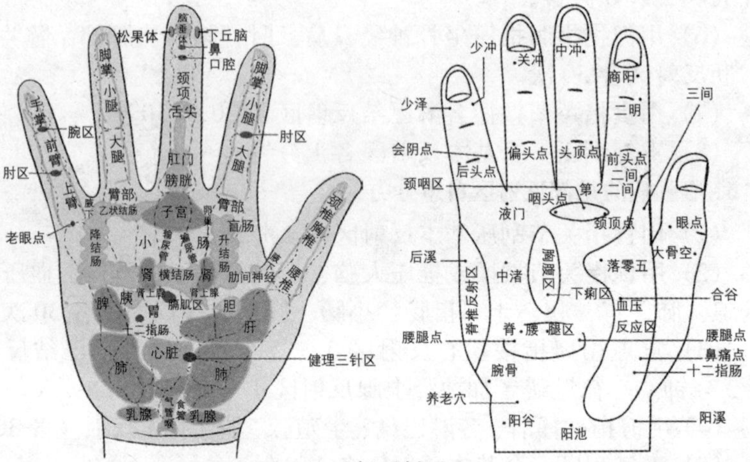

手部反射区

手部是独立的全息胚，人体的各脏腑器官、四肢孔窍在手部均有其对应的部位。当脏腑器官出现病理改变时，手部的同名全息穴区也会出现气色形态的相应改变。手部全息按摩法，是通过对手部的脏腑器官全息穴区，施以特定的、有效的按摩刺激以疏通局部气血，调整脏腑虚实，达到治病防病、养生、健体目的的方法。

下面就为大家介绍手部相对应人体各个器官的反射区分别在什么部位：

（1）心脏区：在拇指根横纹下部，主治各种心血管疾病等。

（2）肝脏区：在掌侧拇指与掌相交的上部，主治肝胆疾病。

（3）脾脏区：在小鱼际中上部，主治皮肤病、脾胃疾病。

（4）肺脏区：在环指（无名指）近指关节内侧，环指下横纹下为左胸肺部，小指根下横纹下为右胸肺部，主治肺部疾病，如肺炎、气管炎、支气管炎。

（5）肾脏区：位于中指横纹至腕部横纹连线之下部，主治肾病、生殖系统疾病。

（6）胃区：位于中指横纹至腕横纹连线之中部，掌心位置，主治胃炎、胃神经官能症。

（7）食道区：位于中指横纹至腕横纹连线之中部，胃反射区之下，主治食道炎等。

（8）膈肌区：位于中指横纹至腕横纹连线之中部，食道之下，主治膈肌疾病。

（9）胆囊区：位于次指横纹至腕横纹连线之中部，掌心偏右，主治胆囊炎、胆结石。

（10）胰腺区：位于中指横纹至腕横纹连线之中部偏下，主治胰腺炎。

（11）肾上腺区：位于中指横纹至腕横纹连线之中偏下部，主治风湿性关节炎、心律不齐、肾上腺皮质功能不全等。

（12）十二指肠区：位于胃部位置之下方，主治十二指肠溃疡及小肠疾病。

（13）小肠大肠区：在中指下横纹至腕横纹连线中下部肾区之上，主治便秘、腹泻等消化道疾病。

（14）阑尾区：位于腕横纹尺侧之上方，主治阑尾炎。

（15）升结肠区：位于手背侧，腕横纹尺侧上部，主治消化系统疾患，如腹泻，腹痛、肠炎、便秘等。

（16）横结肠区：位于手背侧，腕横纹尺侧上部，接升结肠的上部，主治消化系统疾患，如腹泻、腹痛、肠炎、便秘等。

（17）降结肠区：位于手掌侧，腕横纹尺侧上部，接横结肠的下部，主治便秘、腹泻、腹痛，肠炎等。

（18）乙状结肠区：位于手掌侧，腕横纹尺侧上部，接降结肠的下部，主治乙状结肠及直肠疾患，如炎症、息肉、腹泻和便秘等。

（19）膀胱区：位于手掌心肾区桡侧部，主治膀胱炎、尿道炎和泌尿系结石等。

（20）生殖器区：位于腕关节横纹之中央上方，主治生殖系统疾病。

（21）头区：位于中指指关节腹部，左为头左部，右为头右部，主治头部疾病。

（22）眼区：位于中指根横纹下，左为左眼，右为右眼，主治近视，远视、花眼等眼部疾病。

（23）鼻区：在头部反射区之下即为鼻部，主治急慢性鼻炎、鼻窦炎等上呼吸道疾病。

（24）耳区：在鼻部反射区位置之两侧，左为左耳，右为右耳，主治耳鸣、耳聋等耳部疾病。

（25）脑区：位于中指末节横纹下，头部反射区两侧，主治脑部疾病。

（26）口腔区：鼻部反射区位置之下部位，主治口角炎等。

(27) 支气管区：在两肺部位之间，主治肺部及支气管疾患，如肺炎、支气管炎、哮喘等。

(28) 颈椎区：位于大拇指末节赤白肉际内侧处，主治落枕、颈项强硬酸痛、颈椎骨质增生以及因颈椎病引起的手麻、臂痛等。

(29) 胸椎区：在大拇指指间关节与掌指关节之间赤白肉际内侧处，颈椎位置之下，主治肩背酸痛、胸椎骨刺和其他胸椎疾患及胸腹腔内脏病症等。

(30) 腰椎区：在大拇指掌指关节与腕关节桡侧之间赤白肉际内侧处，胸椎之下，主治腰背酸痛、腰椎间盘突出、腰椎骨质增生和腰椎其他疾患及腹腔脏器病等。

(31) 骶骨区：在大拇指掌指关节与腕关节桡侧之间赤白肉际内侧处，腰椎之下，主治骶骨骨质增生、骶骨受伤、骶髂关节伤痛、坐骨神经痛、盆腔脏器疾患等。

(32) 尾骨区：在骶骨部位之下，主治坐骨神经痛、尾骨受伤后遗症和生殖系统疾患等。

(33) 肩部区：在食指掌指关节横纹桡侧为左肩，小指掌指关节横纹尺侧为右肩，主治肩部疾病。

(34) 肘区：位于食指第二指间关节横纹桡侧及小指第二指间关节横纹尺侧，主治肘关节受伤、酸痛、肘关节炎和网球肘等。

(35) 腕区：位于食指末节横纹桡侧及小指末节横纹尺侧，主治腕部疾病。

轻轻松松做手疗——手部反射区的使用法则

手是人体内脏的“晴雨表”，一旦人体有异常情况发生，在手掌上马上会有信号出现，并以此通知大脑。同时，手能利用其丰富的神经，显示内脏发病的位置，这种预见性功能非手莫属。另外，手部按摩法也独具特长，只需按、压、揉等刺激，即有奇效。这种物理疗法称为手部按摩疗法，简称为“手疗”。

实际上，手疗非常简单，其原理就是手部反射区，只要掌握了手部相对应的人体反射区，并采取相应的刺激方法，就可以进行手疗了。当然，在此之前，我们还应当掌握一些手疗的基本常识：

1. 手法：分强、弱、缓 3 种类型。

2. 力度：分轻、中、重 3 种类型。

3. 常用方法

(1) 指搓揉法：用手指指腹和手掌贴附在施治部位，轻柔缓和地旋转搓揉的方法。

（2）掌揉法：用手掌大鱼际或掌根部，附着于治疗的部位，做环旋揉动的方法。

（3）指压法：用单指和双手拇指的腹面，着力于施治的部位上，用力下压的方法，叫指压法。

（4）牙签刺激法：用牙签1个或10个为一组捆扎起来，分别刺激施治的部位，这种方法称为牙签刺激法。

（5）圆珠笔尖刺激法：用圆珠笔尖端直接刺激治疗病变的部位，这种方法，称为圆珠笔尖刺激法。

（6）烟灼熏法：用点燃的香烟或艾卷，直接灼熏施病变的部位，这种方法称为烟灼熏法。

洞悉手疗宜忌，品味健康人生

手疗法对人体功能性疾病、各器官的功能障碍和慢性炎症，以及各个部位的软组织损伤，均有很好的效果。

一般来说，手疗可以应用到以下各类疾病的治疗中：

（1）神经系统：如头痛、耳鸣、失眠、神经官能症、坐骨神经痛、腓总神经麻痹等。

（2）运动系统：如关节、韧带、肌腱的损伤，关节紊乱，落枕，颈椎病，肩周炎，腰肌劳损，梨状肌损伤综合征，髌骨软化，手足麻木等症。

（3）呼吸系统：如感冒、咳嗽、流涕、哮喘、慢性咽炎、咽痛等症。

（4）消化系统：如胃部不适、胃痛、胃溃疡、胃肠功能紊乱、腹泻、便秘、痔疮等。

（5）泌尿系统：如尿急、尿频、遗尿、遗精，阳痿，泌尿系感染，老年性膀胱炎等。

（6）循环系统：如心悸、气喘、高血压、低血压等。

（7）妇科疾病：如月经不调、痛经、闭经、慢性附件炎、更年期综合征等。

（8）内分泌系统：如代谢紊乱、肥胖等。

（9）皮肤病：如雀斑、荨麻疹、皮肤粗糙、美容、美肤等。

另外，值得注意的是，严重感染、急性传染性疾病、出血、恶性肿瘤及年老体弱者一定要慎用。

手疗 4 法——健康就在弹指间

手是人体接触外部世界最直接、最敏感的部位，人们从外部世界反馈到脑部的信息一部分是从手的感知中获取的。从生物全息论的角度来看，手部区域相当于反映全身信息的一个全息胚。由于手部血管神经分布密集，手三阴、三阳经在手部相互贯通，通过经络系统与全身连通，所以说，手部是人体信息相对集中的地方，各种生理病理的信息均可在手上显现出来。

全息理论认为，手是一个相对独立的部分，人体的每个脏腑器官均在手上有相应的反射区或投影点，内在脏腑器官的信息就是通过这些反射区反映出来，对这些反射区进行按摩等刺激，就能有效地调整脏腑器官的功能，充分发挥人体的生物功能，起到治疗疾病、养生保健、延年益寿的作用。

下面是几种手疗保健方法：

（1）养肺。双手五指交叉，对敲肺脏反射区 36 下，对肺有好处。

（2）全身关节运动。双手五指交叉，揉动手指、掌骨、腕关节 36 下，相当于全身关节运动。

（3）锻炼双腿。用食指和无名指弹桌子，注意大拇指、中指和小指不能接触。

（4）治疗手、足、背、臀部发冷。双手交叉上下对搓，直到发热；左手掌压右手背，手指交叉，上下相搓，直到发热，再换手（右手压左手）。此法尤其适宜手脚冰凉的女性朋友。

百病渐消——常见病手部反射区自愈处方

下面为大家介绍几种常见病的手部反射区自愈方法，希望能为大家带来健康：

1. 烧心的手部反射区自愈处方

（1）健理三针区和胃肠功能有着密切关系，如果用圆珠笔芯和发夹刺激健理三针区，既可抑制胃肠功能，又可减少胃酸分泌。

（2）胸腹区和三焦经、肝经、心包经有关，对三焦经、心穴、肝穴等穴位实施强刺激，则有助于抑制胃酸的分泌。

值得注意的是，与只有经过强刺激才可抑制胃酸的分泌相反，轻轻地压揉手背，反而会促进胃酸的分泌。

2. 腰痛的手部反射区自愈处方

手部反射区治疗腰痛有 3 个关键。第一，偏于食指一侧的腰腿点，是腰痛和坐骨神经痛的有效穴位；第二，偏于无名指一侧的腰腿点，是专治闪腰的特效穴位，手疗刺激应以柔为宜；第三，位于小指与无名指交界处手臂侧有一个穴位叫作坐骨神经点，是专治坐骨神经痛的特效穴位。

具体方法：指压按摩，压1秒钟，松一下再压，反复多次，治疗腰痛。

3. 老花眼的手部反射区自愈处方

治疗老花眼的有效反射区（兼穴位）即位于手掌上的心包区，食指上的商阳，小指上的少泽，还有老眼点和养老穴。

具体方法：对每个反射区（或穴位）指压按揉，尤其应在养老穴和老眼点各做10～15次指压、按、揉，疗程1～3个月。刺激法多种多样，如指压法、圆珠笔尖刺激法、烟灼法和艾灸法等。

4. 腹泻的手部反射区自愈处方

（1）指压位于手背胸腹区的下痢点，对止泻有奇效。治疗方法：用拇指摁住下痢点反复揉压，顷刻会有明显效果。

（2）除了下痢点之外，还有位于食指掌侧的第一指节上的大肠区和小指掌侧第一指节的肾区，无论用手指按压或用烟头熏灼都有明显疗效。

（3）位于手心上的健理三针区对于控制腹泻也很有效，充分压揉这一反射区，可改善胃肠功能，促进消化吸收能力。

5. 哮喘的手部反射区自愈处方

（1）咳喘点是治疗哮喘病的特效反射区，哮喘发作时，首先刺激此处。具体方法：用烟灼法。将香烟点着灼熏咳喘点，当患者的手感到灼热时抬离一下，然后再进行下一次烟灼。每次持续3～5分钟为1个疗程。反复多次，疗效显著。

（2）刺激呼吸区和肺穴。呼吸区位于手掌拇指丘外侧，刺激方式与咳喘点稍有不同，只需轻柔按摩、指压等。这两个反射区对预防哮喘非常有效。

6. 高血压的手部反射区自愈处方

高血压的手疗法要因地制宜，辨证论治，以降压为唯一目标。方法是刺激手背上的血压反应区，必须按以下步骤进行。

（1）早期高血压降压穴位是“血压反应区”下端小指侧的阻谷穴。

（2）血压升高到180毫米汞柱时，降压穴位反应区升至音谷穴。

（3）血压升高达200毫米汞柱时，降压穴位继续上行至落零五穴。具体方法：将牙签10个为一组捆扎起来分别刺激相应的穴位。

第四节 耳是人体的一块福田
——耳部反射区自愈真法

耳“挺”八方——耳部反射区全知道

我们的耳朵就像一个头朝下、臀向上倒缩在母体子宫中的“胎儿缩影”，其分布规律是头面部相对应的全息反射区在耳垂及其邻近，与上肢对应的全息穴区在耳舟；与躯干或下肢相对应的全息反射区在对耳轮和对耳轮上、下脚；与内脏相对应的穴位集中在耳甲艇与耳甲腔；消化系统在耳轮脚周围环形排列。

下面就为大家详细介绍耳部相对应人体各个器官的主要反射区分别在什么部位：

（1）输尿管区：肾、前列腺连线的中外 1/3 交界处，主治输尿管结石。

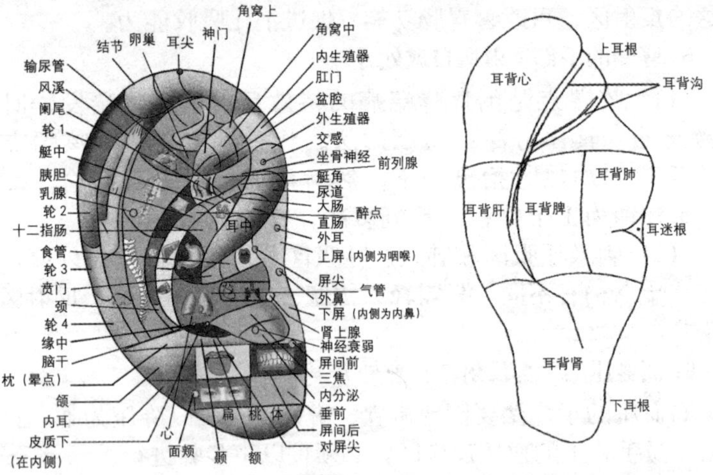

耳部反射区

（2）阑尾穴区：大、小肠穴之间，主治急、慢性阑尾炎。

（3）艇中区：耳甲艇中央，主治脐周疼痛。

（4）胰胆区：肝、肾两穴之间，主治胰腺炎、糖尿病、胆道疾病。

（5）十二指肠区：耳轮脚上方外 1/3 处，主治十二指肠溃疡。

（6）贲门区：耳轮脚下方外 1/3 处，主治恶心、呕吐、胸痛。阳性反应多为恶心、呕吐。

（7）颈区：颈椎内侧缘，近耳甲腔缘，主治落枕、颈部扭伤、单纯性甲状腺肿。

（8）缘中区：对耳屏外上方上缘中点，主治遗尿、崩漏、月经不调、阳痿。

（9）脑干区：在轮屏切迹处，主治精神分裂症、神经官能症、支气管炎、发热、癫痫。

（10）额区：对耳屏外侧面前下方下缘中点，主治头痛、头晕、嗜睡、记忆力减退。

（11）枕区：对耳屏外侧面的后下方，主治咳嗽、头晕、头痛。

（12）内耳区：在额区下面，主治耳聋、耳鸣、失眠、眩晕。

（13）皮质区：对耳屏内侧面，主治神经、心血管、消化系统等疾病。可协助诊断消化、神经、心血管系统疾病。

（14）内生殖器点区：三角窝凹陷处前缘，主治月经不调、痛经、闭经、功能性子宫出血、性功能减退等。如盆腔、前列腺、内生殖器区呈阳性，则提示前列腺炎。

（15）交感区：对耳轮下脚内 1/3 的内上方，主治循环、消化系统功能失调，哮喘、痛乏等。

（16）屏尖区：耳屏外侧面上 1/2 隆起平面的中点，主治炎症、疼痛性疾病。

（17）肾上腺区：在耳屏侧面下 1/2 隆起的中点，主治低血压、无脉症、咳嗽、感冒、乳腺炎。

（18）三焦区：外耳道孔后下方与耳屏下 1/2 连线中点，主治泌尿、生殖、消化系统疾病。

（19）内分泌区：耳甲腔底部，屏间切迹内 0.5 厘米处，主治泌尿、生殖、消化、内分泌系统疾病。

（20）垂前区：在耳垂中央，主治失眠。

（21）大肠区：耳轮脚上方内 1/3 处，主治痢疾、泄泻、便秘、咽痛等。

（22）神经衰弱区：颈椎与枕顶穴之间，主治神经衰弱。

（23）睾丸（卵巢）区：对耳屏内侧前下方，腮腺穴向下0.2厘米处。主治生殖系统疾病、头痛。阳性反应多提示睾丸病变，如伴有盆腔、肾、内分泌反应阳性提示阳痿。

（24）心脏点区：渴点、外耳连线中点，主治心脏病。该穴和皮质下均呈阳性反应则提示心动过速。

（25）咽喉区：耳屏内面上1/2中点，主治咽喉肿痛、扁桃体炎。

（26）外耳区：在屏上切迹前凹陷中，主治眩晕、耳聋、耳鸣。

（27）脊柱区：从轮屏切迹至对耳轮下、上脚分叉处，共分5份，自上而下依次为区：上1/5为骶椎，上2/5为腰椎，下2/5及中3/5处为胸椎，下1/5为颈椎，主治相应部位疾病，亦可诊断相应部位疾病。

（28）胸区：胸椎内侧缘、近耳甲腔缘，主治胸痛、肋间神经痛、带状疱疹。

（29）腹区：腰骶椎内侧缘、近耳腔缘，主治腹痛、腹泻等腹部疾病及消化系统、妇科疾病。

（30）乳腺区：胸与胸椎连线中点为对侧乳腺，胸椎与肋胁连线中点为同侧乳腺，主治乳腺炎、乳腺增生、少乳。

（31）臀区：对耳轮下脚外1/3处，主治坐骨神经痛。

（32）食道区：耳轮脚下方中1/3处，主治食道炎、梅核气、呼吸不畅、恶心、呕吐，强阳性伴触痛提示食道肿物。

（33）胃区：耳轮脚消失处，主治恶心、呕吐、胃痛、消化不良等。诊断胃部疾病。

（34）小肠区：耳轮脚上方中1/3处，主治消化不良、腹泻、腹胀、口舌生疮。

（35）肾区：对耳轮上、下脚分叉处下方，主治肾炎、腰膝酸软、神经衰弱、耳鸣、眼疾、浮肿。肾、内分泌、肾炎点呈阳性反应提示肾小球肾炎，肾、尿道阳性反应则提示肾盂肾炎。

（36）前列腺区：耳甲艇内上角，主治前列腺炎、前列腺肥大、性功能障碍。

（37）膀胱区：肾、前列腺连线的中内1/3处交界处，主治膀胱炎、尿闭、遗尿、腰腿痛。

（38）肝区：耳甲艇外下方，主治眩晕、眼疾、肋痛、痛经。

（39）心区：耳甲腔中心凹陷部，主治心血管系统疾病，中暑、惊风。

（40）肺区：心区的上、下方，主治呼吸系统疾病、皮肤病、水肿等。肺、内鼻、咽喉呈阳性提示感冒；肺、支气管平喘穴、过敏区呈阳性反应揭示哮喘。

（41）气管区：口、心穴之间，主治咳喘、急慢性咽炎。诊断咽炎、支气管炎参考穴。

（42）卵巢区：屏间切迹外缘与对耳屏内侧缘之间，主治不孕症。

耳部反射区疗法，需要准备哪些工具

我们知道，相对于其他人体全息胚来说，耳部反射区是最小的。因此，要想有针对性地进行耳疗，必须借助一些工具进行耳部按压。一般来说，我们需要准备下面这些工具：

1. 按压的药物

耳部反射区疗法所用材料可因地制宜，植物种子、药物种子、药丸等都可以，只要是具有表面光滑、质硬无副作用、适合贴压耳部反射区、体积大小相当等特性的物质均可选用。如：王不留行籽、磁珠、油菜籽、六神丸、绿豆等植物、药物种子和小药丸。

2. 胶布

将医用胶布（讲究美观时可选用肉色的胶布）剪成0.6厘米×0.6厘米的小方块，将贴压药物粘附在胶布中央，逐块排列在纱布上，供治疗时取用。

3. 耳豆板

如果按压耳部反射区的部位比较多，可以准备一块耳豆板。选用0.3厘米厚的有机玻璃加工成14厘米×16厘米，然后再划成0.6厘米×0.6厘米的小方块，每一划线深约0.2毫米，在每一方块中央钻成1～2个1～1.5毫米深，直径为1.5～2毫米的小凹陷。将贴压的药物铺满小凹中，用与有机玻璃板同样大小的胶布封贴上面，以切割刀按划线的大小切割开后备用。

4. 其他

可以准备一把蚊式血管钳（或镊子），以夹取上述准备好的贴籽胶布并贴到耳穴上；准备适量的75%乙醇和棉签来消毒和擦拭耳朵。

4步疗法——耳疗常规操作流程

一般来说，进行耳部反射区疗法，我们需要进行以下4步流程：

1. 耳部反射区探查

进行耳部反射区疗法之前，我们必须找到病变部位，因此需要对全耳进行疾病探查。一般来说，耳部探查分为观察与按摩两种。如果发现异常色泽，或者某部位有异常凸起，则说明人体相应的部位有病变，需要进行按压。另外，即使没有发现异常，如果摸到耳部某一部位异常疼痛，也说明相应部位有病变，需要进行治疗。

2. 耳部消毒

用75%的乙醇棉球擦洗并消毒耳郭，使胶布及贴压物易于贴牢。

3. 进行贴压

左手固定耳郭，右手持已粘好贴压物的胶布对准耳穴贴压好，亦可用血管钳（或镊子）夹持备好的贴压胶布置于耳穴上贴牢，按压片刻。

耳部反射区贴压时要稍加用力，注意刺激强度，并注意耳部反射区的方向性、向轮性和低凹性，以使耳郭有发热、胀痛感（即“得气”）等为度。一般情况下，儿童、孕妇、年老体弱、神经衰弱等患者，刺激手法应当轻一些。而急性病、实热证、体质强壮者，以及室外作业者耳郭增厚，皮肤粗糙，刺激的手法则相应重一些。

4. 耳部疗法的疗程

每次贴压一侧耳部反射区，两耳轮流来，3 ~ 7 日即可更换 1 次，亦可双耳同时贴压。急性病可稍短，慢性病可稍长。每天患者可自行进行揉按 4 ~ 5 次，每次每个反射区 1 ~ 2 分钟。每 5 次为一个疗程，疗程间应当休息 3 ~ 4 天。

耳部反射区常用刺激手法

一般来说，进行耳部反射区治疗，我们可以采用以下 4 种刺激手法。这 4 种手法具有各自不同的功效，每个人可以根据自己的情况选择适合自己的一种：

1. 揉按刺激法

这是我们最常用的一种手法，方法很简单：用指腹轻轻将贴压物压实，以不损伤皮肤为原则，然后顺时针带动贴压物在皮肤上旋转，以贴压处有胀、酸、痛或轻微刺痛为度。每次每穴揉按 3 ~ 5 分钟，每天 3 ~ 5 次。这种方法属于补法，具有补虚的作用，一般人都可以使用，如果是久病体弱、年老体衰及耳部反射区过敏者则必须选择此种方法。

2. 对压刺激法

这是一种最简单的方法：用拇指和食指置于耳郭的正、背面，相对压迫贴于耳朵上的贴压物，拇、食指可边压边左右移动或做圆形移动，寻找痛、胀较明显的位置，一旦找到，则最好持续按压 20 ~ 30 秒钟，使贴压处出现沉、重、胀、痛感。另外，还可以在耳郭前面和背面同时进行贴压，这种方法刺激会更大，每日按压 3 ~ 5 次。

值得注意的是，这种手法是一种强刺激手法，属于泻法，对于实证、年轻力壮的患者、内脏痉挛性疼痛、躯体露痛及急性炎症有较好的疗效，但不适合体质虚弱的人，如老人、儿童、孕妇等。

3. 点压刺激法

用指尖一压一松、间断地按压耳穴，每次间隔0.5秒。本法不宜用力过重，以被按压处感到胀而略感沉重刺痛为度。视具体病症和本人耐受程度，每穴每次可点压20～30下，每日3～5次。这种手法是一种弱刺激手法，也属于补法，比较适用于各种虚证、慢性病，如神经衰弱、失眠、心悸、头晕等。

4. 直压刺激法

以指尖垂直按压贴压物，至贴压处产生胀、痛感。持续按压20～30秒，间隔一会儿，重复按压，每穴区4～6次，每日按压3～5次。这种手法也是一种强刺激手法，强度弱于对压刺激法，仍属于泻法，其适应证同对压法。

值得注意的是，有些耳部反射区难以用对压法，如交感、艇角、大肠等反射区，用泻法时，多用直压法。另外，耳甲腔、耳甲艇的反射区也常用直压法。

耳疗6法，提提捏捏就是健康

耳部约6厘米长短，其外形似贝壳，又好像是一个蜷缩在母腹子宫中的胎儿。它是听觉器官的组成部分，不仅能帮助收集来自各方面的声音，将声音传入耳道内，还可以帮助人们准确地判断声源的方向。事实上，耳的作用还不止这些，早在公元前，我国第一部医学著作《黄帝内经》中曾说“耳者，宗脉之所聚也”，认为耳朵不是一个孤立的器官，它和全身经络及五脏六腑都存在着密切的联系。

现代医学研究把耳郭比喻为缩小的人体，它与各个器官组织都有一定的联系，人体各器官组织在耳郭的局部皮肤上都有相应的刺激点，一旦器官组织发生病变，耳上的某个特定部位就会产生一定的变化和反应。因此刺激某个耳穴时，就可以诊断和治疗体内相应部位的疾病。一些有经验的医学专家可以通过耳部皮肤颜色的深浅变化，有无凹凸变形、结节或脱屑，毛细血管是否充盈等协助诊断疾病。

下面为大家介绍几种耳部反射区按摩的方法：

（1）提拉耳尖法。用双手的拇指、食指捏耳上部，先揉捏此处，然后往上提揪，15～20次，直至该处充血发热。此处主要有人体的盆腔、内外生殖器、足部、踝、膝、胯关节等部位的反射区。

（2）上下按摩耳轮，并向外拉。以拇、食二指沿耳轮上下来回按压、揉捏耳轮，使之发热发烫，然后向外拉耳朵 15 ~ 20 次。耳轮处主要有颈椎、腰椎、胸椎、腰骶椎、肩、肘等部位的反射区。

（3）下拉耳垂法。先将耳垂揉捏、搓热，然后向下拉耳垂 15 ~ 20 次，使之发热发烫。耳垂处的穴位有头、额、眼、舌、牙、面颊等部位的反射区。

（4）按压耳窝。先按压外耳道开口边的凹陷处，此处有心、肺、气管、三焦等部位的反射区，按压 15 ~ 20 下，直至此处发热发烫。然后按压上边凹陷处，此处有脾、胃、肝、胆、大肠、小肠、肾、膀胱等部位的反射区，来回摩擦按压 15 ~ 20 次。

（5）搓耳。握住双耳郭，先从前向后搓 49 次，再从后向前搓 49 次，以耳郭皮肤略有潮红，局部稍有烘热感为宜。每天早、晚各进行 1 次。搓过双耳后会有一种神志清爽、容光焕发的感觉。

（6）双手扫耳。以双手把耳朵由后向前扫，这时会听到“嚓嚓”的声音。每次 20 ~ 30 下，每天数次。

上面介绍的耳部 6 种按摩手法，基本上将耳部各处都按摩到了，按摩的程度一定要有发热发烫的感觉，这样可促进耳部的血液循环，治疗的信息就会通过体内的传导经络传导到相应的脏腑，改善相应脏腑的功能，起到治病和保健的作用。

百病渐消——常见病耳部反射区自愈处方

下面将为大家介绍几种常见病的耳部反射区自愈处方：

1. 晕船、晕车的耳部反射区自愈处方

（1）耳部反射区选用

主治反射区：晕点、内耳、皮质下、胃。

配用反射区：贲门、枕、风溪穴。

（2）反射区按揉方法

取以上 2 ~ 3 个主治反射区，必要时加配用反射区，一般用王不留行籽贴压，亦可用磁珠贴压，或麝香虎骨膏粘王不留行籽贴压。取双侧耳部反射区，以对压或直压手法按压，强刺激。一般多在乘车、船等前 30 ~ 60 分钟开始贴压，到运行结束。

2. 戒断综合征的耳部反射区自愈处方

（1）戒烟时以肺、神门、皮质下、胃为主反射区，每次取一侧耳穴的敏感点进行贴压。每天在早、中、晚及欲抽烟时进行按压，以局部疼痛、发热为度，保留 3 ~ 5 日后换反射区。本疗法对主动戒烟者的有效率在 85%左右，一般在 3 ~ 5 日产生明显疗效。如能克制在劳累、紧张或旁人劝烟时产生欲烟的冲动，则可保证戒烟的远期疗效。

（2）戒酒时以醉点、胃、口、心、神门、内分泌、皮质下为主反射区，在双侧耳郭上寻找压痛敏感点 1 ～ 4 个，采用压丸法，每日在饭前或欲饮酒时按压 3 ～ 5 分钟，强刺激至痛不可忍为上，3 日换穴 1 次，4 ～ 8 次为 1 个疗程。耳穴戒酒的有效率在 80% 左右，对被动戒酒者无效。

（3）吸毒者在药物戒毒过程中常出现一系列戒断症状，如失眠，焦虑，易怒，疲乏，广泛性疼痛，心境恶劣等。尤其在戒毒后阶段，药物用量少时，上述症状更为明显。耳穴疗法能有效地控制戒断症状，已成为配合药物来戒毒的有效手段之一。常取肺、口、神门、皮质下、交感、心、肾、内分泌等反射区，用王不留行籽进行按压，根据戒断症状的不同进行随症加减。

3. 尿频的耳部反射区自愈处方

（1）耳部反射区选用

主治反射区：肾、膀胱、尿道、缘中。

配用反射区：皮质下、心、内分泌。

（2）反射区按揉方法

取主反射区，然后随证选 1 ～ 2 个配用反射区，用王不留行籽或磁珠贴压，以点压或按揉手法按压，每次取一侧耳穴，2 ～ 3 日 1 换，左右交替进行，5 次为 1 个疗程。

4. 泌尿系结石的耳部反射区自愈处方

（1）耳部反射区选用

主治反射区：尿道、肾、膀胱、输尿管、交感、神门、庭中。

配用反射区：肝、皮质下、腰肌、腹。

（2）反射区按揉方法

按结石发生部位来辨证选取 5 ～ 7 个反射区，采用王不留行籽或磁珠贴压。以直压法和对压法为主，急性期疼痛剧烈时宜强刺激。每次贴压 1 侧耳穴，两侧交替进行，隔日 1 次，10 次为 1 个疗程，疗程间隔 3 ～ 5 日。

5. 过敏性鼻炎的耳部反射区自愈处方

（1）耳部反射区选用

主治反射区：内鼻、外鼻、肺、风溪、内分泌、额。

配用反射区：脾、肾上腺、肾。

（2）反射区的按揉方法

取主反射区和配用反射区 3 ～ 5 个。用磁珠或王不留行籽贴压。每次取一侧耳部反射区，双耳交替，每 2 ～ 3 日更换 1 次，10 次为 1

个疗程。疗程间休息 10 日。发作频繁时贴双侧耳部反射区，3 日换 1 次，2 次治疗间休息 1 日。

6. 扁桃体炎的耳部反射区自愈处方

（1）耳部反射区选用

主治反射区：扁桃体、咽喉、耳轮、口。

配用反射区：肺、胃、耳尖、肾上腺。

（2）反射区的按揉方法

选用王不留行籽、六神丸或磁珠，其中以磁珠贴压效果最好。用直压或对压手法，急性者用强刺激，每次取一侧耳穴，双耳交替，2 ~ 3 日 1 换，5 次为 1 个疗程。

第四章

五脏六腑是人之本

——激发脏腑的自愈功能

第一节 人体像个小国家，五脏六腑各为官

心为君主之官，君安人体才健康

《黄帝内经》对心是这样描述的：“心者，君主之官。神明出焉。故主明则下安，主不明，则十二官危。”君主，是古代国家元首的称谓，有统帅、高于一切的意思，是一个国家的最高统治者，是全体国民的主宰者。把心称为君主，就是肯定了心在五脏六腑中的重要性。

现代医学认为，人的精神、意识、思维活动属于大脑的生理功能，是大脑对外界客观事物的反映。但是，中医学从整体观念出发，认为人体的精神、意识、思维活动是各脏腑生理活动的反映，因此把神分为5个方面，分别与五脏相应。故《素问》说：“心藏神、肺藏魄、肝藏魂、脾藏意、肾藏志。”人体的精神、意识、思维活动，虽然与五脏都有关系，但主要还是归属于心的生理功能。

所谓“心藏神”，是指精神、思维、意识活动及这些活动所反映的聪明智慧，它们都是由心所主持的。心主神明的功能正常，则精神健旺，神志清楚；反之，则神志异常，出现惊悸、健忘、失眠、癫狂等症候，也可引起其他脏腑的功能紊乱。另外，心主神明还说明，心是人的生命活动的主宰，统帅各个脏器，使之相互协调，共同完成各种复杂的生理活动，以维持人的生命活动。如果心发生病变，则其他脏腑的生理活动也会出现紊乱而产生各种疾病。因此，以君主之官比喻心的重要作用与地位是一点儿也不为过的。

心的第二大功能就是主管血脉，它包括主血和主脉两个方面。全身的血，都在脉中运行，依赖于心脏的推动作用而输送到全身。脉，即血脉是气血流行的通道，又称为“血之府”。心脏是血液循环的动力器官，它推动血液在脉管内按一定方向流动，从而运行周身，维持各脏腑组织器官的正常生理活动。中医学把心脏的正常搏动、推动血液循环的动力和物质，称之为心气。另外，心与血脉相连，心脏所主之血，称之为心血，心血除参与血液循环、营养各脏腑组织器官之外，

又为神志活动提供物质能量，同时贯注到心脏本身的脉管，维持心脏的功能活动。因此，心气旺盛、心血充盈、脉道通利，心主血脉的功能才能正常，血液才能在脉管内正常运行。

在生活中，人们常用“心腹之患”形容问题的严重性，却不明白为什么古人要将心与腹部联系起来。所谓“心”，即指心脏，对应手少阴心经，属里；“腹”就是指小肠，为腑，对应手太阳小肠经，属表。“心腹之患”就是说互为表里的小肠经与心经，它们是一个整体，谁出现了问题都是很严重的。

总之，在中医理论中，心对于人体，就如同君主在国家处于主宰地位，如果心能保持正常，身体的其他器官也就能有条不紊地发挥其作用；如果心里充满着各种嗜欲杂念，身体的其他器官也要受影响，各个器官也就会失去各自应有的作用。因此，我们一定要好好保护心脏。

肝为将军之官，藏血疏泄都靠它

肝为将军之官，对人体健康具有总领全局的重要意义，我们要呵护好自己的肝脏，切勿因一些不良生活习惯，使肝脏成为最大的受害者。在保养肝脏之前，我们不妨先来认识一下人体内的这位“将军之官”。

肝脏的位置是在东边，就像春天，所以肝脏主生发。中医理论认为，肝主要有两大功能，即主藏血和主疏泄。

1. 肝主藏血

肝藏血，一部分是滋养肝脏自身，另一部分是调节全身血量。血液分布全身，肝脏自身功能的发挥，也要有充足的血液滋养。如果滋养肝脏的血液不足，人就会感觉头晕目眩、视力减退。另外，肝脉与冲脉相连，冲为血海，主月经，当肝血不足时，冲脉就会受损，于是女性容易出现月经不准、经血量少、色淡，甚至闭经的情况。另外，肝调节血量的功能主要体现在：肝根据人体的不同状态，分配全身血液。当人从安静状态转为活动状态时，肝就会将更多的血液运送到全身各组织器官，以供所需。当肝的藏血功能出现问题时，则可能导致血液逆流外溢，并出现呕血、衄血、月经过多、崩漏等病症。

2. 肝主疏泄

疏泄，即传输、疏通、发泄。肝脏属木，主生发。它把人体内部的气机生发、疏泄出来，使气息畅通无阻。气机如果得不到疏泄，就是“气闭”，气闭就会引起很多的病理变化，譬如出现水肿、瘀血、女性闭经等。肝具有疏泄气机的功能。如果肝气郁结，全身各组织器官必然长期供血不足，影响其生长和营运功能，这样，体内毒素和产生的废物不能排出，长期堆积在体内，就会发展成恶性肿瘤，也就是我们闻之色变的“癌”。

此外，肝还有疏泄情志的功能。人都有七情六欲、七情五志，也就是喜、怒、哀、乐这些情绪。这些情志的抒发也靠肝脏。假如一个人怒气冲天，实际上就是肝的功能失调，谋略、理智全没了，全靠情绪去做事，就会造成很多严重的后果。所以，我们在这里要强调的是：要想发挥聪明才智，最重要的是保证肝的功能正常。

脾为谏议之官，主管统血和肌肉

脾在人体中的地位非常重要。《黄帝内经·素问》的遗篇《刺法论》中说“脾者，谏议之官，知周出焉”，意思是说，脾能够知道方方面面的问题都出在哪儿，即“知周”，然后通过自己的作用来改善这个问题。脾在中央，所以它的主要服务对象是心肺。如果对照现代社会，谏议之官就相当于检察院系统，负责看各方出现什么问题，然后再把这些问题传达给中央。

另外，中医还认为“脾为后天之本”，我们怎么理解这个“后天之本”呢？你不妨想一想土地。虽然现在人们的生活水平提高了，有汽车、电脑、高楼等，但是这些不是人类生存所必需的，没有这些人类照样生活了几千年，那么什么才是人类不可或缺的呢？那就是土地，离开了土地，人类将面临毁灭。在中医理论中，脾属土，它就是人的后天之本，是人体存活下去的根本。

脾的功能主要表现在4个方面：主运化，主升清，主统血，主肌肉。

1. 脾主运化

脾的最大功能是主运化，相当于“后勤部长”，即脾可以运化水液，运化水谷，把吃进去的粮食、水谷精微营养的物质以及水液输送给其他的脏器，发挥传输官的作用。脾的这种传输作用对生命来说至关重要，这也是中医把它称为后天之本的原因。

2. 脾主升清

脾把胃里的食物进行消化，其中的精华通过脾的“升清”送到心肺而转输到全身，糟粕则被排出。脾和胃是互为表里的，“脾胃和”，脾可以把清气往上升，而跟脾相对应的是胃，胃主降，脾主升。两者共同起着运化升清、降浊的作用。如果升清的功能减弱了，那脾气就会往下降，就会导致胃脏的下垂或脱肛。

3. 脾主统血

肝藏血，心主血，而脾统血。血和这三脏的关系最为密切，脾在中间起统领的作用。如果脾统血功能不足，就会导致诸如血崩、血漏或尿血等疾病的发生。

4. 脾主肌肉

肌肉是归脾来主管的，肌肉的营养是从脾的运化吸收而来的。一般而言，脾气健运，营养充足，则肌肉丰盈。如果脾有病，消化吸收发生障碍，人往往就会逐渐消瘦。

综上所述，养护我们的脾应从日常保健的重点来抓。尤其是多注意饮食和运动。多运动对人体来说非常重要，因为脾主运化，也就是干活的，如果你不让脾干活了，反而会对它的损害更大，吃好睡好运动好是养脾最好的方法。

肺为相傅之官，脏腑情况它全知

肺在五脏六腑的地位很高，《黄帝内经》中说："肺者，相傅之官，治节出焉。"也就是说，肺相当于一个王朝的宰相，一人之下，万人之上。宰相的职责是什么？他了解百官、协调百官，事无巨细都要管。肺是人体内的宰相，它必须了解五脏六腑的情况，所以《黄帝内经》中有"肺朝百脉"，就是说全身各部的血脉都直接或间接地会聚于肺，然后敷布全身。因此，各脏腑的盛衰情况，必然在肺经上有所反应，中医通过观察肺经上的"寸口"就能了解全身的状况。寸口在两手桡骨内侧，手太阴肺经的经渠、太渊二穴就处在这个位置，是桡动脉的搏动处，中医号脉其实就是在观察肺经。

肺主要有以下三大功能，即肺主气，主肃降，主皮毛。

1. 肺主气

肺主全身之气，它不仅是呼吸器官，还可以把呼吸之气转化为全身的一种正气、清气而输布到全身。《黄帝内经》提到"肺朝百脉，主治节"。百脉都朝向于肺，因为肺是皇帝之下，万人之上，它是通过气来调节治理全身的。

2. 肺主肃降

肺居在西边，就像秋天。秋风扫落叶，落叶簌簌而下。因此，肺在人身当中，起到肃降的作用，即可以肃降人的气机。肺是肺循环的重要场所，它可以把人的气机肃降到全身，也可以把人体内的体液肃降和宣发到全身各处，肺气的肃降是跟它的宣发功能结合在一起的，所以它又能通调水道，起到肺循环的作用。

3. 肺主皮毛

人全身表皮都有毛孔，毛孔又叫气门，是气出入的地方，都由肺直接来主管。呼吸主要是通过鼻子，所以肺又开窍于鼻。

因此，肺的三大功能决定了它在身体中的地位是宰相。那么该如何养护我们的肺呢？

中医提出“笑能清肺”，笑能使胸廓扩张，肺活量增大，胸肌伸展，笑能宣发肺气、调节人体气机的升降、消除疲劳、驱除抑郁、解除胸闷、恢复体力，使肺气下降、与肾气相通，并增加食欲。清晨锻炼，若能开怀大笑，可使肺吸入足量的大自然中的“清气”，呼出废气，加快血液循环，从而达到心肺气血调和的作用，保持人的情绪稳定。

注重饮食，饮食养肺还应多吃玉米、黄豆、黑豆、冬瓜、番茄、藕、甘薯、猪皮、贝、梨等，但要按照个人体质、肠胃功能酌量选用。此外，养肺要少抽烟，注意作息，保持洁净的居室环境等。

另外，还有一点就是保持周围空气的清新，因为肺的主要生理功能是进行体内外气体交换，吸清呼浊，即吸入氧气，呼出二氧化碳，保证机体对氧的需求，所以日常生活中肺的养生保健最重要的是周围空气的清新，所以不管是家里还是单位，多开窗通风，保持干净，不要让垃圾长时间在屋里滞留。

肾为作强之官，藏精纳气要靠它

《黄帝内经》说：“肾者，作强之官，伎巧出焉。”这就是在肯定肾功能强大，能使人强壮。我们知道，“强”从弓，就是弓箭，要拉弓箭首先要有力气。“强”就是特别有力，也就是肾气足的表现，其实我们的力量都是从肾来，肾气足是人体力量的来源。那么，“伎巧出焉”是什么意思呢？伎巧，就是父精母血运化胎儿，这个伎巧是你无法想象的，是由父精母血来决定的，是天地造化而来的。

肾的功能主要有3个方面：主藏精，主纳气，主骨生髓。

1. 肾主藏精

中医认为，精可分为先天之精和后天之精。肾主要是藏先天的精气。精是什么？精是维持生命的最基本的物质。这种物质基本上呈液态，所以精为水，肾精又叫肾水。肾还主管一个人的生殖之精，是主生殖能力和生育能力的，肾气的强盛可以决定生殖能力的强弱，所以养肾是生命的根本。同时，肾主水，各种液体、水的东西都储藏于肾，都由肾升发、运载。

2. 肾主纳气

纳气，也就是接收气。气是从口鼻吸入到肺，所以肺主气。肺主的是呼气，肾主的是纳气，肺所接收的气最后都要下达到肾。

3. 肾主骨生髓

肾主管骨头的生长，生的是髓，《黄帝内经》中的髓主要有3种：脑髓、骨髓、脊髓。因此牙齿也是一种骨头，肾还主管牙齿，《黄帝内经》中有一句话是“齿为骨之余”，如果肾虚则会导致牙齿早早掉落。脑髓不足、骨髓不足都属于肾精不足，肾气不足，所以养肾是非常重要的。

胃为仓廪之官，为人体提供能源

《素问·刺法论》曰：“脾胃者，仓廪之官，五味出焉。”仓廪：仓，谷藏也；廪，发放。仓廪，即管理财物并按时发放的官员，人体所需要的能量都来源于胃的摄取。

胃上承食道，下接十二指肠，是一个中空的由肌肉组成的容器。金朝医学家说：“胃者，脾之腑也……人之根本。胃气壮则五脏六腑皆壮也。”胃为水谷之海，其主要生理功能是受纳腐熟水谷、主通降，以降为和。由于胃在食物消化过程中起着极其重要的作用，与脾一起被称为“后天之本”，故有“五脏六腑皆禀气于胃”之说，胃气强则五脏功能旺盛。因此，历代医家都把固护胃气当作重要的养生和治疗原则。

所谓“胃气”，在中医理论中泛指以胃肠为主的消化功能。在中医经典著作《黄帝内经》中有这样的记载：“有胃气则生，无胃气则死。”也就是说，胃气决定着人的生与死。对正常人来说，胃气充足是机体健康的体现；对病人而言，胃气则影响到康复能力。

那么,如何判断一个人有无胃气呢？这就要看一个人是否有饥饿感。

婴儿饿了，就哇哇地哭，这就是饥饿感；小孩子饿了，就闹着要吃饭，这就是饥饿感；成年人早晨起来想吃东西，这就是饥饿感；病人病好点了，就有吃东西的欲望，这就是饥饿感。人能有饥饿感，就说明这个人是正常人、健康人，也说明此人的胃气很好。

胃气是人赖以生存的根气，只可养，不可伤。因此在诊断上要审察胃气，在治疗上要顾盼胃气，在养生上要调摄胃气。胃气强壮，则气血冲旺，五脏和调，精力充沛，病邪难侵，可祛病延年。

中医认为，胃以降为顺，就是胃在人体中具有肃降的功能。胃气是应该往下行、往下降的，如果胃气不往下降，就会影响睡眠，导致失眠，这就叫作“胃不和则卧不安”。与此同时，胃还有一个重要的功能——生血。“血变于胃”，胃将人体吸纳的精华变成血，母亲的乳汁其实就是血的变现，血是由食物的精华变成的，在抚养孩子的时候，母亲的血又变成了乳汁。

另外，胃还和我们的情绪关系密切。虽然我们看不见自己的胃，但它每时每刻都反映着我们的情绪变化。当你处于兴奋、愉悦、高兴的情绪状态时，胃的各种功能发挥正常甚至超常，消化液分泌增加、胃肠运动加强、食欲大增。如果你处于生气、忧伤、精神压力很大的消极情绪状态，就会使胃液酸度和胃蛋白酶含量增高，胃黏膜充血、糜烂并形成溃疡。在你悲伤或恐惧的时刻，胃的情形更糟——胃黏膜会变白、胃液分泌量减少、胃液酸度和胃蛋白酶含量下降，导致消化不良。因此，我们要想养护我们的胃，最好先从情绪开始。

胆为中正之官，是阳气生发的原动力

《黄帝内经》里说：“胆者，中正之官，决断出焉。故凡十一脏取决于胆也。”什么是“中正”呢？中正就是不偏不倚，符合规矩，上下通彻。“决断”这两个字用在胆的职能上，是非常贴切的。决断的含义主要有两个：一是拿主意做决定，二是决定事情的魄力。胆不像其他脏腑的功能显而易见，如胃化食，小肠分清浊，大肠吸收水分。胆只是一个装着绿色胆汁的囊。可是它的职能是诚实专一的，就是决断事物。比如说左是阴右是阳，胆就在中间，它就是交通阴阳的枢纽，让两边都不出现问题。另外，胆是少阳之气，胆又是春木，是人体一天的阳气生发的起点和动力。

那么，为什么说“凡十一脏，取决于胆”呢？为什么不取决于心，取决于肺，取决于肝、肾、脾？有关这个问题有许多争论，也有许多解释，更有众多的怀疑。按一般人的想法应该是心脏第一，而《黄帝内经》为什么把胆提到那么高的位置？

人要生存下去，首先必须有足够养分。没有养分小孩无法成长，没有养分成人活不下去，没有养分人体生命需要的血就造不出来，没有血人体的五脏六腑的气机不能升腾，甚至无法维持。养分的来源主要就是人们每天的进食。人们吃了足够的食物，虽然有牙齿的帮助、胃肠的蠕动，如果没有胆囊疏泄的胆汁参与或胆汁分泌疏泄不足，我们人体就吸收不到足够的养分。胆的好坏影响到胆汁的分泌疏泄，而胆汁的分泌疏泄又会影响到食物的分解，食物分解的好坏影响到食物营养成分的吸收与转化，而营养成分的吸收转化又直接影响到人体能量的补充供给，能量补充供给又影响到其他脏腑的能量需求（五谷、五味、五畜、五禽、五色等入五脏）。也就是说，气血上来以后，机体会根据所需造血原料的缺乏而选择食物的种类。比如这一段时间喜欢吃甜食，过一段时间又想吃酸的，这一段时间喜欢吃肉类，过一段时间又想吃水果。这时我们可以适当多吃点想吃的，想吃就吃，因为机体需要这种东西，脏器如果没有足够的能量补给就会出现问题。所以就有了“凡十一脏，取决于胆”的说法。

小肠为受盛之官，担任吸收精微之职

小肠是食物消化吸收的主要场所，盘曲于腹腔内，上连胃幽门，下接盲肠，全长约 3 ~ 5 米，分为十二指肠、空肠和回肠三部分。十二指肠位于腹腔的后上部，全长 25 厘米。它的上部（又称球部）连接胃幽门，是溃疡的好发部位。肝脏分泌的胆汁和胰腺分泌的胰液，通过胆总管和胰腺管在十二指肠上的开口，排泄到十二指肠内以消化食物。空肠连接十二指肠，占小肠全长的 2/5，位于腹腔的左上部。回肠位于右下腹，占小肠全长的 3/5，空肠和回肠之间没有明显的分界线。

《素问·灵兰秘典论》曰："小肠者，受盛之官，化物出焉。"受盛就是"承受和兴盛"，就是小肠接受由胃传送下来的水谷，将其解析变化成精微物质，并大量吸收，使体内的精微物质非常富足，故称"兴盛"。这些精微物质就是"精"，精就是能兴盛人体脏腑功能和真阳元气的最基本的物质。

小肠将经过进一步消化后的食物，分为水谷精微和食物残渣两部分，前者上输于脾，后者下注于大肠。同时，也吸收大量的水液，而无用的水液则渗入于膀胱排出体外。因而，小肠辨别清浊的功能，还和大便、小便的质量有关。如小肠辨别清浊的功能正常，则二便正常；反之，则大便稀薄而小便短少。

小肠与心相表里。受盛之官与君主之官互为表里，可见小肠地位非同小可。小肠正常与否，直接关系贵为君主的心的安康。所以，我们要学会保养小肠。

大肠为传道之官，负责传化糟粕

大肠居于腹中，上口在阑尾处与小肠相接，下口紧接肛门。其上中部绕行于腹部的左右，先升后降，所以古人称为"回肠"；下部管腔扩大，沿脊椎的下部下行到魄门（即肛门），所以古人称为"广肠"。回肠相当于现代解剖学之结肠、盲肠，广肠即直肠。与小肠相对来说，大肠较短而宽大，全长约1.5米。结肠依次又分为升结肠、横结肠、降结肠和乙状结肠4部分。

《素问·灵兰秘典论》曰："大肠者，传导之官，变化出焉。"大肠的这一功能是胃的降浊功能的延伸，同时与肺的肃降有关。水谷化为血，血里面更加精致的东西一旦被吸收就成为津液。津液不一定在脾胃处被彻底消化吸收，有一部分要经过大肠和小肠的进一步吸收和分泌，分出清和浊，清为液，由小肠吸收，浊为糟粕，由大肠传导出去。把精华的液渗透出来，就是"津"。大肠就像管理道路运输一样，能够传达糟粕，也能传达津液，所以称之为"传导之官"。

大肠的功能，是将体内的垃圾排出体外。如果大肠在排出垃圾的过程中，不能充分发挥自己的功能，那么滞留在肠内的垃圾就会在肠内腐烂、发臭，制造出大量的有害物与有害气体和毒素。

一般来讲，现代人的饮食纤维素不足，因此大大减少了肠的蠕动，使肠运动低下，生出便秘。如果体内产生毒素物质，就会在大肠壁上引发大肠炎等各种疾病。另外，由于现代人的饮食在加工过程中，营养大量流失，使得机体免疫力下降，有害细菌、病毒等就会感染大肠，也会引发肠炎、肠无力等各种疾病。

因此，我们要想维护身体健康，少生疾病，维护大肠生理机能也是非常关键的。

膀胱为州都之官，是身体的排毒通道

《素问·灵兰秘典论》曰："膀胱者，州都之官，津液藏焉，气化则能出矣。"膀胱的特点有三：其一，与肾相表里，肾为先天之根，故为都；其二，人体水分泻下之前停留于此，水来土囤，故有州意；其三，人体水分由火之气化于此，如同大地清气上升为云，云遇寒降下为水，完成天地相交。

膀胱位于小腹中，与尿道相通，主要功能是将多余的水液、有害物质转化为尿。人体内的水分以及许多有害物质在肾脏的作用下，进入膀胱转化为尿，最后再由尿道排出体外。膀胱将多余的水液、有害物质转化为尿，离不开肾的大力协助，单靠膀胱"单打独斗"，此过程根本无法顺利进行。

中医指出，肾与膀胱相表里。肾是作强之官，肾精充盛则身体强壮，精力旺盛；膀胱是州都之官，负责贮藏水液和排尿。它们一阴一阳，一表一里，相互影响。所以说，如果排尿有问题，就是肾的毛病。另外，生活中我们经常会说有的人因为惊吓小便失禁，其实这就是"恐伤肾"，恐惧对肾脏造成了伤害，而肾脏受到的伤害又通过膀胱表现了出来。

同样，肾的病变也会导致膀胱的气化失调，引起尿量、排尿次数及排尿时间的改变，而膀胱经的病变也常常会转入肾经。"风厥"多是由于膀胱经的病症转入了肾经所致。《黄帝内经》中说："巨阳主气，故先受邪，少阴与其为表里也，得热则上从之，从之则厥也。"足太阳膀胱经统领人体阳气，为一身之表，外界的风邪首先侵袭足太阳膀胱经，膀胱与肾相表里，膀胱经的热邪影响到肾经，肾经的气机逆而上冲便形成了"风厥"。

另外，膀胱还是人体最大的排毒通道，而其他诸如大肠排便、毛孔发汗、脚气排湿毒、气管排痰浊，以及涕泪、痘疹、呕秽等虽也是排毒的途径，但都是局部分段而行，最后也要并归膀胱。所以，要想祛除体内之毒，膀胱必须畅通无阻。

三焦为决渎之官，负责调动运化元气

《素问·灵兰秘典论》曰："三焦者，决渎之官，水道出焉。"决，行流也；渎，沟渠也。决渎指通调水道。

三焦就是装载全部脏腑的大容器，也就是整个人的体腔。古人将三焦分为三部分：上焦、中焦、下焦。上焦是指横膈以上的部位，包括胸、头部、上肢和心肺两脏，是以心肺之气的"开发"和"宣化"，将气、血、津液和水谷精微等"若雾露之溉"布散于全身，为其主要生理特点，故称"上焦如雾"。中焦是指横膈以下、脐以上的上腹部，是以脾胃的运化水谷、化生精微，"泌糟粕，蒸津液"为其主要生理特点，故称"中焦如沤"。下焦是脐以下的部位和有关脏器，如小肠、大肠、肾和膀胱等，其主要生理特点是传化糟粕和尿液，故称"下焦如渎"。

三焦就像是一场婚礼的司仪，一台晚会的导演，一个协会的秘书长，一个工程的总指挥，它使得各个脏腑间能够相互合作，步调一致，同心同德去为身体服务。对于它的具体形状，现代有的医学家把它等同于淋巴系统、内分泌系统，以及组织间隙、微循环等，但都不能涵盖三焦实际的功用。按中医经典《黄帝内经》的解释，三焦是调动运化人体元气的器官，这时它更像是一个财务总管，负责合理分配全身的气血和能量。简而言之，三焦有两大主要功用：通调水道和运化水谷。

所以，要想身体健康，三焦就一定要保持通畅。如果三焦不通了，人就会生病，而一旦三焦都病了的话，那就很危险了。

第二节
看不见脏腑，但看得见脏腑的“表情”

肤色是五脏六腑的“晴雨表”

在生活中我们发现，人们之间的肤色往往会有许多差别，很多人将其归结为皮肤的营养问题，事实并非如此。皮肤的颜色实际上是内在五脏六腑的一张“晴雨表”，是我们身体内在机能的一种外化，因此，我们可以将其作为身体的警报器，来判断五脏六腑的健康状况。

一般来说，肤色不好主要有两种：一种是呈现暗黄色，另一种就是灰黑色。

1. 暗黄色警报：脾胃不和积毒素

肌肤出现暗黄、发灰，是对你近段时间以来繁重压力及体内毒素瘀积的直接反映。如果经常承受很大的工作及生活压力，特别是情绪多变、爱发脾气；再加上城市里的生活污染、每天的上妆卸妆，肌肤就很容易变得污浊，毛孔内堆积各种毒素。

从中医角度来说，肌肤出现暗黄、发灰的颜色，也反映了体内脾胃不和。现代人忙于工作，饮食没有规律和营养不合理，很容易造成脾胃不和、贫血等问题。尤其是在消化不良、血虚的情况下，最基本的日常供给达不到，肌肤不能得到营养。如果再多愁善感、忧虑，则“思虑伤脾”，从而使肌肤也逐渐变得暗淡、发黄。

拯救计划：如果肌肤的暗黄色已经持续一段时间了，那么就需要你先从内部下手，从调节脾胃开始。

每天要尽可能地多喝水，清洁肠胃，在饮食上即便很难做到按时吃饭，但至少要保证饮食的质量。一定要减少吃油腻和甜食的次数和量，否则很容易伤及脾。可以适当地吃一些瘦肉、坚果和豆类食品。另外，煲汤也是个不错的方法，可以把当归、大枣放在汤里，调节脾胃的效果不错。

2. 灰黑色警报：肾虚老化易长斑

肌肤的颜色越暗越深，反映的问题也就越严重。如果说肌肤出现暗黄色只是中级警报的话，那么倘若你仔细照镜子，发现最近的肤色很不干净，灰突突地甚至发黑，脸还总有些深深浅浅的斑点，这时的肌肤问题已相当严峻。中医认为，肌肤发灰黑色是肾虚的反映。

拯救计划：对于现代人来说，无论心情多糟、压力多大、熬到多晚，香烟和咖啡也是绝不可取的，它们对肌肤的伤害是潜移默化的。不妨养成喝绿茶的习惯，喝绿茶不但舒心提神，还能清肠排毒。排毒的同时，不妨犒劳自己煲一锅活血补肾汤，放入地黄、当归、枸杞、黑芝麻、桑葚等，一周喝 3 ~ 4 次，肌肤颜色会有很明显的改善。

给五脏六腑“看看手相”

中医说的看手相与算命没有什么关系，而是从中医的阴阳论来讲的。人的一只手就是一个阴阳俱全的小宇宙，手掌为阴，手背为阳，五个手指刚好是阴阳交错。人内脏经脉的气出来首先到手指，所以手指非常敏感，一个人内脏的问题很快就可以在手上看出来。

1. 看手指

（1）拇指：关联肺脾，主全头痛。指节过分粗壮，气有余便是火，心情偏激，易动肝火；扁平薄弱，体质较差，神经衰弱；拇指指关节缝出现青筋，容易发生冠心病或冠状动脉硬化；拇指指掌关节缝出现乱纹，容易发生早期心脏疾病；拇指掌节上粗下细者吸收功能差，身体一般较瘦弱；上粗下粗者则吸收功能好，减肥较难；拇指中间有横纹的，吸收功能较差，横纹越多对人的干扰越大。

（2）食指：关联肠胃，主前头痛。大肠经所过，所以特别是大肠的问题。正常的指尖应该是越来越小，如果相反则是吸收转换功能比较差；如果食指很清白、弯曲、没有力，一般是脾胃的功能弱，容易疲劳、精神不振；如果在食指根部与拇指之间有青筋，则要注意会有肩周炎。

（3）中指：关联心脏，主头顶。心包经所过，主管人的情志、神志。如果中指细且横纹较多，说明生活没有规律，往往提示心脑血管方面的疾病；中指根部有青筋要注意脑动脉硬化，青筋很多有中风倾向。

（4）无名指：关联肝胆、内分泌，主偏头痛，无名指太短说明先天元气不足。

（5）小指：关联心肾，主后头痛。小指长且粗直比较好，一定要过无名指的第三个关节或者与第三关节平齐，如果小于第三关节或者弯曲，说明先天的肾脏和心脏都不是很好；如果小指细小且短，女性很容易出现妇科问题，如月经不调等；如果小指特别小，生育功能会出现障碍，男性容易出现肾亏、腰酸湿软等；如果其他4指都非常好，只有小指不好，说明先天不足。所以人的身体素质的关键是看小指，平常应多揉小指。

2. 观指形

（1）指的强弱：哪个手指较差就说明与其相关联的脏腑有问题。

（2）指的曲直：手指直而有力，说明这个人脾气比较直，而我们经常说的“漏财手”，则是消化和吸收系统不好。

（3）指的软硬：拇指直的人比较自信，但容易火气盛，拇指弯的人容易失眠多梦。

（4）指的血色：手指颜色较白说明气血不足，身体瘦弱，手脚比较怕冷；较红的人说明血气充足，但太红反而血气不畅，人容易疲劳；手指头自我对比特别红说明这个人特别累，而且血黏稠度高，血脂高；红得发紫发黑说明脑动脉供血不足，心肌梗死，非常危险；如果延伸到整个手掌都发暗、没有血色，就要注意肿瘤的问题，应大量紧急排毒；手指中间特别青的人说明消化功能非常差。

头发告诉你五脏六腑的病变

现在的年轻人喜欢把头发弄得奇形怪状、五颜六色，认为这样很时尚。如果你有学中医的朋友，那么他肯定会劝你不要这么做，原因就是从头发我们可以知道五脏六腑的健康状况，一旦破坏了头发原有的颜色、形状，那就相当于关闭了观察疾病的窗口。

1. 头发变白

人老了以后，身体的各项机能都不如以前了，体内也没有多少元气可以消耗了，气血不足，头发也逐渐变白，这属于正常的生理现象。

但现在很多人，不到40岁头发已经白了不少，这就预示着健康出现了问题，应引起重视。

前额的头发开始变白，说明胃气衰老，因为胃气走前额，所以这时颜面也会出现憔悴之象，例如，长抬头纹和鱼尾纹。两鬓的头发开始变白，是胆气衰老的症状。在中医看来，胆经从人的外眼角开始，一直沿着人的头部两侧，然后顺着人体的侧面下来，一直走到脚的小趾、四趾，所以胆气不足的时候，人两鬓的头发就会慢慢地变白。这类人还有个特征就是爱挠头（挠的地方一般也是在两鬓，是胆经经过的地方）。膀胱经是一条可以走到脑部的经脉，而后脑勺的头发变白就是因为膀胱气衰老了。

2. 脱发

很多人都有掉头发的经历，尤其是早上起来梳头时，常发现头发脱落。头发有一个生长与衰老的周期，生理性的落发其实每天都在发生。但是，有一些掉发是由病态性因素所导致。以年轻人来说，比较常见的是秃顶，也就是俗称的“鬼剃头”。中医认为，这主要有3种原因：一是血热伤阴，阴血不能上至巅顶濡养毛根，就会出现发虚脱落；二是脾胃湿热，脾虚运化无力，致使湿热上蒸巅顶，侵蚀发根，发根渐被腐蚀，头发便会脱落；三是食用了过多的甜食，甘的东西是涣散的，经常吃甜食会影响肾的收敛功能，收敛气机减弱，就会造成头发脱落。

3. 头发的生长速度

肝主生发，肝主藏血，头发的生长速度与肝气相关。如果你的头发长得比较快，说明你的肝气充足，这类人一般显得很聪明，反应很敏捷，而且还是能够运筹帷幄的人。反之，头发长得非常慢，则说明肝气不足，常见的症状还有手脚冰凉、脸色苍白等。

4. 头皮屑

中医认为，头皮屑是阴盛阳虚导致的，当肾精敛不住虚火，虚火上升，总在上面飘着，时间一长，头皮上的精血就会慢慢变少，头皮得不到滋润，就会产生头皮屑。我们知道用食醋洗头可以有效去除头皮屑，这其实是利用了醋的收敛作用。酸是主收敛的，可以使虚火下降，敛阴护阳。所以，如果你正被头皮屑的问题困扰，那么不妨试试用醋洗头。另外，还要注意的是，在洗头发时，要把洗发水倒在手中搓起泡再搽在头发上，而不要将洗发水直接倒在头上，因为未起泡沫的洗发水会对头皮造成刺激，形成头皮屑或加剧头皮屑。

5. 头发的浓密、颜色

发为肾之华，是肾的外在表现，而肾又主黑色，所以头发黑不黑与肾的好坏密切相关。另外，头发的滋润和浓密也与肾有关。肾主收敛，一个人肾气的收敛能力比较好的话，头发就又黑又浓；反之，肾虚的话，气机不能很好地收敛，就容易掉发。

眉毛能反映五脏六腑的盛衰

很多人只知道眉毛对外貌的影响非常大，不同的眉形会让一个人的气质发生很大变化，却很少有人知道眉毛对于健康的意义。中医认为，眉毛能反映五脏六腑的盛衰。

《黄帝内经》中有这样的记载："美眉者，足太阳之脉，气血多；恶眉者，血气少；其肥而泽者，血气有余；肥而不泽者，气有余，血不足；瘦而无泽者，气血俱不足。"这就是说，眉毛属于足太阳膀胱经，其盛衰依靠足太阳经的血气。眉毛长粗、浓密、润泽，反映了足太阳经血气旺盛；眉毛稀短、细淡、脱落，则是足太阳经血气不足的象征。眉又与肾对应，为"肾之外候"，眉毛浓密，则说明肾气充沛，身强力壮；眉毛稀淡恶少，则说明肾气虚亏，体弱多病。

我们经常会看到一些老年人的眉毛非常稀疏，这就是气血不足、肾气虚弱的表现，也有的老人眉毛比较浓密，这样的老人一般身体比较硬朗。如果年轻人眉毛过早地脱落，就说明气血早衰，是很多病症的反应，其中最为严重的要算麻风病了。瘤型麻风病的先兆就是眉毛脱落，开始是双眉呈对称型稀疏，最后全部脱落。

另外，两眉之间的部位叫印堂，又称"阙中"，在疾病的诊断和治疗上也特别有价值。我们看电视的时候经常看到算命先生说"你印堂发黑，近日必有大祸"，就是指的这个地方。民间也认为印堂发黑是不好的征兆。《灵枢·五色》中说"阙上者，咽喉也；阙中者，肺也"。可见，印堂可以反映肺部和咽喉疾病。肺气不足的病人，印堂部位呈现白色；而气血郁滞的人，印堂则会变为青紫色。

鼻为“面王”，可报脏腑疾病

中医里有“上诊于鼻，下验于腹”的说法，可见在中医面诊中，鼻子具有很大的价值，有“面王”之称。鼻子位于面部正中，根部主心肺，周围候六腑，下部应生殖。所以，鼻子及四周的皮肤色泽最能反映五脏六腑的疾病。

鼻子在预报脾胃疾病方面尤其准确，病人出现恶心、呕吐或者腹泻之前，鼻子上会冒汗或者鼻尖颜色有所改变，一些容易晕车的人感觉会比较明显。

如果鼻梁高处外侧长有痣或者痦子的话，说明胆先天不足，这是因为鼻梁是胆的反射区，如果这些部位出现了红血丝，或者年轻人长了青春痘，再加上早上起来嘴里发苦的话，多半就是胆囊有轻微的炎症了。

如果鼻子的色泽十分鲜明，这说明脾胃阳虚、失于运化、津液凝滞。就是说，患者的脾胃消化功能不好，水汽滞留在胸膈，导致四肢关节疼痛。

如果鼻头发青，而且通常伴有腹痛，这是因为：肝属木，脾属土，肝气疏泄太过，横逆冲犯脾胃，影响了脾胃的消化功能。应服用一些泻肝胆和补脾胃的药。

如果鼻尖微微发黑，这说明身体里有水汽，是“肾水反侮脾土”的表现。本来应该是土克水，结果（肾）水反过来压制住了（脾）土，水汽肆虐，以致肾的脏色出现在脸上。

如果鼻子发黄，这说明胸内有寒气，脾的脏色出现在了脸上。人体内中阳不足，脾胃失于运化，吃下去的冷食或者凉性食物积聚在脾胃，这些寒气上升又影响到了胸阳，所以寒气就滞留在脏腑中。如果鼻子发黄，但光泽明润，那就不用担心了，这是即将康复的好兆头。

耳朵颜色与五脏六腑的关系

中医认为，耳为肾所主，肾开窍于耳，心气也通于耳。耳部为宗脉之所聚，胃、膀胱、三焦、胆经等经气皆上通于耳，其病候也皆反映于耳。所以，耳诊已成为中医诊断学体系中的重要组成部分。

有些医学大师把耳朵喻为微型人体，人体的每一个组织器官均可在耳朵上找到相应的穴位，当这些组织器官发生病变时，这些穴位也必然产生相应的改变。就是说，望耳可以断病，耳朵能告诉人们很多疾病的信号。耳朵的正常颜色微黄而红润，与面部肤色大体一致。若其颜色发生异常，则可能是由某种疾病所致。

1. 色白

耳郭淡白无血色，为寒证、虚证。可见于感受风寒，或寒邪内伤脏腑，或气血亏虚，或肾气虚衰等证。多见于贫血，失血症及慢性消耗性疾病。

耳朵局部见到点状或片状白色隆起，光泽发亮，或边缘红晕，多为慢性疾病在耳穴上的反应。如胃区呈不规则的白色隆起，可能有慢性浅表性胃炎；耳郭肺区色白疑为肺气肿；支气管区色白，可能为慢性支气管炎；心区水肿色白，伴有心区生理凹陷度消失，多为冠心病、风湿性心脏病。

胆区片状色白，可能为慢性胆囊炎、胆石症；肝区呈色白片状隆起，可能为慢性肝炎、肝肿大；肾区色白肿胀，多为肾积水；肾区位置下移，肾与输尿管区见白色隆起，多为肾下垂；阑尾穴呈片状色白隆起，多为慢性阑尾炎；附件区见白色条片状隆起，可能为附件炎；三角窝色白水肿，可能为功能性子宫出血；内鼻区呈白色片状隆起，疑为过敏性鼻炎。

2. 色红

耳郭颜色加深，呈鲜红或暗红色，为热证，如各种急性热病。如果伴有红肿疼痛，则为肝胆热盛，或火毒上攻，可见于耳郭炎症、疖肿、湿疹或中耳炎等。

耳朵局部区域呈点状、片状或不规则红润，如果颜色鲜红多见于急性病症、痛症疾病；如果颜色暗红或淡红，则多见于疾病的恢复期或病史较长的疾病。例如，胃区呈现点状或片状红润，界限不清，多为急性胃炎，如界限清楚则多见于胃溃疡活动期。

胃区片状白色隆起中有点、片状红润，多为慢性胃炎急性发作；十二指肠穴上如果见点状红润，边缘整齐，或侵及耳轮脚中缘，可能为十二指肠溃疡活动期；若见片状红润，边缘不清，不侵及耳轮脚上缘，则多为十二指肠球炎。

大肠区呈片状充血，可能为肺结核活动期；心区大片不规则凹凸不平，颜色暗红，可见于风湿性心脏病；腰肌部位片状红润，可能为腰肌劳损；腰椎区片状红润或暗红色，多为腰棘间韧带、椎旁韧带劳损；扁桃体穴片状隆起，红润或暗紫，可能有慢性扁桃体炎；三角窝处红润，可能为白带过多；如果在耳背皮肤上见到红的脉络，且伴有耳根发凉，此为麻疹的先兆。

此外，如果耳背上见到红色脉络，并伴耳根发凉多为麻疹先兆；如果耳轮焦黑、干枯，则是肾精亏极的征象；如果耳垂经常潮红为多血质体质者。由于受寒，耳垂变为紫红色，就会肿胀发展为溃疡，还容易生痂皮，这是体内糖过剩的表现，易患糖尿病；如果耳垂青色为房事过多的表现。

嘴唇——五脏六腑的信号灯

人们一向不太注意保护自己的嘴唇，更没有给嘴唇足够的重视。其实，嘴唇的作用非常重要，它不仅能为一个人的外貌增色添彩，还能反映出一个人的身体是健康的，还是有疾病的。正常人的嘴唇红润，干湿适度，润滑有光，而如果健康被破坏，嘴唇的色泽就会发生变化，及时给你信号。

1. 双唇厚薄有别

上唇较薄的人，先天心脏较弱；下唇较薄的人，先天性胃部较弱。

2. 嘴唇苍白

正常情况下嘴唇的颜色应该是健康的深红色。如果一个人的嘴唇经常是苍白的，可能意味着贫血，这种现象在妇女中比较普遍。

3. 嘴唇附近起水泡

可能患有慢性胃病或肺炎。

嘴唇肿大、起泡、渗液，也可能是化妆品所引起的唇炎。

4. 嘴唇发黑

通常是脾胃异常造成的，一般食欲不佳、便秘、腹泻、腹胀时，嘴唇都会呈黑色。

另外，嘴唇上出现黑色沉淀、深色斑，可能是慢性肾上腺皮质功能减退或消化道长息肉，亦有罹患梅毒之可能。

5. 嘴唇青紫

血液循环不佳所致，易患心脏病、贫血，有中风的倾向。极度寒冷时，身体末端血液循环不良，嘴唇也会呈现青紫色。

6. 唇色深红

心脏衰竭缺氧或罹患肺病时，嘴唇会呈深红色。

7. 口唇溃烂

口角部位疼痛、溃烂，显示患了口角炎，右口角溃烂，应该戒酒，饮食尽量清淡；左口角溃烂，戒吃零食，少吃甜食。

8. 唇缘长颗粒

嘴唇四周长颗粒，表示饮食摄取糖分过多，应该节制。罹患肺炎、胃病时，唇边也会长出小颗粒。

总之，不要认为嘴唇只是外观上的问题，对于健康来说，嘴唇也有无可替代的价值。所以，好好保养你的双唇吧。

口中有异味大多是脏腑出了问题

口中有异味是一件挺尴尬的事，但是现代人生活压力大，饮食没有规律，导致口中异味的人还不在少数。不过，很多人只是认为口中有异味是个人卫生的问题，也有人认为是内分泌失调，具体原因却很少能够说得清楚。而在中医看来，口内的津液与心、肝、脾、肺、肾等脏器是相通的，口中有异味往往是内部脏腑出了问题。

如果你发现在保持口腔卫生的前提下，你还是经常有口臭的问题，那这个口臭就是由胃火引起。胃腑积热，胃肠功能紊乱，消化不良，胃肠出血，便秘等引起口气上攻及风火或湿热，口臭也就发生了。

我们知道火分虚实，口臭多为实火，由胃热引起。胃热引起的口臭，舌质一般是红的、舌苔发黄，这时只要喝用萝卜煮的水，消食化瘀，口臭很快就会消除了。胃热引起的口臭多是偶尔发生，如果是经常胃热、消化不良的人，治疗时最好的办法就是敲胃经，一直敲到小便的颜色恢复淡黄清澈为止。但是，随着人们生活方式的改变，由胃热引起的口臭已经很少，最常见的口臭还是胃寒的原因，这类人多是舌苔普遍发白，口臭时有时无，反复发作。那么对于这类由胃寒引起的口臭，平时就要多喝生姜水，如果怕麻烦，也可以将姜切成薄片，取一片含在嘴里。《本草纲目》记载生姜性味辛、微温，可以除胃寒，所以也能解口气。

中医认为，口中发苦多为热证，是火热之邪内侵的表现，尤其是肝胆火旺、胆气上逆。热症患者除口苦外，还会有口干舌燥、苔黄、喜冷饮、尿少色深、大便干燥等症状。此时，可选用黄连上清丸或牛黄上清丸等清火药物，但身体虚弱者慎用。

口中发酸，中医认为其病根在于肝胃不和、肝胃郁热，致使肝液上溢、胃酸过多。如果只是偶尔感到口酸，多是吃了不容易消化的食物或饮食过量，不用担心。如果经常口酸，并且伴有舌苔厚腻、打嗝时有腐臭味等症状，多是脾胃虚弱。针对此症可用食疗的方法。山楂对脾胃虚弱等症就很有效，将山楂 30 克加入适量的水煮 20 分钟左右，在饭后服用，效果较好。

口中经常发甜的人则是脾胃有问题，多为脾胃湿热、热蒸上溢的外兆；少数为脾虚，虚火迫脾津上溢，久了会发展为糖尿病，这一点《黄帝内经》中也有记载，“帝曰：有病口甘者，病名为何？何以得之？岐伯曰：此五气之溢也，名曰脾瘅。夫五味入口，藏于胃，脾为之行其精气，津液在脾，故令人口甘也，此肥美之所发也，此人必数食甘美而多肥也。肥者令人内热，甘者令人中满，故其气上溢，转为消渴。”“消渴”就是糖尿病的一种症状。

还有的人经常会觉得口中淡而无味，食欲不振，这大多也是脾胃的问题。如果伴有胃部胀满、大便稀薄、脉细等症状，则多半是脾胃虚弱，治疗上应以健脾、和胃为主。如果伴有疲乏无力、大便稀软、舌苔厚腻等症状，并且不喜欢喝水，则多半是脾胃有湿，治疗上应以燥湿、和胃为主。

中医治病是讲究整体观念的，善于从外部症状入手发掘其病理根源，所以当身体出现某种症状时，千万不要只是简单地将这种症状消除，而要找出其根本原因，从根上治疗疾病，这样才不会让疾病以一种更为隐秘的方式对身体进行伤害。

舌为心之苗，脏腑情况它知道

中医诊病向来特别重视舌头，认为舌头为心之苗，人体五脏六腑的变化都会在舌头上呈现出来。我们可能都有过这样的经历，在去医院看病的时候，医生会让你把舌头伸出来，通过观察舌头的状况来推测是身体的哪方面出了毛病。那么，这些医生究竟是怎么通过舌头诊病的呢？其实很简单：

舌尖为心、肺的反映区。当一个人上火或咽喉疼痛时，舌尖往往会发红，如果病情比较严重，舌尖就会溃疡。

舌头的两边是肝胆的区域，如果两边发红，甚至发紫、溃疡，说明此人肝火旺盛，近来脾气比较大。

舌的中间反映脾胃，如果舌头中间有裂纹，说明脾胃虚。

舌根为肾的反映区，如果一个人的肾阳气不足，舌根就会发白，这样的人容易出现手脚冰凉的现象；而如果一个人的手脚爱出汗、尿黄、腰酸，舌根就会发红。

另外，舌的颜色也代表着不同的病症：

1. 淡白舌

淡白舌是虚证和寒证的重要标志。如果看到舌色淡白，舌体并不肥大，与正常人大小相似，或舌体略见瘦小，舌面润滑但并不多津，兼有气短乏力、声音低微、自汗心悸、头晕耳鸣、口唇淡而无华、面色苍白或萎黄等症状，可以诊断为气血两虚。

如果舌色淡白，舌体胖嫩，湿润多津，舌边有齿印，并有畏寒肢冷、浮肿嗜睡、大便溏薄、脉象沉迟等症状，可以诊断为阳虚内寒。

2. 红绛舌

正常人舌质的色泽，淡红而润。如果舌质鲜红，以红色为主，称为红舌；如果舌红而颜色深暗，则较红色更进一层，就称为绛舌。由于绛舌在出现之前，多经过红舌的阶段，二者的临床意义和形成机理有类似之处，所以医生常常称红绛舌是火热上炎的象征，二者仅有热性程度的差别。如红绛舌，多由高热伤阴而引起，常发生在感染、中毒、维生素缺乏、脱水、贫血、昏迷等病理过程中。

3. 青紫舌

青紫舌有全舌青紫和部分青紫的区别。所谓全舌青紫，就是指全舌分布均匀的青色或紫色，或者是红绛之中泛现青紫色（紫中带青），或是淡红之中混有青蓝色（青多于紫）。所谓部分青紫，即出现在舌的左侧或右侧，或者是左右两侧，沿着舌边与舌中央沟之间，有一条或两条纵行的青紫带；也有的仅是青紫瘀点或斑块，而舌质的其他部分则不见青紫。

在舌的两侧边缘发现青紫色的条纹或形状不规则的黑斑，应引起重视，因为其中有少数人可能就是肝癌患者，应及时到医院检查，如果是小肝癌，早期切除为好。

4. 杨梅舌

舌质红而有刺，类似杨梅，称为“杨梅舌”。这是由于工作时间过长，经常失眠，心火过亢，致使消耗过多，体内缺乏维生素或其他营养物质所致。

从梦境发现五脏六腑的异常

我们都知道周公解梦，就是根据梦的内容来推测未知的事，这是不是迷信我们暂且不论，但是根据梦的内容来判断身体状况却是古已有之的，只不过往往不被人们重视。

在中国的传统文化中，梦被称作“五脏的附体”，能够反映脏器的虚实盛衰。《黄帝内经》中就有关于梦对健康的预兆意义的论述，大意是：如果肺气虚，就会梦见白色怪物，见人就杀；如果肾气虚，就会梦见船沉，人浮水中，心生恐惧；如果肝气虚，则会梦见草木阴森，人伏在树下不敢起来；如果心气虚，多会梦见被火烧灼；如果脾气虚，则会梦见吃不饱饭；如果阴气盛，就会梦见在大水中惊恐逃窜；如果阳气盛，则会梦见大火烧身；如果阴阳都盛，则会梦见刀光之灾。如果上面气血过盛则梦见飞翔，下面盛则梦见坠落。饥饿时，会梦见食物；吃太饱，就会梦见扔东西，等等。

现代中医则认为：七情分属于五脏，怒为肝志，思为脾志，悲（忧）为肺志，恐（惊）为肾志。因此，梦怒即为肝气盛，梦恐为肾气虚，梦哭为肺气虚，梦笑为心气盛，梦歌为脾气盛。西方医学在梦对健康的预兆意义方面也有研究，认为梦是大脑部分高级神经活动在睡眠状态下的持续，可分为生理性（良性梦）及病理性（噩梦）两大类。良性梦是白天的所思所想在大脑皮层上留下的痕迹，可起到平衡心理、缓解压力的作用。噩梦往往是体内潜伏性病灶产生的信息，是疾病向大脑发出的信号，对人体的健康有一定的预报作用。最近的研究表明：心绞痛发作前，病人会噩梦不断，还伴有呼吸加快、心率增速、血压升高及情绪激动等反应；心血管性疾病（诸如冠心病、心肌梗死等）发作前病人也多惊恐噩梦；有消化系统疾病的患者则常常梦见大快朵颐；精神疾病患者则经常在梦中哭泣，还会梦游，等等。

所以，周公解梦是否准确尚不可知，但梦对健康的预兆却是有科学依据的。早晨醒来，如果对晚上的梦还有印象，不妨对应做身体相关脏腑的检查或自测，可能会有意想不到的收获。由此可见，身体是多么富有灵性，它对自己的变化了如指掌，即使我们个体无法及时了解这些变化，它也会通过疲劳、疼痛等感觉来提醒我们，而且对于一些不易察觉的疾病，它还会在梦中与我们交流，用一种近似幻觉的形式告诉我们，哪个部位需要你的关注。

第三节
调理脏腑，让我们的身体固若金汤

养生先养心，心养则寿长

就养生而言，在中医里有“下士养身，中士养气，上士养心”的说法，也就是说，在中医看来，养心是养生的最高境界，是养生的核心和关键。有专家甚至预言：养心将成为21世纪的健康主题。

但是，由于日渐加快的社会节奏、竞争激烈等诸多因素的影响，人们的心理负荷日益加重，前所未有的工作压力正在威胁着他们的健康。所以，学习养心理论，掌握养心技巧，积极投身养心实践，适度转移和释放压力，是目前最为有效的养生之道。

在生活中，人们应该学会在快节奏中提高自己的心理承受能力，在各种事件中保持平衡的心态，科学地安排自己的工作和生活，制定切实可行的工作计划或目标，并适时留有余地。无论每天工作多么繁忙，都应留出一定的休息时间，尽量让绷紧的神经有松弛的机会。

俗话说“心在志为喜”，就是说心的生理功能与七情中的“喜”关系密切，因此应每天保持愉快的心情。现代医学研究也证明，性格开朗、对人生充满乐观情绪的人多能健康长寿，其心血管病的发病率也明显降低。善于调整情绪，使自己总是处于乐观愉快的心态，是养心保健的最好方法。

在工作和生活中，难免会遇到烦恼，这时不要把忧愁痛苦强行积郁在心中，心情不好时，应尽量想办法宣泄或转移，痛哭一场就是一个好办法。心理学家指出：痛哭是一种自我心理保护措施，能使不良情绪得以宣泄和分流，哭后心情自然会畅快一些。在遇到挫折时要有自信心，相信自己的力量，这样才有利于理清思路，克服困难，走出逆境。

对于经常忙碌工作的人们来说，养成体育锻炼的习惯具有重要意义。适量的运动可促进心血管系统的健康，增强心脏的功能。每天安排一小时的锻炼，或根据自身情况灵活掌握，不仅可以放松身心，还可以增强体质。

另外，合理的饮食结构能有效预防冠心病、心绞痛和心肌梗死等疾病的发生率。饮食养心的基本原则就是以清淡饮食为主，尽量减少脂肪的摄入量（特别是动物性脂肪），平时应戒烟酒，不要暴饮暴食。

养肝重在平时，贵在坚持

养护肝脏其实重在平时，贵在坚持，那么在日常生活中我们应该注意什么呢？

1. 生活要规律

生活要有规律、不饮酒、不过劳、不乱服药，同时使用控制或减少病毒复制的药物，能减轻肝脏病变，降低肝癌发生率。

2. 舒缓焦虑情绪

情绪紧张对肝脏和心脏都非常不利，为了舒缓紧张的情绪，可以到郊外逛逛，置身于大自然绿意盎然的环境之中。如若工作期间突如其来感到焦虑不安，可暂时放下手上的工作，缓慢地深呼吸 3 ～ 5 下。

3. 用好草本精华

草本精华对滋补内脏有一定的作用：菊科植物大蓟、起绒草能舒缓和强化肝脏；迷迭香可以令肝脏恢复活力，同时消除胆囊的囊泡，因为它能够增加胆汁的分泌，同时祛除全部不洁物。

4. 注意饮食宜忌

不吃或少吃巧克力、酒精及动物脂肪。避免吃过酸的东西，以免过度刺激胃酸分泌，酸性植物、醋和柑橘类水果如柠檬等都要限量食用。多吃对肝脏有益的食品，如朝鲜蓟、紫皮萝卜和包心菜等。

5. 学会舒缓眼肿

当肝脏运作缓慢时，眼部会有明显的疲累感，容易出现肿胀。要减轻眼肿，可以合掌互相摩擦，直至你感觉到灼热的能量涌向掌心。然后，将手掌及手指轻轻地在闭上的双眼上滑动，由鼻子的上端一直按向太阳穴，之后轻按紧闭的眼球。

减少思虑，养好我们的脾脏

中医有“思虑伤脾”之说，思虑过多就会影响脾的运化功能，导致脾胃呆滞、运化失常、消化吸收功能障碍，而出现食欲不振、脘腹胀闷、头目眩晕等症状。所以缓解压力就可以健脾，那么生活中我们应该怎么减压呢？下面几种对策，你不妨试试看：

1．“笑一笑十年少”“哭一哭也无妨”

当自己感到郁闷时能够“笑一笑”当然是最好的，实在笑不出来的时候就“哭一哭”。在传统习惯中男人哭泣被认为是软弱的表现，是被人瞧不起的。但是心理学家研究发现，眼泪能杀菌，“哭”是一种极好的情绪宣泄方式，而且比其他的宣泄方式更有益于身体健康。所以男人感到压抑时应该尽量放声痛哭，如果怕没面子可以找个没人的地方痛快地大哭一场，等情绪好转后再树立自己的男子汉形象也不迟。

2．多听悦耳动听的音乐

悦耳动听的音乐会通过人的听觉影响大脑皮层，使内分泌系统增加分泌一些有益于健康的激素和酶，所以当一个人听到自己喜欢的音乐时，呼吸就加深，神经就松弛，疲劳便得以消除。

3．劳逸结合，疲劳时学会放松

每个人都有感到无能为力的时候，在自己情绪低落或精力不足的时候，要给自己充分的放松和休闲机会，不要过分地强迫自己而不顾身体的实际情况拼命蛮干。

4．找一个没人的地方自言自语

因为自己声音的音调有一种使人镇静的作用，可以产生安全感，所以在感到心情不好的时候，找一个没人的地方自言自语一会儿，可以发泄内心长年所遭受的思想和感情上的压抑，从而获得精神状态和心理状态的平衡协调。

5．降低对自己过高的期望值

每个人都想更高、更快、更完美地做事情，也不断地给自己设定目标，这自然会给自己带来无穷的压力和烦恼。因此，要正确认识自己的能力，量力而行，只有健康才是事业发展的本钱！

益气补脾，山药当仁不让

我们知道脾为后天之本，是人体存活的根本，只有脾好了，人的身体才能正常地运转，生活中的你如果经常流口水、眼皮耷拉，说明你的脾不太好，这个时候一定要好好补脾。那么补脾最好的东西是什么呢？山药是你最好的选择。

山药又称薯蓣、薯药、长薯，为薯蓣科多年生缠绕草本植物。山药中以怀山药为最，是一种具有高营养价值的健康食品，外国人称其为“中国人参”。山药口味甘甜，性质滋润平和，归脾、肺、肾经。中医认为它能补益脾胃、生津益肺、补肾固精。对于平素脾胃虚弱、肺脾不足或脾肾两虚的体质虚弱，以及病后脾虚泄泻、虚劳咳嗽、遗精、带下、小便频数等非常适宜。

《本草纲目》对山药的记载是：“益肾气，健脾胃，止泄痢，化痰涎，润皮毛。”因为山药的作用温和，不寒不热，所以对于补养脾胃非常有好处，适合胃功能不强、脾虚食少、消化不良、腹泻的人食用，患有糖尿病、高血脂的老年人也可以适当多吃山药。

流通肺气，以助心火驱风寒

“肺气”与人体健康有很大的关系，中医上认为咳嗽、咯痰、气喘等，都是肺气上逆的症状。痰的生成与脾有关。咯血为肺热、肺（阴）虚或肺络受伤的表现；鼻塞流涕，鼻出血等都应从肺考虑；喉痒、声沙哑或喉鸣等也应从肺考虑；眼睑或面部浮肿，手足四肢肿，也可能由于肺气壅塞不能通调水道引起。

中医在调理“肺气”，治疗肺部疾病方面很具特色，既可直接治疗又可间接治疗。直接治疗有宣肺、肃肺、清肺、泻肺、温肺、润肺、补肺、敛肺八法，间接治疗是则通过五脏生克关系进行。

例如：清肺法主要用清泻肺热的药物祛除肺中实热，如白茅根、天花粉、芦根等；润肺法主要用润肺生津的药物来防止燥热损伤肺阴，多用沙参、玉竹、百合等；补肺法则是补益肺气，改善呼吸功能，提高肺的免疫防御屏障，也就是扶正祛邪，常用的药物有人参、太子参、黄芪、山药等。

其实通过清肺、润肺等方法改善肺的功能，祛除病因最终就是为了达到补肺的功效，祛除了病因，肺的功能自然能恢复，加强了肺自身的功能，致病因素也能自然而然祛除，这是相辅相成的。

除了药物治疗外，中医学者还建议人们平日应该加强锻炼，改善卫生环境，防止空气污染，顺应季节，注意饮食养生，多吃清肺、润肺、补肺的食物，如百合、无花果、甘蔗、苹果、马蹄、桂圆等，以达到保护肺功能、预防和抵御呼吸系统的疾病的目的。

下面再为大家介绍几种护肺的小方法：

1. 摩鼻护肺法

将两手拇指外侧相互摩擦，有热感后，用拇指外侧沿鼻梁、鼻翼两侧上下按摩60次左右，然后，按摩鼻翼两侧的迎香穴20次（迎香穴位于鼻唇沟与鼻翼交界处），每天摩鼻1～2遍。经常摩鼻能有效预防伤风感冒，对体质差、对冷空气过敏的人非常有效。

2. 摩喉护肺法

端坐，仰头，颈部伸直，用手沿咽喉部向下按摩，直到胸部。双手交替按摩30次为1遍，可连续做2～3遍。这种方法可以利咽喉，有止咳化痰的功效。

3. 捶背护肺法

端坐，腰背自然直立，双目微闭放松，两手握成空拳，反捶脊背中央及两侧，各捶3～4遍。捶背时，要闭气不息，同时叩齿5～10次，并缓缓吞咽津液数次。捶背时要从下向上，再从上到下，沿脊背捶打，如此算1遍。先捶背中央，再捶左右两侧。这种方法可以疏导肺气，通脊背经脉，预防感冒，同时有健肺养肺之功效。

养肺一定要懂得呼吸的学问

乌龟为什么能成为动物界的长寿冠军呢？这主要是因为它的呼吸节律每分钟仅两次，这样就减少了身体内部能量的消耗，而我们人类平均的呼吸却是每分钟15次左右，如果我们想要长寿，即使做不到像乌龟那样呼吸，也应该学会正确的呼吸。

人的呼吸形式分为胸式呼吸和腹式呼吸两种。平时我们所做的呼吸就是胸式呼吸，但是胸式呼吸不利于肺部的健康，这是因为在胸式呼吸时只有肺的上半部肺泡在工作，占全肺4/5的中下肺叶的肺泡却在“休息”。这样长年累月地下去，中下肺叶得不到锻炼，长期废用，易使肺叶老化，进而引发疾病。

腹式深呼吸却可以弥补胸式呼吸的缺陷，是健肺的好方法。所谓腹式呼吸法是指吸气时让腹部凸起，吐气时压缩腹部使之凹入的呼吸法。常做腹式深呼吸运动，可使机体获得充足的氧气，也能满足大脑对氧的需求，使人精力充沛。

需要注意的是，在锻炼腹式深呼吸的初期，切忌急于求成地去追求呼吸的深长细缓，也不要过于注意自己的呼吸，以防止出现胸闷气短、呼吸不畅、憋气等不良反应。

不能机械地去任意延长呼气时间而缩短吸气时间，防止因为肺换气过度而出现头昏、头痛、疲乏等症状，甚至发生呼吸性碱中毒或酸中毒。

房事过度损精血，节欲保精可养肾

现代人都比较开放，尤其是年轻人，很早就开始同居，过性生活。中医有句话叫“欲不可早”，就是说欲望是不可以提前的。欲多就会损精，人如果精血受到损害，就会出现两眼昏花、眼睛无神、肌肉消瘦、牙齿脱落等症状。

男耗精，女耗血。过早地开始性生活，对女性来说就会伤血，对男性来说就会伤精，这样将来对身体的伤害是很大的。因此，古代的养生家一直强调人一定要有理性，能控制自己的身体，同时也要控制住自己的性欲，否则的话，就会因为欲念而耗散精气，丧失掉真阳元气。

另外，一个人要想保养人体元气，避免阴精过分流失，除了不能过早进行性生活外，在行房时还应注意季节、时令、环境等多种因素对身体健康的影响。

春天，人的生殖机能、内分泌机能相对旺盛，性欲相对高涨，这时适当的性生活有助于人体的气血调畅，是健康的。夏季，身体处于高消耗的状态，房事应适当减少。秋季，万物肃杀，房事也应该收敛，以保精固神，蓄养精气。“冬不潜藏，来年必虚”，所以冬季更应该节制房事，以保养肾阳之气，避免耗伤精血。

另外，喝醉了不能行房事，因为这样特别伤肾，同时也会导致男性的精子减少；阳痿之后不可通过服壮阳药行房事，因为这是提前调元气上来，元气一空，人就会暴死；人在情感不稳定的时候，尤其是悲、思、惊、恐等情绪过重的时候不能行房事，否则容易伤及内脏，损耗阴精，还可能因此而患病；行房事时间不可选择在早上，以晚上 10 点为最佳。在此时，心已经很愉悦了，那么下一步就是要让肉体也能够喜悦，这就是身心不二。我们中国人讲究身心不二，一个人的心喜悦了，他的身体也要喜悦，所以这个时候，人体就要进入到一个男女阴阳结合的时期。

人的精气是有定量的，在长年累月折腾之下必然大量损耗，也许在三年五载内难以感觉到身体有什么大的变化，而一旦发病，想要恢复就很困难了，因此，在性生活方面要保持节制的态度。

学几招简单实用的护肾“秘籍”

中医认为，适宜的运动能改善体质，强壮筋骨，活跃思维，有利于营养物质的消化和吸收，从而使肾气得到巩固。因此，保护肾气就要适当地运动。以下专为肾虚患者介绍几种运动：

1. 缩肛功

平卧或直立，全身放松，自然呼吸。呼气时，做排便时的缩肛动作，吸气时放松，反复进行 30 次左右，早晚均可进行。本功能可以提高盆腔周围的血液循环，促进性器官的康复，对防治肾气不足引起的阳痿早泄、女性性欲低下有较好的功效。

2. 强肾操

两足平行，足距同肩宽，目视前端。两臂自然下垂，两掌贴于裤缝，手指自然张开。脚跟提起，连续呼吸 9 次不落地。

再吸气，慢慢曲膝下蹲，两手背逐渐转前，虎口对脚踝。手接近地面时，稍用力抓成拳（有抓物之意），吸足气。

憋气，身体逐渐起立，两手下垂，逐渐握紧。

呼气，身体立正，两臂外拧，拳心向前，两肘从两侧挤压软肋，同时身体和脚跟部用力上提，并提肛，呼吸，以上程序可连续做多次。

3. 刺激脚心

中医认为，脚心的涌泉穴是浊气下降的地方，经常按摩涌泉穴，可益精补肾。按摩脚心对大脑皮层能够产生良性刺激，调节中枢神经的兴奋与抑制过程，对治疗神经衰弱有良好的作用。具体的方法是：两手掌对搓热后，以左手擦右脚心，以右手擦左脚心。每日早晚各 1 次，每次搓 300 下。

4. 自我按摩腰部

两手掌对搓至手心热后，分别放至腰部，手掌分别上下按摩腰部，至有热感为止。早晚各一次，每次约 200 下。这些运动可以健运命门，补肾纳气。

生活小习惯，养出胆脏大健康

胆对人体来说非常重要，但现在很少有人知道如何保养，所以胆结石等胆道疾病发病率很高。这是因为人们经常不吃早餐，会使胆汁中胆酸含量减少，胆汁浓缩，胆囊中形成结石。另外，晚饭后常躺着看电视、看报，饭后立即睡觉，晚餐摄入高脂肪等，也会使胃内食物消化和排空缓慢，食物的不断刺激又会引起胆汁大量分泌，这时由于体位处于仰卧或半仰卧，便会发生胆汁引流不畅，在胆管内瘀积，导致形成结石。如果经常吃甜食，过量的糖分会刺激胰岛素的分泌，使糖原和脂肪合成增加，同时胆固醇合成与积累也增加，造成胆汁内胆固醇增加，易导致胆结石。

那么该怎样保养并预防胆道类疾病呢？中医认为，保养胆脏就要注重饮食、保持快乐的心境。

1. 建立健康的饮食习惯和合理的饮食结构

据了解，由于经常不吃早餐，会使胆汁中胆酸含量减少，胆汁浓缩，有利于胆囊中胆结石形成，因而导致不吃早餐者胆结石的发病率大大高于饮食有规律者。

另外，临睡前喝一杯全脂牛奶，可防胆结石。因为牛奶能刺激胆囊，使其排空，这样胆囊内胆汁就不易潴留、浓缩，结石就难以形成。

在饮食上要尽量少吃油腻的食物，更不能因为早上赶着上班或者赖床而不吃早餐。因为在空腹的时候，胆汁容易郁积，极有可能引起结石症状。饮食偏荤喜甜者，也因脂肪和胆固醇摄入多，易形成胆结石。甜食过多又会促进胰岛素分泌，会加速胆汁中胆固醇的沉积而形成胆结石。

2. 调节情志、保持心情舒畅

中医认为，情绪的过度压抑和过度亢奋均属神志不畅，而两种极端的性格都可导致胆囊炎或者胆石症。总体看来这是一种心身疾病，情绪不好后心理问题就会直接影响到生理。肝和胆是互为表里的，胆的功能要通过肝脏的功能来体现，如果情绪不好，就会影响到肝脏的疏泄功能，同样也会影响到胆汁的排泄和分泌功能。胆汁是帮助消化的，胆汁正常的时候应该从胆囊排出来，排到肠内帮助消化，尤其是消化脂肪类物质。导致胆的病变除了情志以外，就是肝气疏泄太过或者不及，此外还和饮食有关，比如吃得过于油腻，饮食不节就容易导致胆囊病变。

中医认为，情志不调、肝气郁结、胆汁郁滞是形成结石的主要原因，因此，调节情志、保持心情舒畅、避免烦躁和焦虑显得十分重要。

胃是人体加油站，全力打好保“胃”战

胃是一个特殊的器官，酸甜苦辣、荤素五谷，都要在胃里消化，而胃又是一个颇为娇嫩的器官，不注意保养便可能出现问题。例如饮食不规律，饥一顿，饱一顿，加之酒泡、烟熏、毒侵、细菌炎症的侵袭或者服用伤胃的药物，就会打乱胃的消化规律，产生消化障碍，出现胃胀、胃痛、返酸、消化不良等初期浅表性胃炎症状。

初期的浅表性胃炎如果得不到有效治疗，再加上病菌的反复感染，而饮食规律又不能恢复，就可能会发生萎缩性胃炎。慢性萎缩性胃炎再不注意保养和治疗，就可能演变为癌症。由此可见，胃病患者特别是为“老胃病”长期困扰的患者尤须注意调养保健，才不会让病情变得更加严重。

俗语说胃病“三分治，七分养”，胃病是一种慢性病，不可能在短期内治好，治病良方就是靠“养”，急不来。从诱发胃病的以上这些病因来分析，如果可以改变不健康的生活方式，调整饮食习惯，改善情绪等，就能起到缓解胃病的作用。

尽管胃病的种类较多，其致病因素也较复杂，但胃病往往与饮食关系最为密切，因此胃病的日常调养应以饮食调养为主。

平时应当注意食用有营养的食物。多吃些高蛋白食物及高维生素食物，保证机体的各种营养素充足，防止贫血和营养不良，对贫血和营养不良者，应在饮食中增加富含蛋白质和血红素铁的食物，如瘦肉、鸡、鱼、肝、腰等内脏。高维生素的食物有深色的新鲜蔬菜及水果，如绿叶蔬菜、西红柿、茄子、红枣等。每餐最好吃 2 ～ 3 个新鲜山楂，以刺激胃液的分泌。

注意饮食中的酸碱平衡。当胃酸分泌过多时，可喝牛奶、豆浆、

吃馒头或面包以中和胃酸；当胃酸分泌减少时，可用浓缩的肉汤、鸡汤、带酸味的水果或果汁，以刺激胃液的分泌，帮助消化，要避免吃引起腹部胀气和含纤维较多的食物，如豆类、豆制品、蔗糖、芹菜、韭菜等。

当患有萎缩性胃炎时，宜饮酸奶，因酸奶中的磷脂类物质会紧紧地吸附在胃壁上，对胃黏膜起到保护作用，使已受伤的胃黏膜得到修复。酸奶中特有的成分乳糖分解代谢所产生的乳酸，葡萄糖醛酸能增加胃内的酸度，抑制有害菌分解蛋白质产生毒素，同时使胃免遭毒素的侵蚀，有利于胃炎的治疗和恢复。

少吃味精、酸辣及过咸食物。当以清淡食物为主，过量食用味重、酸辣之品会刺激胃酸分泌，加重病情，但少量的生姜和胡椒可暖胃并增强胃黏膜的保护作用。

少吃太油腻或煎炸食品。饮食当尽量选择易消化的食物，可适量进食肉类，但炒煮一定要熟，烹饪蔬菜不要半生。

少吃冰冻和过烫食物。为避免对胃过度刺激，饮食要温度适中，喝汤或饮水均不宜过热。

少吃含酸量多的水果。胃酸分泌过多的病人，注意不要吃杨梅、青梅、李子、柠檬等含酸量较多的水果，否则，会使病情加重，并严重妨碍溃疡的正常愈合。

另外，有胃病的人还应该戒烟、酒、咖啡、浓茶、碳酸性饮品（汽水）、酸辣等刺激性食物，这些都是最伤胃的。胃的脾性喜燥恶寒，因而冷饮和雪糕也必须戒，食物以热为好，这对于任何人都是一个考验，特别是在酷暑时节。有两种饮料应该多喝，一是牛奶，二是热水。牛奶可以形成一层胃的保护膜，每天早上起床后先喝一杯牛奶，再吃东西，是再好不过的。多喝水，特别是热水，因为人在大部分情况下会把缺水误认为是饥饿。

小米最补胃

中医认为，小米有和胃温中的作用，小米味甘咸，有清热解渴、健胃除湿、和胃安眠等功效，内热者及脾胃虚弱者更适合食用它。有的人胃口不好，小米既能开胃又能养胃，具有健胃消食、防止反胃、呕吐的功效。

在所有健胃食品中，小米是一种纯绿色食品且没有副作用的，它营养价值高，对于老弱病人和产妇来说，小米是最理想的滋补品。

我国北方许多妇女在生育后，用小米加红糖来调养身体。小米熬粥营养价值丰富，有“代参汤”之美称。小米之所以受到产妇的青睐，皆因同等重量的小米中含铁量比大米高一倍，其含铁量高，所以对于产妇产后滋阴养血大有功效，可以使产妇虚寒的体质得到调养。

另外，小米因富含维生素 B_1、维生素 B_2 等，还具有防止消化不良及口角生疮的功能。

小米粥是健康食品，可单独煮熬，亦可添加大枣、红豆、红薯、莲子、百合等，熬成风味各异的营养粥。对脾胃虚弱，或者在夏季经常腹泻的人来说，小米有很好的补益作用。与山药熬粥，可强健脾胃；加莲子同熬，可温中止泻；食欲不振者，可将小米加糯米与猪肚同煮而食，方法是将小米和糯米浸泡半小时后，装到猪肚内，炖熟后吃肉喝汤，内装的小米和糯米取出晾干，分次食用。小米磨成粉，可制糕点，美味可口。

美中不足的是，小米的蛋白质含量没有大米高，因此不论是产妇，还是老弱人群，都不能完全以小米为主食，应合理搭配，避免缺乏其他营养。

揉腹保养大小肠

我国宋代诗人陆游非常喜欢按摩，并从中受益不少，他坚持“饭后自做揉腹功”，他认为饭后频摩腹可以助消化。揉腹不仅可以保养大小肠，而且对多种疾病如高血压、冠心病、肺心病、糖尿病、便秘及肾炎等均有良好的辅助治疗效果。

此外揉腹可以调和气血，增加腹肌和肠平滑肌的血流量，增加胃肠内壁肌肉的张力及淋巴系统功能，使胃肠等脏器的分泌功能活跃，明显改善大小肠蠕动功能，从而加强对食物的消化、吸收和排泄，防止和消除便秘。

腹部按揉操作方法：

一般选择在夜间入睡前和起床前进行。排空小便，取仰卧位，双膝屈曲，全身放松，左手按在腹部，手心对着肚脐，右手叠放在左手上。

先按顺时针方向绕脐揉腹50次，再逆时针方向按揉50次。

取仰卧位，以右手按顺时针方向绕脐揉腹，次数可多可少，50～100次均可，用力适度，右手做完再换左手按逆时针方向进行。

值得注意的是，揉腹不宜在过饱或过饥的情况下进行，如有胃肠穿孔、腹部急性炎症及恶性肿瘤时，最好不要揉腹。揉腹时如出现腹内温热感、饥饿感或有便意及肠鸣、排气等都属正常现象，无须担心。揉腹运动必须持之以恒，方可取得健身强体的效果。

呵护膀胱，别让生命猝然死去

膀胱位于盆腔内，在空虚时呈四面体形，是一个贮存尿液的器官，它的主要功能就是储尿和排尿。尿液在膀胱内储存到一定程度时就要排出体外，切不可憋尿，否则会影响膀胱的储尿功能。隋朝医家巢元方认为膀胱气化无力就会造成遗尿，所以他强调人不可憋尿。

有一则脑筋急转弯是这样的：

一只小狗带了足够多的水和食物到沙漠旅行（没有天敌等危害），结果在第二天就被发现已经死了，请问是什么原因？

答案是想尿尿却找不到电线杆，结果憋死了。

这虽然是一则笑话，但从一个侧面告诉我们憋尿对健康不利，更有甚者会威胁我们的生命。

其实憋尿在生活中是经常会发生的事。谁都会因偶尔找不到厕所，或其他的原因憋一两次尿。但是，千万不可养成长期憋尿的习惯。这是因为尿液是肾脏代谢的产物，含有许多人体新陈代谢所产生的尿酸等代谢废物和各种有毒物质。憋尿会使有毒物质在体内停留的时间过久，很容易引起泌尿系统感染和结石，严重时还会导致肾功能损害。

此外，长期憋尿可能引起膀胱损伤，因为控制膀胱收缩的神经分布在膀胱壁的肌肉里，憋尿太久，会使神经缺血或过度胀扯而受损，造成以后小便疼痛、尿频、尿不干净或尿不出小便的后果。更有甚者可能会引发心脏病和血压升高，严重的还会导致猝死。下面就让我们看看两则事例：

美国加州一名28岁的女性参加一项喝水（憋尿）比赛，结果比赛结束几小时后在家里猝死。

一位丹麦贵族在一次宴会中内急，但由于在当时离席是贵族传统礼仪中非常失礼的行径，所以他一直憋尿引发膀胱发炎，最终导致了自己的死亡。

经常憋尿是一种不良习惯，影响了正常的规律性排尿功能，尿液滞留膀胱过久，增加了细菌生长繁殖的机会。所以若憋了一段时间的尿之后，除了尽快将膀胱排空，最好的方法就是再补充大量的水分，强迫自己多几次小便，这对膀胱来说有冲洗作用，可以避免膀胱内细菌的增生。

念“六字诀”，最简单的脏腑顺安功法

“六字诀”是我国古代流传下来的一种养生方法，它最大的特点是原地不动就能轻松调理五脏六腑。大家不妨都来试试。

首先做好预备功：头顶如悬，双目凝神，舌抵上腭，沉肩垂肘，含胸拔背，松腰坐胯，双膝微屈，双脚分开，周身放松，大脑入静，顺其自然，切忌用力。

1. 念“嘘”字治肝病

操作方法：练功时，两手相叠于丹田，男左手在下，女相反；两瞳着力，大脚趾稍用力，提肛缩肾。当念“嘘”字时，上下唇微合，舌向前伸而内抽，牙齿横着用力。呼吸勿令耳闻。当用口向外喷气时，横膈膜上升，小腹后收，逼出脏腑之浊气，大凡与肝经有关之脏器，其陈腐之气全部呼出；轻闭口唇，用鼻吸入新鲜空气。吸气尽后，稍事休息，再念“嘘”字，并连做6次。

功效：本功法对肝郁或肝阳上亢所致的目疾、头痛以及肝风内动引起的面肌抽搐、口眼歪斜等有一定疗效。

2. 念“呵”字治心病

操作方法：练功时，加添两臂动作，这是因为心经与心包经之脉都由胸走手。念“呵”字时，两臂随吸气抬起，呼气时两臂由胸前向下按，随手势之导引直入心经，沿心经运行，使中指与小指尖都有热胀之感。应注意念“呵”字之口形为口半张，腮用力，舌抵下颌，舌边顶齿，亦要连做6次。

功效：本功法对心神不宁、心悸怔忡、失眠多梦等症有一定疗效。

3. 念“呼”字治脾病

操作方法：练“呼”字功时，撮口如管状，唇圆如筒，舌放平，

向上微卷，用力前伸。此口形动作，可牵引冲脉上行之气喷出口外，而洋溢之微波侵入心经，并顺手势达于小指之少冲穴。循十二经之常轨气血充满周身。需注意的是，当念“呼”字时，手势未动之前，大脚趾稍用力，则脉气由腿内侧入腹里，循脾入心，进而到小指尖端。右手高举，手心向上，左手心向下按的同时呼气；再换左手高举、手心向上，右手心下按。呼气尽则闭口用鼻吸气，吸气尽稍休息进行一个自然的短呼吸，再念“呼”字，共连续6次。

功效：本功法对脾虚下陷及脾虚所致的消化不良有效。

4. 念“嘶”字治肺病

操作方法：练“嘶”字功时，两唇微向后收，上下齿相对，舌尖微出，由齿缝向外发音。意念由大脚趾之尖端领气上升，两臂循肺经之道路由中焦健起，向左右展开，沿肺的经脉直达拇指端的少商穴内。当呼气尽时，即闭口用鼻吸气。休息一会儿，自然呼吸一次，再念“嘶”字，连续6次。

功效：本功法对于肺病咳嗽、喘息等症有一定疗效。

5. 念“吹”字治肾病

操作方法：练“吹”字功时，舌向里，微上翘，气由两边出。足跟着力，足心之涌泉穴，随上行之脉气提起，两足如行泥泞中，则肾经之脉气随念“吹”字之呼气上升，并入心包经。同时两臂撑圆如抱重物，躯干下蹲，并虚抱两膝。呼气尽，吸气之时，横膈膜下降，小腹鼓起，如上述4个字吸气时之动作，连续做6次。

功效：本功法补肾，对肾虚、早泄、滑精等症有效。

6. 念“嘻”字理三焦之气

操作方法：练“嘻”字功时，两唇微启，稍向里扣，上下唇相对不闭合。舌平伸而微有缩意，舌尖向下，用力向外呼气。两手心向上经由膻中向上托，过头顶，一边托一边呼气后，再由面前顺势下降至丹田。当念“嘻”字之时，四肢稍用力，少阳之气随呼气而上升，与冲脉并而悬通上下，则三焦之气获理，脏腑之气血通调。

功效：本功法对由于三焦气机失调所致的耳鸣、耳聋、腋下肿痛、齿痛、喉痹症有效。

第五章

吃出免疫力

——让我们的身体百病不侵

第一节　餐桌上的免疫力之争——免疫食物大盘点

食物金字塔，解开瓜果蔬菜中的免疫密码

俗话说“民以食为天，健以食为先”，为了从日常饮食中获取更多的营养，增强自身的免疫力，我们也应学会挑剔食物的营养，学会在食物的营养之间取舍，这些观念直接影响着人类的免疫健康。

20 世纪 80 年代末，美国农业部根据“美国人饮食指南”建立了日常食物金字塔。2007 年，他们又推出了新版食物金字塔，纠正了过去的一些疏漏。据悉，金字塔的建造者，包括科学家、营养师、职员以及顾问。之后，哈佛大学公共健康学院的专家们又依靠所获得的最科学的证据，根据食物与健康之间的关系，建立了新的健康饮食金字塔。它修补了美国农业部食物金字塔的基础漏洞，在关于吃什么的问题上提出了更好的建议。

健康饮食金字塔是建立在每日运动和控制体重的基础之上的，因为这两个因素对人们提高免疫力、保持健康来说十分重要。它们也会影响到人们吃什么和如何吃的问题，以及人们吃的食物如何影响自身的健康。从健康饮食金字塔的底座往上看，其中包括：

塔基：尽量多吃谷麦类食物，如面包、米饭等。

功能：供应热能，补充消耗，保持体温。

营养成分：含淀粉质、少量 B 族维生素及植物性蛋白质；全麦食物含纤维素。

健康摄取量：常被人们作为主食，自然总摄取量远高于其他类食物。

第二层：多吃水果蔬菜。

功能：增强抵抗能力，维持细胞健康，防止便秘。

营养成分：含丰富的维生素 A 和维生素 C，各种矿物质及纤维素。

健康摄取量：多吃蔬菜水果对健康与美容均有益，蔬菜每日最少

7两，水果每日最少2～3个。

第三层：适量进食鱼类、蛋类、家禽、全瘦肉类、豆类、乳类。

功能：肉类等可助生长发育，维持新陈代谢，奶类有助于牙齿及骨骼健康。

营养成分：肉类及奶类等均含丰富的蛋白质、多种维生素及脂肪；肉类中的铁质及奶类中的钙质含量特别丰富。

健康摄取量：适量，乳类食品每日1～2杯，瘦肉、家禽类、鱼类、豆类及蛋类每日合计摄取150～350克。

塔顶：尽量少吃高脂肪、高糖分的食物。

功能与养分：脂肪与糖直接或间接提供人体生理运行及活动所需热能，在一定限度内对身体有利，摄取过多则有害。

健康摄取量：其他层类的食物中所含的脂肪与糖分一般已能满足人体所需，故应尽量避免额外进食。

只要我们注意在餐桌上构建起健康的饮食“金字塔”，就一定可以吃得更营养、吃得更健康。

五谷不是吃不吃的问题，而是怎么吃的问题

五谷杂粮是营养的宝库，无论是碳水化合物、蛋白质、脂肪，还是矿物质、维生素，都可以从五谷杂粮中得到补充。五谷杂粮一方面作为餐桌上的主食，为人们提供充足的能量；另一方面又是美味的天堂，种类繁多、味道各异的品种更是人们消遣的零食，既美味又健康。

五谷杂粮主要包括谷物、豆类、薯类等三大类。谷类是供给人体热量的最主要来源，谷物中还含有调节人体生理功能所必需的B族维生素和无机盐。谷类食物包括粳米、糯米、小米、小麦、大麦、燕麦、玉米；豆类食物为人体提供所需的植物蛋白。大豆按其色泽又可分为黄、青、黑、褐、双色5种，其他豆类如蚕豆、绿豆、赤豆、豌豆等；薯类富含保健功能因子，对机体抗氧化、调节人体免疫功能、维护心脑血管功能、健脾、护肝、抗诱变、抑癌、解毒等功效，各种薯类含有的保健功能各不相同，日常生活中我们应尽可能地调配着吃，薯类食物包括番薯、芋头、马铃薯等。

作为饮食金字塔的塔基，五谷杂粮是最好的基础食物，但是五谷

怎么吃最营养？这是个关键的问题。下面就给大家推荐几道五谷杂粮的美味做法：

高粱适合做点心。高粱米做粥做饭，都显得略粗糙了一些，但是磨成面粉做成点心，则细腻营养了很多。高粱米最适合做一种叫高粱粑的点心，就是把高粱米磨成粉后加入泡打粉、白糖、鸡蛋和适量水调至黏稠，揉成面团，把高粱面团按平蒸熟，下油锅稍炸，撒上芝麻即可。

高粱粑对于一些胃肠功能略差的人来说不好消化，可以尝试做一些高粱羹，比如在做银耳羹或者玉米羹的时候放上一点点高粱，可以让原本就很有营养的羹汤更增加一些丰润的口感。

长身体吃荞麦面条。荞麦面条最适合的搭配就是用肉末和黄瓜一起凉拌，荞麦面性凉，容易伤胃，所以在做的时候一定要泡得时间长一些，直到泡软，口感更好，也更容易消化。黄瓜可以让荞麦面更清爽不容易腻，而肉末最好采用羊肉末，羊肉温暖养胃，和荞麦是很好的搭配。

最适合食用荞麦的就是老年人和小孩子，偶尔吃一吃荞麦面条，老年人可以用来减血脂、降血压。小孩子在成长期间更是少不了荞麦，荞麦面条虽然好吃，但是并不适合早餐和晚餐，那样容易让胃部受损，或者不容易消化，每次不应食用过多，适量原则最好。

燕麦八宝饭能瘦身。燕麦八宝饭是将燕麦、黑糯米、长糯米、糙米、白米、大豆、黄豆、莲子、薏米、红豆等加水浸泡一个小时，然后煮熟做成的。八宝饭有更充足的膳食纤维和碳水化合物，适合当作主食食用。

燕麦中丰富的可溶性纤维可促使胆酸排出体外，降低血液中胆固醇含量，减少高脂肪食物的摄取，也因可溶性纤维会吸收大量水分，饱腹感很强，经常食用，减肥瘦身的效果特别好。

糯米最适合做醪糟。用糯米、薏米、莲子粗粉、山药粗粉、芡实米、茯苓粗粉、酒酿曲适量混合在一起，将拌匀的原料放入搪瓷盆中，加水适量，在笼屉中蒸 1 小时，拿出放冷，拌入酒酿曲，把盆放在约 25℃的环境中约 36 ～ 48 小时，原料即发酵成为酒酿。如果爱吃甜的可以加一些冰糖，醪糟酒酿可以在中午和晚上服用，不但帮助消化，而且镇静安神，也会让胃觉得很舒服。

薏米煲汤最滋补。薏米性微寒，所以并不适合煮粥或者单吃。与一些能起到温补作用的食物一起煲汤就非常适合了，可以把鸡腿、番茄与薏米一起炖煮，不但容易消化，而且能起到非常好的滋补效果。薏米不容易消化，所以尽量不要多吃，尤其是老人、儿童以及胃寒、患胃炎的人，吃薏米的时候一定要适量，不要多吃。

另外，五谷中其他食物的做法还有很多，比如，黄豆炖排骨、黑豆鸡爪汤、绿豆汤最消暑等，在这里就不一一列举了，总之我们要把五谷吃对，让它最大可能地提高我们身体的免疫力。

食物有7色，免疫功效各不同

科学研究发现，不同颜色的食物所含的营养成分和对人体的免疫功效有所不同，每种颜色的食物对免疫系统的作用也不同。一般来说，食物可以分为7种颜色，下面我们就来介绍这7种不同颜色的食物的特殊功效，让你在满足口福的同时，也使身体获得最均衡的营养。

1. 黄色食物——维生素C的天然源泉

黄色食物是高蛋白、低脂肪食品中的佳品，最宜患有高脂血症的中老年人食用，其黄色源于胡萝卜素和维生素C，二者功效广泛而强大，在抗击氧化、提高免疫力、维护皮肤健康等方面更有协同作用。

玉米和黄豆是黄色食物的代表。玉米提供碳水化合物、膳食纤维和B族维生素等，可刺激胃肠蠕动，加速粪便成形和排出，防治便秘、肠炎和肠癌，还可调节血脂，在一定程度上预防高血压和冠心病的发生。香蕉是很好的垃圾清理剂，能强化消化系统功能，同时还能清除血液中的毒素。

2. 红色食物——添加能量

红色食物有助于减轻疲劳，并且有驱寒作用，可以令人精神抖擞，增强自信及意志力，使人充满力量。红色源于番茄红素、胡萝卜素、铁以及部分氨基酸等。红色食物对治疗男性的前列腺炎有益。

红豆、红薯等是优质蛋白质、碳水化合物、膳食纤维、B族维生素和多种无机盐的重要来源，可弥补大米、白面中缺失的营养，经常食用可提高人体对主食中营养的利用率。不过进食过量，会引起不安、心情暴躁，使人易怒，所以切记要适可而止。

3. 绿色食物——肠胃的天然“清道夫”

大部分的绿色食物都含有纤维素，能清理肠胃，防止便秘，降低直肠癌的发病率。另外，常吃绿色食物能让我们的身体保持酸碱平衡的状态，在更大程度上避免癌症的发生。不仅如此，常吃绿色食品还可以舒缓精神压力，并能预防偏头疼等疾病。

4. 紫色食物——延年益寿

甘蓝、茄子以及紫菜都是含碘丰富的食品。除此之外，紫色食品还是男人的最爱，例如洋葱就是著名的壮阳食品。另外，紫色的葡萄更是为皮肤的养护和心脏的健康立下了汗马功劳，因为葡萄中富含维生素 B_1、维生素 B_2，能加速血液循环。

5. 蓝色食物——稳定情绪

蓝色的食物并不常见，除了蓝莓及一些浆果类以外，一些白肉的淡水鱼也属于蓝色的食物。虽说蓝色的食物有镇定作用，但吃得太多也会适得其反，因为冷静过度会令人情绪低落。为避免失控，进食蓝色食物时，可以放点橙色的食物，如香橙之类，便不会有问题了。

6. 黑色食物——益脾补肝

黑色的食物都是滋阴的佳品。蘑菇中含有促进皮肤新陈代谢和抗衰老的抗氧化物质——硒，它有助于加速血液循环，防止皱纹产生。另外，黑米中含有 18 种氨基酸，还含有铁、锰、钙等多种微量元素。而黑芝麻中的维生素 E 含量极丰富，具有益脾补肝的作用。

7. 白色食物——蛋白质和钙质的丰富源泉

通常来说，白色食品如豆腐、奶酪等是钙质丰富的食物，经常吃一些白色的食物能让我们的骨骼更健康。同时，各种蛋类和牛奶制品还是富含蛋白质的优质食品，而我们常吃的白米则富含碳水化合物，它是饮食金字塔坚实根基的一部分，更是身体不可或缺的能量之一。

另外，菜的颜色影响营养价值还反映在同类蔬菜的不同品种中，例如红皮甘薯的营养价值高于白皮甘薯，黑木耳所含维生素高于白木耳，红色胡萝卜所含胡萝卜素高于黄色胡萝卜。通常情况下，即使是同一株蔬菜，因不同部位的颜色深浅有别，其营养价值的差异也甚为悬殊，例如葱的绿色部分所含维生素是葱白部位的 4 ~ 5 倍，芹菜绿叶所含维生素 C 是茎白部位的 4 倍以上。

看到食物中的这些大学问，你应该明白饮食颜色的重要性了吧，那就按照食物的颜色来调配自己的营养，提高自身的免疫力吧。

食物有“四性”，吃对了才能提高免疫力

中药有四气之说，中医认为食物同中药一样，不同的食物具有不同的性味，食物的性味指的就是食物的“寒、热、温、凉”，只有在适当的时候吃适当的食物，才能够提高我们身体的免疫力，否则就有可能损害我们的健康。具体来说，我们在饮食的时候，应该遵循以下原则：

1. 寒凉性的食物

这类食物大多具有清热、泻火、消炎、解毒等作用，适用于夏季发热、汗多口渴或平时体质偏热的人，以及急性热病、发炎、热毒疮疡等。例如，西瓜能清热祛暑，除烦解渴，有“天然白虎汤”之美称；绿豆能清热解毒，患疮疡热毒者宜多选用之；其他如梨、甘蔗、莲藕等，都有清热、生津、解渴的作用。

2. 温热性的食物

这类食物大多具有温振阳气、驱散寒邪、驱虫、止痛、抗菌等作用，适用于秋冬寒凉季节肢凉、怕冷，或体质偏寒的人，以及虫积、脘腹冷痛等病症。例如，生姜、葱白二味煎汤服之，能发散风寒，可治疗风寒感冒；大蒜有强烈的杀菌作用，对肺结核、肠结核、急慢性肠炎、痢疾等都有很好的补养作用；韭菜炒猪肾能治肾虚腰疼，当归生姜羊肉汤能补血调经。

3. 平性的食物

这类食物大多能健脾、和胃，有调补作用，常用于脾胃不和、体力衰弱者。例如，黄豆、花生仁均饱含油脂，煮食能润肠通便，为慢性便秘者的最佳食补方法。

上述平性的食物，无偏盛之弊，食用时很少禁忌。但寒凉与温热两种性质的食物，因其作用恰好相反，正常人亦不宜过多偏食。如舌红、口干的阴虚内热之人，忌温热性的食物；舌淡苔白、肢凉怕冷的阳气虚而偏寒的人，就应忌寒凉性的食物。讲究饮食必须这样考虑，如有违反，益增其偏，反而加重病情，为害匪浅。

另外，食物的温热寒凉属性也要因人、因时、因地而异，灵

活运用，才能维持人体内部的阴阳平衡，维持生命的健康运转。因人而异来食补尤为重要，不同工作性质的人群的食补方式也不一样。建筑工人等体力劳动者因为经常晒太阳，体内容易有热气，需要多进食寒凉食物以滋阴降火；而办公室一族因为有空调等设备调节室内气候，温度适宜，极少出汗，食用寒凉食物就可能伤身。

身体缺啥就补啥——根据营养素吃出免疫力

我们吃掉的食物，最终都会转化成营养素被我们的身体吸收，然后才能提升免疫系统的功能。因此，为了获得较强的免疫力，我们在摄入食物的总量中，最好根据科学的人体营养素需求，即要有 60% 是碳水化合物，占 25% ~ 30% 的脂肪，10% ~ 15% 的蛋白质，这样才能保证免疫系统正常工作。

1. 碳水化合物——生命的能量源泉

大部分食物中都含有碳水化合物，可以从谷类、水果、蔬菜、豆类、坚果和大部分加工食物中获得。它们在体内被分解成小分子的糖，然后产生热量。

摄取富含复合碳水化合物的食物，例如粗粮，是获得能量最有效的方法，因为这类食物含有我们所必需的营养物质。单糖和精制的碳水化合物被吸收后就能立刻给机体补充糖，这使得机体在缺乏能量时能快速得到补充。相反，复合碳水化合物释放单糖的速度很缓慢，它们就像胶囊一样逐渐将药物释放。这样可以使血糖水平保持在正常范围内，而不是像拉锯一样忽上忽下。当血糖低的时候，我们就会喜欢吃甜食，并且容易生气、情绪化、有抵触情绪。然而，如果吃了足够的能补充血糖的食物后，我们就会思路清晰，才思敏捷，心情愉悦，少有饥饿感，甚至会不喜欢甜食。

2. 脂肪——最耐用的能源

脂肪是食物中的一个基本构成部分，如各种动物油和植物油、坚果和油炸食品等。

植物性油脂指花生油、豆油、芝麻油、向日葵油等以及谷类的油类，包括玉米油。这些油类含有丰富的不饱和脂肪酸，亚油酸、亚麻酸在豆油和紫苏子油中较多。

动物脂肪包括陆地与海洋动物的体脂、奶脂和禽肉类的脂肪，含饱和脂肪酸和单不饱和脂肪酸相对较多，而多不饱和脂肪酸含量较少。

含磷脂较多的食物有蛋黄、肝脏、大豆、麦胚和花生等；含胆固醇丰富的食物有动物脑、肝、肾等内脏和蛋类，肉类和奶类也含有一定量的胆固醇。

你今天吃的脂肪，不一定马上燃烧，可以储存起来，在腹腔空隙、皮肤下面、重要器官的周围，都可以作为储存能量的“燃烧”仓库。人在饥饿时，首先动用体内极为有限的糖原继而消耗体脂，为的是避免体内蛋白质的损耗。例如，冬眠的动物、沙漠里的骆驼所具有的惊人的生命力便是靠自身的脂肪提供能量，维持“不进食”期间的生存。

3. 蛋白质——细胞的基本物质

蛋白质是生命的“建筑材料”，也是在生命活动中起重要作用的物质。它占人体体重的16% ~ 19%，是高分子化合物。可以说，没有蛋白质就没有生命，蛋白质在体内参与组成各种组织和器官，如皮肤、肌肉、骨骼、血液、内脏器官、毛发和指甲等。蛋白质参与构成多种重要的生理活性物质，如催化生物化学反应的酶、调节代谢平衡的激素和抵制外来微生物的抗体等。

人体内的蛋白质不是固定不变的，而是处于不断更新的状态中。例如，一个成年人每天经由皮肤、毛发、黏膜脱落、月经失调和肠道菌体死亡等排出20多克蛋白质。因此，人体每天必须摄入一定量的蛋白质，以弥补每天损失的量。

另外，不论高等生物或低等生物，所有蛋白质都由20种氨基酸组成。其中成人有8种氨基酸（婴儿有9种氨基酸）不能自己合成，必须从食物中摄取。因此，这8种氨基酸（异亮氨酸、苯丙氨酸、蛋氨酸、赖氨酸、苏氨酸、色氨酸、亮氨酸、缬氨酸）被称为人类的必需氨基酸。人体内数以万计的各种蛋白质因氨基酸组成的数量和排列顺序不同而不同，使人体中蛋白质多达10万种以上，它们的结构、功能也因此千差万别，形成了生命的多样性和复杂性。

4. 膳食纤维——肠内的“清道夫”

我们食用各种营养素的同时，还离不开少量的膳食纤维，虽然它们不构成人体能量的部分，但却对人体的健康起着重要作用。

膳食纤维的存在千姿百态，或存在于植物的细胞壁，或藏身于细胞与细胞之间，随着植物的成熟，包括纤维素、半纤维素、果胶、藻胶、树胶、木质素在内的庞大膳食纤维家族，广泛藏身于粗粮、干豆、蔬菜、水果、海藻、菌类等植物中。

过去膳食纤维在营养上一直遭受冷落，把它列入“残渣”。近年来它逐渐受到人们的关注，因为随着研究的深入，人们不断发现膳食纤维有很多的优点。

■ 膳食求均衡，为免疫加加油

我们要注重膳食平衡。所谓膳食平衡，是指膳食中所含的营养素种类齐全、数量充足、比例恰当，膳食中所供给的营养素与机体需要保持平衡。平衡膳食不仅能满足机体的各种生理需要，也能预防多种疾病的发生。膳食的平衡需具备以下两个特点：

1. 摄取的食物要多样化

我们知道，各种食物中所含的营养素不尽相同，而人体需要多种营养素，因此需要吃各种食物。如果只吃一两种或少数几种食物，是不能满足人体的营养需求的，长期摄入单调的营养物质对生长发育和身体健康十分不利。

2. 各种食物的比例要均衡

人体需要的各种营养素在人体内发挥的作用是互相依赖、互相影响、互相制约的。如人体需要较多的钙，而钙的消化吸收必须有维生素 D 参与完成。维生素 D 是脂溶性维生素，如果肠道里缺少脂肪，它也不能很好地被肠道吸收，所以在吃维生素 D 的同时，要吃一定数量的脂肪，维生素 D 才能被吸收。而脂肪的消化吸收，必须有胆汁才能发挥作用，胆汁是肝脏分泌的，要使肝脏分泌胆汁，又必须保证蛋白质的供给。

那么，蛋白质、脂肪、糖这三大营养素又是怎样相互作用的呢？如果人摄入的糖和脂肪不足，体内的热量供应不够，就会分解体内的蛋白质来释放热量，以补充糖和脂肪。但蛋白质是构成人体的“建筑材料”，体内缺少了它，就会严重影响健康。如果在摄入蛋白质的同时，又摄入足够的糖和脂肪，就可以减少蛋白质的分解，从而充分利用蛋白质来修补和建造新的细胞和组织。由此可见，各种营养素之间存在着一种非常密切的关系，为了使各种营养素在人体内充分发挥作用，不但要注意各种营养素齐全，还必须注意各种营养素比例适当。

总之，为了保证身体的健康，我们必须保持食物种类的丰富性与营养物质的互补和平衡，这样才能为健康加分，为生命注入活力。

早、中、晚，黄金配制餐桌上的三餐

营养学家一致推崇膳食要尊崇均衡，在这样一个物质丰富的时代，健康地吃绝不是把粮油蛋菜不负责任地分配给舌头和胃，而应懂得如何让身体的免疫系统运转得更健康、更长久。毫不夸张地说，我们的身体实际上是由食物造就的。所以，你每天一定要关注你的三餐营养是否均衡，同时要坚持少肉、少油、少盐，早餐要吃好、中餐要吃饱、晚餐要吃少的原则。

1. 早餐：并非可有可无

许多人没有吃早餐的习惯，认为早餐可有可无。他们这样想不仅错误，而且是大错特错。不吃早餐便不能使身体在适宜时间段吸收到相应的营养，会导致种种疾病的滋生。轻则使人感到疲劳，反应迟钝，注意力不集中，精神萎靡，重则可能引起消化道疾病，胆结石，肥胖症，心血管疾病等。

因此，“早餐吃得像国王”，米粥、全麦面包、低脂食物和高碳水化合物的合理搭配就是早餐的上上之选。吃早餐利于长寿，许多百岁老人长寿的秘诀之一就是规律的早餐。

早餐的最佳时间：7 ～ 8 点。过早，势必会干扰胃肠的休息，使消化系统长期处于疲劳应战的状态，扰乱肠胃的蠕动节奏。所以，在 7 点左右起床后 20 ～ 30 分钟再吃早餐最合适，因为这时人的食欲最旺盛。另外，早餐与中餐间隔 4 ～ 5 小时为好，也就是说早餐最好在 7 ～ 8 点之间。

2. 午餐：补充全方位的营养

午餐是每日饮食中最主要的一餐，发挥着重要的“承上启下”作用：既要补偿早餐后至午餐前约 4 ～ 5 个小时的能量消耗，又要为下午 3 ～ 4 个小时的工作和学习做好必要的营养储备。如果午餐不吃饱吃好，人往往在繁重工作数小时后（特别是下午 3 ～ 5 点钟）出现明显的低血糖反应，表现为头晕、嗜睡、工作效率降低，甚至心慌、出虚汗等，严重的还会导致昏迷。

午餐食物的选择大有学问。午餐所提供的能量应占全天总能量的35%，这些能量来自足够的主食、适量的肉类、油脂和蔬菜。与早餐一样，午餐也不宜吃得过于油腻。具有抗衰老、抗癌作用的西兰花、包含丰富蛋白质的鱼肉、被誉为“降脂圣品”的洋葱、具有抗氧化效果的豆腐、利于保持活力的圆白菜和美容养颜的水果蔬菜等6类食物是午餐的最佳选择。

吃午餐时可以有意识地选择食物的种类，尽量保持营养均衡。

3. 晚餐：科学配餐，才能有效防病

晚餐搭配不科学是导致疾病丛生的重要原因之一，因此要重视晚餐的营养搭配。

晚饭宜量少，这是决定健康的重要因素。不过，随着工作和生活节奏的加快，越来越多的人对早饭和午饭忽视或者弃而不顾，却在晚饭时大吃特吃，以弥补一天的能量损失。这往往极大地损害了人体的健康，易导致肥胖症、糖尿病等众多疾病滋生。所以我们说“晚餐吃得像乞丐”，就是吃得简单一点，不要大鱼大肉的，熬点粥，做点清淡的蔬菜，吃到七八分饱就可以了，这样不仅可使身体舒服，也不容易发胖。

健康晚餐的4条原则：

- 傍晚6点左右吃晚餐最合适。
- 晚餐吃素可防癌。
- 晚餐避甜防肥胖。
- 晚餐适量睡得香。

第二节　小食物，大功效——增强免疫力的“明星”食物

蘑菇——为免疫力撑开防护伞

蘑菇是我们平常食用的一种真菌，在民间具有“素中之肉”的说法，可见其影响价值很高。蘑菇富含蛋白质，还含有B族维

生素、维生素 D、维生素 E 等多种维生素，以及钙、磷、铁等多种矿物质。而且蘑菇也含有丰富的膳食纤维，水溶性与非水溶性的膳食纤维都有，这也是它可以改善人体排便状况的原因。

中医认为，蘑菇性凉味甘，可以补益肠胃，化痰散寒。现代医学研究则表明，蘑菇可以增强淋巴细胞功能，从而提高人体抵御疾病的免疫力，蘑菇体内的多糖化合物有抗癌作用，亦可防治白细胞减少症、传染性肝炎等。

蘑菇不仅对健康有着这样的功效，更为可贵的是它本身的风味特别鲜美，也可以添加在其他的菜肴里，如果用来煲汤那滋味更是美妙了。所以，下雨要打伞，餐桌上也别忘打起这把“健康小伞”。

蘑菇分为很多种类，到目前为止，已经证明香菇、灰树花、平菇、猴头菇、草菇等都具有明显增强免疫力的作用。不过，我们都知道，并不是所有的蘑菇都是可食的，其中有不少是有毒的，千万不能食用。因此，我们必须学会鉴别出蘑菇中的“好兄弟”与“坏兄弟”，现在就教你几种简单可行的小方法。

（1）看形状。毒蘑菇一般菌盖上常沾杂物或生长一些像补丁状的斑块，菌柄常有菌环；无毒蘑菇少有菌环。

（2）观颜色。毒蘑菇一般颜色较鲜艳，多呈金黄、粉红、白、黑、绿等色；无毒蘑菇一般颜色较深暗，多呈咖啡、淡紫或灰红色。

（3）闻气味。毒蘑菇有土豆或萝卜味；无毒的有苦杏或水果味。

（4）看分泌物。将采摘的新鲜野蘑菇撕断菌杆，无毒的分泌物清亮如水，个别为白色，菌面撕断不变色；有毒的分泌物稠浓，呈赤褐色，撕断后在空气中易变色。

（5）看变化。用切开的葱段擦拭蘑菇的表面，葱段颜色呈青褐色的为毒蘑菇。

这些小方法可以做参考，但野外采摘的蘑菇还是要更加慎重，一定要确保知道它的品种才能食用，以防食物中毒。

下面再为大家介绍一道能够提高免疫力的蘑菇的吃法——豆芽蘑菇汤。

材料：黄豆芽 250 克，鲜蘑菇片 50 克。

做法：先将黄豆芽择去根须，洗净，放入锅内，加适量水煮 20 分钟，然后下蘑菇片，调味后再煮 3 分钟即可。

胡萝卜——健脾消食小人参

胡萝卜，又称红萝卜，是伞形科胡萝卜属二年生草本植物，以肉质根做蔬菜食用。原产亚洲西南部，阿富汗为最早演化中心，栽培历史在2000年以上。

胡萝卜所含营养成分丰富，在蔬菜中享有盛名，民间称它为“小人参”。连《本草纲目》里也对胡萝卜大加赞赏，说它健脾化滞，具有健脾消食、补血助发育、养肝明目、下气止咳的功效。而现代医学则指出，胡萝卜素转变成维生素A，有助于增强机体的免疫功能，在预防上皮细胞癌变的过程中具有重要作用。同时，胡萝卜中的木质素也能提高机体免疫机制，间接消灭癌细胞。

除此之外，胡萝卜含有丰富的植物纤维，吸水性很强，我们吃下去的胡萝卜在肠道中很容易膨胀，因而是肠道中的“充盈物质”，可加强肠道的蠕动，从而利膈宽肠，通便防癌。而胡萝卜中的酶类还能分解食物中的淀粉、脂肪，使之得到充分吸收；胡萝卜中的芥子油，可促进肠胃蠕动，帮助消化吸收；胡萝卜中的粗纤维也可促进肠蠕动，使有毒物质和粪便及时排出体外。

总之，胡萝卜的功效涉及方方面面，是蔬菜中的“全才”。它可以润皮肤、抗衰老。多吃胡萝卜对眼睛特别有好处，它有保持视力正常、治疗夜盲症和干眼症等功能。我国维吾尔族人中近视率极低，有专家认为这与他们的饮食有关。因为胡萝卜是维吾尔族人经常食用的蔬菜，几乎所有菜色都会用到，经常食用胡萝卜也就减少了近视发生的概率。

值得注意的是，在烹饪胡萝卜时，要多放油，最好同肉类一起炒。不要生吃胡萝卜，生吃胡萝卜不易消化吸收，90%的胡萝卜素会因不被人体吸收而直接排泄掉，而且胡萝卜也不宜做下酒菜。研究发现，胡萝卜中丰富的胡萝卜素和酒精一同进入人体，会在肝脏中产生毒素，引起肝病。所以，“胡萝卜下酒”的吃法是不利健康的，尤其在饮用胡萝卜汁后更不宜马上饮酒。

下面再为大家介绍一道能够增强免疫力的白菜萝卜汤。

材料：大白菜叶子2片，胡萝卜、白萝卜各80克，豆腐200克、香菜末、盐、味精少许。

做法：

(1)将大白菜、白萝卜、胡萝卜与豆腐洗净，切成大小相仿的长条，在沸水中焯一下捞出待用。

(2)锅置火上，放入适量油烧至五成热，炒香辣椒酱后倒入清汤，把白萝卜、胡萝卜、豆腐一起放入锅中。大火煮开后加入大白菜，再次煮开，用盐、味精调味，最后撒上香菜末盛出即可。

功效：解渴利尿、帮助消化、排毒。

南瓜——绵软甜香富含钾

南瓜有独特的甜味，口感绵软，特别适合煮、油炸，市面上有很多种类的南瓜点心都很受欢迎。南瓜也是对肠道十分有益的食品，它的钾含量特别高，而钾具有维持神经肌肉的应激性和正常功能的作用。如果我们的身体严重缺钾，就会影响胃肠道肌肉，出现肠麻痹和肠梗阻，而多吃南瓜可以补充钾元素，促进胃肠道蠕动。

南瓜也含有丰富的果胶等膳食纤维，果胶能吸水膨胀，具有增加肠道内粪便体积、润滑肠道的作用，能促进排便。南瓜中的膳食纤维还能被肠道中的微生物发酵，产生一些有机酸和气体而刺激肠蠕动。所以常吃南瓜，可使大便通畅、肌肤丰美，尤其对女性有美容的作用。清代名臣张之洞曾建议慈禧太后多食南瓜，慈禧太后坚持食用，到老依然容颜红润，富有光泽。

南瓜可是"全身都是宝"的典范：南瓜嫩茎叶和花含丰富的维生素和纤维素，用来做菜别有风味，它的种子——南瓜子还能食用或榨油；南瓜果肉还含有大量的亚麻仁油酸、软脂酸、硬脂酸等甘油酸，均为优质油脂，可以预防血管硬化。因此，南瓜的各个部分不仅能食用，而且都有一定的药用价值。

南瓜一般人都可食用，长期吃南瓜有保健和防病、治病的功效。可以使人的免疫力增强，防治高血压、冠心病、中风可炒南瓜子吃，每日用量以 20 ~ 30 克为宜。糖尿病患者如果食用南瓜，就一定要减少其他主食的分量。另外，可以把南瓜制成南瓜粉，以便长期服用。但黄疸病、脚气病及气滞湿阻等患者忌食南瓜。

下面再为大家介绍一种能够增强免疫力的南瓜吃法——南瓜盅蒸肉：

材料：南瓜一个，冬菇300克，洋葱200克，猪肉馅200克。

调料：料酒、盐、鸡精、酱油、胡椒粉、白糖、葱、姜、蒜、豆豉、淀粉。

做法：

（1）将南瓜洗净从顶部切开，取出瓜瓤待用。

（2）将洋葱洗净切成丁，葱、姜、蒜洗净切成末。

（3）将猪肉馅加入料酒、盐、酱油、胡椒粉、白糖、葱、姜、蒜、洋葱、豆豉、鸡精、少许淀粉拌匀，放入南瓜盅里，用瓜顶盖住，上笼蒸30分钟即可。

猕猴桃——维生素C之王

猕猴桃又名奇异果、毛桃、藤梨，因猕猴喜欢吃，所以名猕猴桃。很多人以为猕猴桃是新西兰特产，其实它的祖籍是中国，一个世纪以前才引进入新西兰。因为从其外形来看酷似新西兰的国鸟几维鸟的蛋，所以它还有一个名字叫几维果。

研究资料显示，每100克新鲜猕猴桃果肉中便含有100～300毫克维生素C，比苹果高出20～80倍，比柑橘则高5～10倍，所以猕猴桃是当之无愧的维生素C之王。

中医认为，猕猴桃具有解热、止渴、通淋功效，对治疗烦热、消化不良、食欲不振、呕吐、泌尿道结石、便秘、痔疮等有帮助。英国学者经研究则证实，新鲜的猕猴桃果实能明显提升人体淋巴细胞中脱氧核糖核酸的修复力，增强人体免疫力，降低血中低密度脂蛋白胆固醇，从而减少心血管疾患和癌肿的发生率，猕猴桃中的纤维素、寡糖与蛋白质分解酵素，能防治便秘，使肠道内不至于长时间滞留有害物质。

另外，猕猴桃含有丰富的叶酸，叶酸是一种水溶性B族维生素，对细胞的分裂生长及核酸、氨基酸、蛋白质的合成起着重要的作用，是胎儿生长发育不可缺少的营养素。孕妇缺乏叶酸有可能导致胎儿出生时出现低体重、唇腭裂、心脏缺陷等。孕前或怀孕初期，如常吃猕猴桃，有助于防止胎儿各类生育缺陷和先天性心脏病。猕猴桃中还含有3种天然的抗氧化维生素：胡萝卜素可以提高人体免疫力，有助于胎儿眼睛的发育；丰富的维生素C、维生素E能够提高身体的抵抗力，促进人体对糖分的吸收，让胎儿获得营养。此外，猕猴桃所含的酚类、糖类物质以及矿物质对人体修护细胞膜、活化免疫细胞都有重要作用。

最新的医学研究表明，猕猴桃中含有的血清促进素具有稳定情绪、镇静心情的作用，另外它所含的天然肌醇，有助于脑部活动，因此能帮助忧郁之人走出情绪低谷。

让人高兴的是，猕猴桃不仅对健康有益，口感很好，所含的热量也不高，多吃也不会造成体重困扰。它的表面是茶色的绒毛和较硬的表皮，剥皮后可直接食用，如果嫌剥皮麻烦，可直接将它切成两半，用匙来吃，也可以制成猕猴桃干再吃。

但要注意的是，猕猴桃中维生素 C 含量颇高，易与奶制品中的蛋白质凝结成块，不但影响消化吸收，还会使人腹胀、腹痛、腹泻，故食用猕猴桃后不要马上喝牛奶和其他乳制品。另外，不要将较硬的尚未熟透的猕猴桃放到冰箱内。

紫菜——海中鲜味清肠道

紫菜，俗称长寿菜，也称海苔，属红藻门类红毛菜科食用海藻，是一种不含胆固醇的纯天然野生食品，且含有高量蛋白质、钙、铁、碘等以及各种人体所需维生素和矿物质类，历来被人们视为海味珍品，具有化痰软坚，清热利水，补肾养心等功效。

作为一种零食，紫菜热量很低，纤维含量却很高，几乎没有令人发胖的风险，是女性和孩子可以放心食用的美味小食。在日本和韩国，紫菜是家庭中必不可少的食品。不论是紫菜饭团，还是紫菜丝泡饭，紫菜一直都是餐桌上的亮点之一。日本的紫菜消费量十分惊人，10 年以前，紫菜在日本的消费量已达到每年 18.5 万吨，相当于每人每天食用 4.1 克。相比之下，中国人吃紫菜的数量就少得多了，很多人一年到头也吃不到一片。

紫菜的好处不仅在营养方面，它的保健效果更令人称道。英国研究人员在 20 世纪 90 年代就发现紫菜可杀死癌细胞，增强免疫力。紫菜中所含藻胆蛋白具有降血糖、抗肿瘤的作用，其中的多糖具有抗衰老、降血脂、抗肿瘤等多方面的作用。紫菜中所含的藻朊酸，还有助于清除人体内带毒性的金属，如锶和镉等。医疗人员还从紫菜中开发出具有独特活性的海洋药物和保健食品，能有效预防神经老化，调节机体的新陈代谢。此外，紫菜能预防和治疗消化性溃疡，延缓衰老，帮助女士保持皮肤的润滑健康。民间还有常让产后的妇女吃些紫菜的偏方，据说有明显的催乳效果。

紫菜除了作为零食以外，还有很多吃法，如吃饭的时候，配一些切成小片的调味紫菜，味道鲜美，增加食欲；调制凉菜和沙拉的时候，加一点紫菜丝，可以当作调味品；拌馅的时候，可以加入紫菜，然后制作饺子和包子等。

紫菜虽有种种好处，但脾胃虚寒、容易腹胀的人不宜多吃，因为中医认为紫菜味甘咸，性寒。此外，需要控盐的人也要适当克制调味紫菜的食用量，可以适当吃些没有调味的紫菜片。

下面再为大家介绍紫菜的简单吃法——能够提升免疫力的芝麻拌紫菜。

材料：紫菜100克，黑芝麻20克，白芝麻20克。

做法：先把紫菜剪成长条状细丝，然后再把黑色、白色的芝麻用研磨棒碾碎，最后把磨碎的芝麻和紫菜拌在一起放进瓶子里储存，吃饭时舀几匙出来和白饭拌着一起吃别有风味。

卷心菜——免疫疗效心中卷

卷心菜又叫圆白菜、洋白菜，学名是“结球甘蓝”，来自欧洲地中海地区。现代的卷心菜是由野生发展而来的，它在西方是最为重要的蔬菜之一。它和大白菜一样，产量高，耐储藏，是四季的佳蔬。德国人认为，卷心菜是菜中之王，能治百病。西方人用卷心菜治病的偏方，就像中国人用萝卜治病一样常见。

中医认为，卷心菜性平，味甘，无毒。具有强骨补肾、填髓健脑的功效。卷心菜还可以保护眼睛，具有预防肝炎和胆囊炎的功效。

现代医学研究发现，卷心菜的防衰老、抗氧化的效果与芦笋、菜花同样处在较高的水平。卷心菜的营养价值与大白菜相差无几，其中维生素C的含量还要高出一倍左右。卷心菜富含叶酸，这是甘蓝类蔬菜的一个优点。怀孕的妇女、贫血患者应当多吃些卷心菜，它也是妇女的重要美容品。它能提高人体免疫力，预防感冒，在抗癌蔬菜中相当显赫。

卷心菜还含有抗溃疡因子，能促进上皮黏膜组织的新陈代谢，加速创面愈合，对胃和十二指肠溃疡有较好的辅助治疗作用。它还含有植物杀毒素，有抗微生物功能，可预防、治疗咽喉疼痛及尿路感染。

但是，卷心菜含少量的致甲状腺肿物质，会干扰甲状腺对碘的利用，缺碘地区食用可能会导致甲状腺变大，应少食或不食。

下面我们再为大家推荐一道能够提高免疫力的“羊肉卷心菜汤”。

材料：羊肉、卷心菜、调味品各适量。

做法：羊肉洗净后切成小块，放入锅中。用清水将羊肉煮熟，然后放入洗净且切碎的卷心菜稍煮，加入调料即可。

用法：每日一次，可佐餐食用。

功效：温中暖胃，适合脾肾阳虚所致的脘腹冷痛且胀满不适、纳差食少等症。

苹果——全方位的健康水果

苹果可以算得上是最常见的水果了，英语中有一句关于苹果的谚语，大意是：每天吃一个苹果，医生也不需要了。虽然有些夸张，但从中可见苹果的神奇功效，科学家们甚至称之为“全方位的健康水果”。

日本果树研究所的人体试验表明：每天吃两个苹果，3 周后受试者血液中的甘油三酯水平降低了 21%，而甘油三酯水平高正是血管硬化的罪魁祸首。芬兰科学家发现：苹果中含有的黄酮类物质是一种高效抗氧化剂，它不但是最好的血管清理剂，而且能够增强人体免疫力，是癌症的克星。假如人们多吃苹果，得肺癌的概率能减少 46%，得其他癌症的概率也能减少 20%。

因为苹果所含的有机酸能刺激肠道，纤维素可促进肠蠕动，故能通大便，治疗便秘。苹果也是肠胃健康的好朋友，因为苹果中含有果胶这种水溶性膳食纤维。苹果中的果胶能增加乳酸菌等益生菌，抑制大肠菌等有害菌的繁殖，所以可以有效改善肠内环境。除此之外，果胶还可以吸附胆固醇并将其排出体外。因为苹果皮中果胶的含量比果肉中的多，所以要连皮一起吃。

此外，对热衷减肥的人来说，低热量的苹果也是必不可少的食物。因为苹果会增加饱腹感，能减少进食量，还可以此达到减肥的目的。

这里介绍一种苹果的食法，既美味又补养肠胃，还可提高免疫力。

材料：鲜苹果1000克，蜂蜜适量。

做法：把鲜苹果切碎捣烂，绞汁，熬成稠膏，加适量蜂蜜搅匀即可。

用法：每次1汤匙，用温开水送服。

红薯——排毒养胃“土人参”

红薯，又名甘薯、番薯、山芋、地瓜等。它味道甜美，营养丰富，又易于消化，可供给大量的热量，有的地区将它作为主食。此外，红薯含有糖类、蛋白质、脂肪、胡萝卜素、维生素C、维生素B_1、维生素B_2、烟酸、钙、磷、铁等成分，营养十分丰富。因此，它还有着“土人参”的美誉。

现代医学研究表明，红薯还可以增强皮肤的抵抗力。皮肤也是人体免疫系统的一员，是人体抵抗细菌、病毒等外界侵害的第一道屏障。维生素A在结缔皮肤组织过程中起着重要作用。而补充维生素A最好的办法就是从食物中获取β－胡萝卜素，红薯是获得这种营养的最便捷的途径，它含有丰富的β－胡萝卜素，且热量低。

据统计，每100克红薯含热量127千卡，粗纤维0.5克，脂肪0.2克，碳水化合物29.5克，另含矿物质和维生素等物质。红薯中含有大量的胶原和黏多糖物质，不但有保持人体动脉血管弹性和关节腔润滑的作用，而且可预防血管系统的脂肪沉积，防止动脉粥样硬化，减少皮下脂肪。此外，红薯含有大量膳食纤维，能刺激肠道，增强肠道蠕动，通便排毒，有利于减肥。

《本草纲目》中说，红薯“性平，味甘；补虚益气，健脾强肾，补胃养心”。因此，红薯适宜脾胃气虚、营养不良、习惯性便秘、慢性肝病和肾病及癌症等患者食用，但胃肠疾病及糖尿病等患者应忌食红薯。另外，红薯含有气化酶，吃后有时会有烧心、吐酸水、肚胀排气等症状出现，但只要一次别吃得过多，而且和米、面搭配着吃，并配以咸菜或喝点菜汤即可避免，食用凉的红薯也可致上腹部不适。

下面再为大家介绍一种能够提高免疫力的红薯食用法——黄油煎红薯：

材料：红薯500克，黄油50克，蜂蜜50克，熟芝麻15克。

做法：先将红薯洗净去皮，放开水中煮软捞出，控去水分，切成圆片待用。然后在平底锅内放上适量黄油，溶化后，下入切好的红薯片，煎至两面发黄为止。盛出后放入盘中，浇上蜂蜜，撒上熟芝麻即可。

功效：补虚益气、通便。

芦荟——养颜之物也养肠

说起芦荟，女性对它可是很熟悉了，很多美白养颜产品都宣称含有“芦荟精华”。的确，芦荟有保湿美容作用。芦荟多糖和维生素对人体的皮肤有良好的营养、滋润、增白作用。尤其是对抗少女们讨厌的粉刺，芦荟有很好的效果。此外，芦荟中还含有一些对头发有益的物质，这类物质能使头发柔软而有光泽、轻松舒爽，且具有去头屑的作用。因此，芦荟美容霜、芦荟护肤霜、芦荟染发膏等芦荟化妆品屡见不鲜。

芦荟不仅有很好的美容功效，对身体健康也很有益。它含有百种以上对人体有益的活性成分，例如氨基酸、微量元素、芦荟多糖、芦荟素、蛋白质、维生素等，而这些成分能增强免疫力、抗肿瘤。芦荟还具有消炎、抗菌的作用，外用在伤口上能促进创口愈合，治疗烧伤、皮肤病。

而口服芦荟，它所含的有效成分则可以起到增进食欲、大肠缓泄的作用。芦荟是古今中外治疗便秘最有效的药物。因为芦荟素成分可以增加大肠液的分泌，增加脂肪酶的活性，恢复失调的大肠自律神经功能。

由于芦荟皮中含有容易造成腹泻的大黄素，因此建议一般人不要长期食用芦荟，就算吃也最好能够去皮。而芦荟可以利便也与这种轻泻性有关，不过要注意不可食用过量，这样便不会造成严重腹泻，反而有助于排便。若要使用芦荟来解决便秘，可以选择一小段时间内，少量地食用芦荟。

下面再为大家介绍一种能够增强免疫力的芦荟食用法——蜜糖芦荟露：

材料：新鲜芦荟 4 ~ 5 根，黑枣 5 克，冰糖、蜂蜜各 4 大匙。

做法：

（1）芦荟洗净、去外皮，取出内肉备用；黑枣洗净，去核、切半。

（2）锅中倒入 3 杯水煮开，放入黑枣略煮，加入冰糖、蜂蜜调匀，再加入芦荟肉续煮约 10 分钟即可。

功效：养颜美白、去烦解热、安心定神。

木瓜——体内自酿黑珍珠的“百益之果”

木瓜，学名番木瓜，又名万寿果，为岭南四大名果之一。作为有“第一丰胸佳果”称号的木瓜，果肉厚实、香气浓郁、甜美可口、营养丰富，有“百益之果”和“万青瓜”之雅称。

李时珍在《本草纲目》中论述“木瓜性温味酸，平肝和胃，舒筋络”，木瓜中的木瓜蛋白酶，能消化蛋白质，有利于人体对食物进行消化和吸收。吃了太多的肉，胃肠负担加重，不易消化，而木瓜蛋白酶可帮助分解肉食，减少胃肠的工作量。

另外，世界艾滋病研究与防治基金会主席吕克·蒙塔尼耶说：“木瓜汁中含有一些可以提高免疫力和抗氧化能力的物质。”他指出，从发酵木瓜中提取的汁液能增强人体免疫力，可以对抗包括非典在内的一些病毒，但目前尚缺乏这方面的研究。

日常木瓜有两种，一种是番木瓜，另一种是宣木瓜。目前，治病多用的是宣木瓜，也就是北方木瓜，不宜鲜食；食用木瓜多是产于南方的番木瓜，可以生吃，也可作为蔬菜和肉类一起食用。

番木瓜的食用方法多种多样，你可以把皮和“黑珍珠”去掉直接吃；把木瓜去皮后切成小块儿加入沙拉酱，就成了美味的木瓜沙拉；把木瓜内的籽去掉，倒入牛奶，放入微波炉内高火加热2～3分钟就成了木瓜牛奶盅，对于提高免疫力十分有益。

需要注意的是，木瓜中的番木瓜碱对人体有毒，每次食用不能过多，过敏体质者应慎用。

第三节
提升家庭各个成员的免疫力

选好宝宝第一餐，为免疫力打好“地基”

婴儿在 1 岁这个阶段生长发育特别快，婴儿期免疫力的强弱会影响一个人的一生，连青春发育期也无法与之相比。所以，婴儿期营养的补充比任何年龄段都更为重要。为此，妈妈们一定要选择多种营养为自己的宝宝提供良好的“第一餐”。

（1）热能。一般来说，年龄愈小，代谢愈旺盛。为了适应这种高代谢，就必须摄入大量热能，以维持生长发育的需要。6 个月以下的婴儿，每天每千克体重需 500 千焦热能，7 ～ 12 个月为 420 千焦。

（2）蛋白质。一般来说，1 岁以内的宝宝，母乳喂养每日每千克体重需供给蛋白质 2.0 ～ 2.5 克，牛奶喂养需供给 3 ～ 4 克，母乳、牛奶混合喂养需供给 3 克。用混合膳食的婴儿，动物蛋白质最好不少于蛋白质总量的一半。

（3）脂肪。婴儿对脂肪的需求量也高于成人，新生儿每日每千克体重约需 7 克，2 ～ 3 个月婴儿约需 6 克，6 个月后的婴儿约需 4 克，以后随年龄增长而逐渐减至 3 ～ 3.5 克，婴儿每日摄取脂肪的供给量约占总热量的 30%。

（4）碳水化合物。婴儿最初3个月的营养主要来自乳糖（乳糖含量：人乳为6%～7%，牛奶为4%～5%）。最初婴儿仅能消化乳糖、蔗糖、葡萄糖、果糖，对淀粉不易消化，故米、面类食物应在3～4个月后再开始添加。

（5）钙和磷。足够的钙、磷能促进骨骼、牙齿的生长和坚硬度。婴儿体内的钙约占体重的 0.8%，至成年为 1.5%，婴儿每日约需钙 600 毫克、磷 400 毫克。钙与磷摄入的比例为 1∶1.5 较为相宜，这关系到它们的利用程度。母乳这个比例较为适当，故母乳喂养的婴儿患营养不良与佝偻病者明显少于人工喂养。

（6）铁。婴儿的成长离不开铁，铁是血红蛋白和肌红蛋白的重要成分，各组织的氧气运输亦离不开铁。婴儿生长发育快，对铁的需要和利用相应要多。胎儿在母体内最后 1 个月，肝内有较多的铁，但仅够出生后 3 ～ 4 个月的需要。周岁以内婴儿每日需铁 10 ～ 15 毫克，乳类所含的铁远远不能满足婴儿的需求。4 个月以后的婴儿应从食物中供给铁，如蛋黄糊、猪肝泥、什锦猪肉菜末、豆豉牛肉末等。

（7）锌。锌虽为微量元素，但参与很多重要的生理功能，与蛋白质、核酸及 50 多种酶的合成有关。婴儿每日需锌 3 ～ 5 毫克，人乳中锌的含量高于牛乳，初乳含量尤高，鱼、肉、虾等动物性食物含锌量十分丰富，故一般不易发生锌缺乏。挑食的婴儿常可因锌缺乏而出现食欲减退，生长停滞，4个月后添加的西红柿、鱼、虾肉泥、猪肉小馅饼等，均含丰富的锌。

(8) 维生素。维生素与婴儿生长发育关系极为密切，其中最主要的，需要从饮食中补充的有脂溶性维生素A、维生素D和水溶性B族维生素、维生素C等。

(9) 水。水是人体最主要的成分，是不可缺少的营养素，人体内新陈代谢和体温调节都必须有水参加才能完成。婴儿生长发育迅速，代谢旺盛，活动量大，热量需要得多，水的需要量也大，每日每千克体重约需100～150毫升。

吃出好成绩——学生考前营养备战方案

在有学生的家庭里，一直流传着这样一种说法：考试之前，吃一根油条、两个鸡蛋就能考100分，因为油条就是100的那个“1”，而两个鸡蛋就是100的那两个“0”。当然，这种说法并没有科学依据，否则岂不是人人都能够考100分了？然而，考试的成绩确实与吃有关系，这一点还是有道理的。

在考试之前，由于巨大的消耗造成人体所需的氧气和能量缺乏，免疫系统抵抗外界侵害的能力会随之降低，于是大脑细胞往往会产生自我保护，由工作状态进入休眠状态，信息传递受阻，功能降低或不工作。而不同分区的大脑细胞主管着人的记忆力、注意力、想象力、反应力和逻辑思维能力，随着工作的大脑细胞数量的减少和功能的下降，信息输入输出都会产生阻碍，大脑细胞主管的各种能力都在下滑，大脑的整个工作效率就会明显降低，出现记不住、反应慢、注意力不集中、头昏脑胀、疲惫困倦的现象，这就直接影响了考试的成绩。

脑是由多种营养物质构成的。为了形成好脑子，需要在脑的形成期提供脑所需要的营养物质；学习、工作要消耗脑内的营养物质，这就要向脑及时补充脑工作所需要的营养物质。在决定脑功能优劣的因素中，虽然有遗传、环境（教育及智力训练情况）等条件，但80%以上起决定性作用的是营养。

一般来说，大脑最喜欢的营养素包括以下几种，如果家里有考生，我们可以根据实际情况进行能量补充，让孩子吃出好成绩。

（1）脂类。脂类是构成脑细胞的主要成分。脑干重的50%～60%是由脂类构成的，其中的40%～50%是人体自身无法合成的多不饱和脂肪酸，如亚油酸、亚麻酸和花生四烯酸，因此必须由食物不断地供给，它们才能促进脑神经发育和神经髓鞘的形成，并保证它们有良好的功能。食品中富含大脑所需的脂类食物，包括大豆制品、蘑菇、核桃、芝麻、葵花子、松子仁、花生、植物油及动物脑、骨髓、蛋黄等。

（2）蛋白质。蛋白质是脑细胞的物质基础。蛋白质占脑干重的30%～50%，主管大脑的兴奋和抑制过程，并在记忆、语言、思考、运动、神经传导等方面起着重要作用。益智类食物中含蛋白质较多的有芝麻、芡粉、鸡心、木耳、瘦肉、鸡蛋、豆制品、鱼类、淡菜、绿豆、乳酪、火腿、羊肾等。

（3）钙。钙是保证脑持续工作的物质，它可保持血液呈弱碱性的正常状态，防止陷入酸性易疲劳体质，充足的钙可促进骨和牙齿的发育并抑制神经的异常兴奋。钙严重不足可导致性情暴躁、多动、抗病力下降、注意力不集中、智力发育迟缓甚至弱智，最佳食物有牛奶、海带、骨汤、小鱼类、紫菜、野菜、豆制品、虾皮、果类等。

孕期三养：不同阶段的免疫力增强配方

孕妇的食补计划分为3个时期，每个时期的营养需要是不同的，下面我们就分别予以介绍。

1. 初期（前3个月）

此时期胎儿生长速度缓慢，因此孕妇每日增长的热量只需125千焦就可以。由于受孕后内分泌及精神因素会影响消化吸收，降低脾胃功能，且往往伴有轻度恶心、呕吐、厌食、偏食，因此孕妇要以健脾和胃易消化的食物为主，避免油腻，少食多餐。主食以面食为好，最好是干品，如大麦、饼干、面包片、馒头片等。副食水果中健脾和胃之品也很多，如豆腐干、卤鸡蛋、糖炒栗子、苹果、山楂、熟藕、西红柿、卷心菜、茄子、苋菜等，这些食物中均含有丰富的蛋白质及B族维生素、维生素C。

2. 中期（4～7个月）

此时期胎儿身体各系统组织迅速发育，体重、身长增长较快，出现胎动，可听到胎音。据统计，胎儿每日增重10克，需大量蛋白质构成自己的肌肉和筋骨，尤其是长骨骼和大脑需补充大量的磷、钙，还必须保证一定量的碘、锌及各种维生素，而母亲也需要蛋白质供给子宫、胎盘及乳房的发育。此时母体消耗大，对营养的需要量骤增，加之孕妇在此时期消化功能改善，孕吐反应亦停止。

此阶段孕妇应以补气养血为主。主食可多样化，除吃一般米面食品外，还可用小米煮食来补中益气，调养胃气。大麦蒸饭，久食可养五脏、壮血脉。副食中益气养血的食物很多，如鸡肉、鸡蛋、鹌鹑蛋、土豆、山药、豆制品、黄豆、虾等均为补气之品。猪肝、鸡肝、牛肉、牛奶、鳝鱼、黄花菜、菠菜、龙眼等皆为养血之物。以上这些都是高蛋白、低脂肪的食物，并含有人体所需的各种无机物、维生素。如小麦、小米在粮食中含锌量较高；菠菜、黄花菜在蔬菜中含铁量较高。平时应多吃蔬菜、水果。为了保证营养，孕妇从孕期第4个月起，可逐渐加服钙片、鱼肝油、叶酸、维生素B_1，但应适量。

3. 后期（临产前的两个月）

此时期胎儿体重增加很快，母体要储备营养为分娩的消耗做准备。所以，此时期要求孕妇的食物营养要更丰富，质量更高。孕妇需要补气、养血、滋阴。可选用海参、墨鱼、蚌肉、淡菜、银鱼、瘦猪肉、银耳、桑葚等食品。若孕妇有水肿、高血压发生，应采用少盐、无盐膳食，或利尿膳食，如赤豆粥、冬瓜汤、鲤鱼汤。同时辅以蛋类、肝类及水果、蔬菜食用。若血色素在8～9克时，则要多食蛋黄、猪肝、豇豆、毛豆、油菜、菠菜、芥菜、红苋菜等含铁量高的食品。也可采用大枣与花生或大枣与小麦煮食的传统食疗方，用以补血。孕妇发生手足抽搐，是因为缺钙及维生素B_1所引起的，因此必须在其膳食中多配一些乳类、大豆、虾皮、海带、马铃薯等食品。麸皮中含维生素B_1、维生素E很高，所以也可常用麦麸皮煮水喝。妊娠后期，往往出现便秘，孕妇除了多吃一些油菜、莴笋、芹菜等含纤维多的蔬菜外，还要吃一些清热生津的水果蔬菜，如苹果、西红柿、茄子、香蕉、菜瓜、枇杷、龙眼、葡萄等，并且多饮水。高纤维食物可增强肠蠕动，而清热生津食物可去肠热，并以津液润降肠道，利于大便的排出。临产阶段，由于孕妇体力消耗较大，如进食不足，影响子宫收缩力和产程的正常进展，所以在将产时须进食，这样则气充胆壮。此时食用补气易消化的食物，如母鸡汁煮粳米粥、桂圆鹌鹑蛋花汤等，能补虚温中，营养丰富。

此外，孕妇不要吸烟、喝酒、滥用药物，同时还应防止食物过敏，不要吃辛辣刺激性食物。若食用虾、贝肉、蛋、奶等异性蛋白类食物时，必须烧熟煮透。

食养月经——女人脆弱时期的免疫力维持

月经是成年女性的正常生理现象，但在月经来潮期间，机体也会受到一定的影响。因月经失血，带来体内铁元素的损失相当多，尤其是月经过多者。可以说，月经期是女性一个月中最脆弱的时期，这时候免疫力会迅速降低，护理不好很容易生病。因此，月经期除了避免过度劳累，保持适当休息，保持精神愉快外，在饮食方面应注意调理，多吃些有利月经期保健的食物。

每个月生理期来临的时候适当多吃些温补食物，尤其是在冬天可多吃些牛肉、鸡肉、桂圆等温补食物。中国医学认为，血得热则行，得寒则滞。月经期，饮食以烧热、温热食用为宜，忌吃冷食品，否则易造成经血过少，甚至痛经。

多吃含铁丰富又利于吸收的食物，比如鱼、各种动物肝、瘦肉、各种动物血、蛋黄等食物。铁不仅参与血红蛋白（血色素）及很多重要酶的合成，而且对免疫、智力、衰老、能量代谢等都发挥着重要作用。还要多吃些新鲜的水果和蔬菜，增强人体的抵抗力，减轻经期劳动后引起的疲劳。

另外，月经期间要忌吃生冷类食物，即中医中所说的寒性食物，如梨、香蕉、荸荠、石耳、石花、地耳；辛辣类食物，如肉桂、花椒、丁香、胡椒等；忌吃油炸类食物，油炸食品是经期女性的一大禁忌。

下面有两道适合月经期间暖身子的食谱。

1. 补血养颜黑米粥

材料：红枣、枸杞各25克，黑米50克，红糖适量。

做法：将红枣、枸杞、黑米洗净后，放入锅中，加水，用旺火煮沸后改文火煨煮，粥成时加入红糖调匀即可。

功效：此粥养肝益血，补肾固精，丰泽肌肤，适用于营养不良、缺铁性贫血者。

2. 乌骨鸡汤

材料：当归、黄芪、茯苓各9克，乌骨鸡1只，红枣、枸杞、板栗各少量，盐少许。

做法：将当归、黄芪、茯苓放入洗净的乌骨鸡腹内，将鸡置于砂锅内加水煮开，然后改小火慢慢炖煮，加红枣、枸杞、板栗一起，出锅前加少许盐调味即可。

功效：此汤健脾养心、益气养血。

吃出免疫力，让男人从压力中突围

男人是社会和家庭的顶梁柱，尤其是中年男性，承受着来自各方面的压力，身体和心理上的过度操劳，日益导致体力透支，免疫系统遭到极大的破坏，也给了疾病可乘之机。

男人要想从压力中突围，必须要有健康的饮食，多吃富含纤维性的食物、少吃油腻的食品。纤维能够降低胆固醇及防止胆固醇停留在肠胃中。麦类面包、豆类食品、谷类等纤维含量高的食品不仅富含纤维，而且富含维生素及其他营养素，多吃对人体有益。肉类、乳类、猪油、巧克力、蛋糕（饱和脂肪）；葵花油、玉米油、色拉油、核桃及油质鱼（非饱和脂肪）等脂肪类食物不宜多吃，以免招致肥胖症、心脏病上身。在遇到不顺心的事、性情急躁、脾气不好时，选择含钙丰富的食物，具有安定情绪的效果，像牛奶、乳酸等乳制品以及鱼干等，都含有丰富的钙质，吃后有较明显的疗效。

但食物的摄入量有一定的限制，过多摄入不仅不会起到缓解压力的作用，甚至还会破坏人体的健康。公认的影响情绪的4大食品有：

（1）糖。高糖分虽然可以使人在短时间内拥有充沛的精力，但长期下来，高糖分会使体重增加及造成蛀牙。此外，高糖分也会使肾上腺过度分泌而降低身体抵抗力，造成情绪不安、易怒等症状。

（2）咖啡因。咖啡、可乐均含有咖啡因，会刺激肾上腺素使血压增高、刺激心脏及产生压力反应。

（3）盐。每人每天只需要1克盐，但由于我们往往吃多了含盐量高的食品，以致无形中摄入过量的盐分。食用太多的盐将会导致高血压、中风或心脏病。

（4）酒。短期内，酒可使人放松，但长期过量饮用会导致食欲不振、紧张、头痛，影响和破坏肝、胆功能。

（5）速食、冷冻食品。速食、冷冻食品均含有高单位脂肪及盐分，应尽量避免或少量食用。

要知道，我们的身体、精神状态与饮食有着密切的关系。所以，当我们受到压力时，应当特别注意饮食。健康的饮食总能进一步减轻我们所承受的压力。缓解压力，让我们从改掉不良饮食习惯做起。

营养锁住免疫力，才能使夕阳别样红

老年，食补为先。老年人经受了几十年的人生坎坷，饥饱劳碌，五脏六腑的功能逐渐衰弱，尤其是肾气和肾精处于弱退之势，这就需要通过补养脾胃，以后天水谷的精气填补先天肾气和精气的亏虚，并用以滋养机体各脏腑，增强各器官的功能，保持健康体魄。这一时期尤要考虑老人消化功能减弱的特点，重视脾胃的调养、宜忌，总体的饮食要求是营养丰富、全面、质精而量不宜多。只有在日常生活中注意营养，才能打造老年人的黄金免疫力。

根据老年人的生活特点，各种营养素的补充应注意以下几方面：

1. 热量

因为老年人身体组织萎缩，代谢过程降低，故老年人的基础代谢一般会比成年人降低10%～15%左右；又因为老年人体力活动减少，相应的热量消耗也降低，故老年人膳食中的热量也相对减少，大约相当于青年人总量的80%。所以老年人要补充热量，但这种热量不宜过多，否则会出现肥胖高血压、冠心病等。

2. 蛋白质

蛋白质在老年人的营养上是非常重要的，因为老年人体内代谢过程以消耗（分解代谢）为主，所以需要较为丰富和质量较高的蛋白质来补偿组织蛋白的消耗。以蛋白质的量来说，老年人每天需要的量一般为每千克体重1克。

3. 碳水化合物

碳水化合物是多糖、蔗糖、麦芽糖、乳糖、葡萄糖的总称，是供给能量的主要来源。以我国的饮食习惯来说，它主要来自大米、小麦等粮食中的淀粉。对老年人来说，果糖相对比较适宜，因为它能比较迅速地转化为氨基酸，而转变为脂肪的可能性却比葡萄糖等小。所以在老年人的饮食中，可供给一部分含有果糖的碳水化合物，如蔗糖、蜂蜜、某些糖果等。但老年人尤其是肥胖者及冠心病患者仍需注意限制碳水化合物的摄入量。

4. 脂肪

老年人体内脂肪组织随年龄而逐渐增加，因为过多的脂肪不但不利于心血管和肝脏，而且对其较虚弱的消化功能也是一种不利因素，故脂肪的摄入量一定要有所节制，可根据总热量的17%～20%供给。尽量选用花生油、豆油、玉米油等植物油。

5. 矿物质和水

老年人的饮食中需保证钙和铁的含量。由于老年人的胃酸分泌减少，常会影响到铁和钙的吸收，易造成贫血、骨质疏松等情况，故平时要选择一些富含钙质而又较容易吸收的食物，以豆类、豆制品、奶类、奶制品等为佳。同时，也要补充含铁的食物。老年人对盐分一般并不缺少，钠的摄入量为每天0.5克左右即可，所以食盐的摄入量每天只需2～3克，若过量则对健康不利。老年人常缺碘，故应适当多吃一些海带、海蜇、紫菜一类的海产品。此外，老年人还应该每天保证一定量的饮水，因为老年人的结肠、直肠的肌肉萎缩而致排便能力较差，以及肠道黏液分泌量少，所以给予一定的水分是必需的。

6. 维生素

老年人的消化和代谢功能下降，会影响维生素的利用，故在老年人的饮食中，维生素的供给要充足。新鲜的蔬菜、水果、肉类等都具有比较丰富的维生素，但因老年人消化功能减退，所以在对这些食品进行烹调和加工时，可制成果汁、菜泥、肉糜等形式食用。足够的维生素饮食可增强老年人的抵抗力，促进食欲。

此外，老年人进补不宜“凡补必用肉”，否则容易增加老年人消化器官的压力。合理的营养搭配才能补充老年人流失的营养，延缓人体器官的衰老，增强对疾病的抵抗力。

第四节 回味经典
——采撷国粹中的免疫力食养秘法

不时不食——《黄帝内经》中免疫力的食养学问

《黄帝内经》中说“不时不食”，即是说，饮食一定要顺应大自然的规律，每个季节吃什么，每个时期吃什么，都应与天气变化相适宜，只有这样，才能提高免疫力。那么日常生活中，到底有几个重要的时期是讲究进补的呢？

1. 冬至

冬至类似于一天中的子时，这个时候阳气开始生发。冬至最适合壮阳气，吃当归生姜羊肉汤，这是因为冬至意味着最寒冷的时节到了，天地一派阴霾之气，所以鼓励吃当归生姜羊肉汤这些热性食物。另外，冬至还应多吃鸭子，因为这个时候阳气已经开始生发了，而鸭子的气是平和的，所以要想平抑阳气的话就应该吃鸭子。这两种方法要根据具体时间进行变通。中国的节气非常准确，时间可以精确到几点几分。所以，在冬至前要补阳的话，就可以吃当归生姜羊肉汤。假如冬至是下午 4 点钟的话，那么午饭就可以吃当归生姜羊肉汤。4 点钟以后呢，冬至到来，一阳已经升起了，所以这个时候吃鸭子，最好是虫草鸭架汤。

冬天是可以进补的，因为冬天的热全在体内。可以把一些很不容易消化的东西都消化掉，所以这时候就可以喝鸭汤，但鸭汤一定要清淡。同时，还可以做一些身体方面的辅助措施。比如，可以买艾条来熏神阙穴（肚脐）的四周。神阙穴是连接我们先天、后天的一个很根本性的穴位。在冬至的前后四天和冬至那天用艾条来熏我们的神阙穴，对我们身体是很有好处的。

2. 腊八

腊八节喝腊八粥是中国的传统。为什么要喝腊八粥呢？腊八粥里几乎包含所有的五谷，包括大豆、小豆、大米、小米，还有红枣、桂圆之类的东西。冬天的时令与我们人体的肾脏是相对应的，而豆类的东西从外形看很像肾，所以中医认为豆类是入肾的。“豆令人重”，豆类实际上是补精髓的，精髓多了人体就重，所以一定要喝腊八粥。另外，“腊八”这个时候还是深冬，没有新的粮食产生，这个时候我们吃的几乎全是种子的精华。

3. 立春

立春时节，我们要吃春饼，也叫“咬春”。春饼里放的都是哪些东西呢？基本上就是韭菜、豆芽、鸡蛋等这些东西，吃这些东西有助于春天的生发之机。

所以，我们了解了这些知识以后，吃也就吃得明白了，明明白白的吃才能提高免疫力。

“食”本草，知健康——《本草纲目》中的免疫力食养精华

“食补不如药补”，这是人们经常说的一句话，与其服用大量补品，不如先从饮食开始。因为只有食补才是增强人体抵抗力的关键。这也是历代医家所推崇的，李时珍也不例外，他还根据各类食物的药性、药理进行了细致的归类，为现代人的食补计划提供了很好的参考和借鉴。

1. 补中益气的食物

《本草纲目》中记载的补中益气的食物有很多，如人参、葡萄、大枣、南瓜、木耳、莲藕、鳝鱼、鳜鱼、鸡、羊、牛等。虽然这些食物的药性有相通的地方，但在食用时还要注意各自饮食的禁忌，以免得不偿失。比如，人参虽是补益之王，但不是每个人都适合服用人参，高血压、感冒、气血淤滞的人都不适合。

2. 补益精血的食物

《本草纲目》中记载的具有补益精血功效的食物主要有当归、芍药、枸杞、鸡子、牛乳、人乳、水龟、鳖、麋等，下面主要为大家介绍一下当归。

关于当归的名称由来，李时珍在《本草纲目》中写道：“古人娶妻为嗣续也，当归调血，为女人要药，有思夫之意，故有‘当归’之名。”当归甘温质润，为补血要药，包括血虚引起的头昏、眼花、心慌、疲倦、面少血色、脉细无力等。著名的当归补血汤，就由当归和黄芪组成。如果再加入党参、红枣，补养气血的功效更强。另外，当归还能活血，最宜用于女性月经不调。但是，我们都知道“是药三分毒”的道理，

即使功效再多、性能再温润的药也同样有人不适合。所以，在服用当归前，大家应先咨询医生，特别是老人和孕妇要慎服。

3．强筋健骨的食物

《本草纲目》中记载的具有强筋健骨功效的食物主要有鹿茸、鳝鱼、甲鱼、鸽子、猪蹄、牛蹄筋等，常食这些食物，就可以改变虚脱、易疲劳的体质。

比如鹿茸。《本草纲目》中记载“鹿茸味甘，性温，主病下恶血，寒热惊悸，益气强志，生齿不老”，主要用于治疗虚劳羸瘦、神经疲倦、眩晕、耳聋、目暗、腰膝酸痛、阳痿滑精、子宫虚冷、崩溃带下，还能壮元阳、补气血、益精髓、强筋骨等。

4．助眠安神的食物

《本草纲目》中记载的具有助眠安神功效的食物主要有牛奶、核桃、莲子、百合、桂圆、小米、鹌鹑、牡蛎肉、黄花鱼，以及动物心脏等。睡眠改善后，可以使大脑疲劳恢复，有利于工作和学习。从这点来讲，安神之品也有一定的益智作用。

5．健脑益智的食物

《本草纲目》中记载的具有健脑益智功效的食物主要有杏仁、葵花子、粳米、荞麦、核桃、菠萝、荔枝、龙眼、百合、黑木耳、黑芝麻、乌贼、深海鱼等。通过益智类饮食的调摄，可起到养心血、开心窍、补脾气、滋肾阴等功效，以达到填髓、健脑、增智、醒神等目的。

比如杏仁，它富含蛋白质、脂肪、糖类、胡萝卜素、B族维生素、维生素C、生物类黄酮以及钙、磷、铁等营养成分，其中的维生素E可有效地延缓大脑因年龄导致的衰老问题。科学家还认为，杏仁巧克力之所以对大脑有益，心理原因也不能忽视。在感到焦虑、忧郁或心情不佳时，吃一包杏仁巧克力豆无疑是对自己小小的宠爱和嘉奖。

6．聪耳明目的食物

《本草纲目》中记载的具有聪耳明目功效的食物主要有桑葚、枸杞、菊花、红心萝卜、胡萝卜、番茄、菠菜、苹果、橘子、动物肝脏等。常吃这些食物，对人的听力、视力都有很好的帮助，尤其是老年人，听力、视力正在逐步减退，更应该多吃这些食物。

7. 益寿延年的食物

《本草纲目》中记载的具有益寿延年功效的食物主要有黄豆芽、蘑菇、菠菜、西红柿、马铃薯、大豆、鱼、橙子、核桃、鸡蛋等。每天吃上述食物中的两三种，就可增强体质，延缓衰老。其中，以黄豆芽的效果最为显著。这是因为豆芽中含有大量的抗酸性物质，可以起到很好的防老化功能。黄豆芽的蛋白质利用率要比黄豆高10%左右，另外，发芽过程中由于酶的作用，更多的钙、磷、铁、锌等矿物质元素会被释放出来。而且黄豆发芽后，胡萝卜素及维生素的营养成分比发芽前要高出很多倍。此外，还有一种叫天门冬氨酸的物质会急剧增加，所以，吃黄豆芽能减少体内乳酸堆积，消除疲劳。黄豆芽中的叶绿素能分解人体内的亚硝酸胺，进而起到预防直肠癌等多种消化道恶性肿瘤的作用。

象形与象义——《易经》里的免疫力食养奥秘

饮食是供给机体营养物质的源泉，是维持人体生长、发育，完成各种生理功能，保证生命生存的不可缺少的条件。《汉书·郦食其传》说“民以食为天”，就是这个意思。其实，《易经》中早就认识到了饮食与养生的重要关系。《易经》的阴阳理论，认为世上万事万物，皆对立而统一，如天地、日月、水火、男女、雌雄、上下、黑白、甘苦，等等。在饮食方面，则分象形和象义、荤素、寒热、咸淡等，这些无一不体现《易经》“太极生两仪”的一阴一阳的原理。

饮食养生的目的在于通过合理而适度地补充营养，以补益精气，并通过饮食调配，纠正脏腑阴阳之偏颇，从而增进机体健康、抗衰延寿。那具体到日常的饮食养生方面应该注意哪些问题呢？

我们就从《易经》的象形和象义食品说起。

所谓“象形食品”，就是指某一食品的形状像什么，它就滋养什么、补什么。比如，木耳长得很像人的耳朵，所以常吃木耳对治疗耳鸣、耳聋等疾病效果最好；核桃的外形则像人的大脑，所以常吃核桃就可以健脑益智，延缓脑细胞的衰老；还有腰果长得像肾，所以补肾效果最好；而小枣长得像心，所以小枣小米粥最适宜养心。于是，就出现了很多能够直接滋养脏器的食疗法，如猪肝炒胡萝卜可以治疗女人血虚症；腰果炒腰花则可以补男人的肾虚；吃鱼眼就可以改善视力，这是因为鱼眼能提供帮助促进视网膜发育、预防视网膜病变及白内障的DHA，以及提供视网膜上皮生长的维生素A；多食猪皮就有利于美肤养颜，因为猪皮中含有大量维持皮肤贮水功能所需的胶原蛋白和弹性蛋白，能保持皮肤的弹性，预防皮肤松弛等。由此可见，食用象形食品可以起到直接滋养相应脏器的功效，简单实用，这和传统中医推崇的“以脏补脏”的治病方法不谋而合。

所谓“象义食品”，是根据食物本身的偏性来说的。我们知道，食物有温、热、寒、凉4种偏性。中医认为，寒凉食物可养阴，温热食物可养阳。另外，那些生长在背阴处的、向北面的以及水中的食物，如蘑菇、藕、莲子、水稻等，或者是在冬天成熟的食物，如白菜、萝卜等，均可养阴；相反，那些生长在向阳的、向南面的以及地面上的食物，如南瓜、向日葵等，或者在夏天成熟的食物，如小麦、石榴等，则可养阳。这些能够滋阴养阳的食物都属于象义食品。

由于人的体质有寒、热之分，这也与饮食的热性与寒性发生着密切的关系。热体者，宜进寒食，特别是得了中医称的“热性病”，如高血压、咽喉炎、便秘等，适宜进食芹菜、荠菜、藕、荸荠、银耳、绿豆等寒性食物；而寒体者，则宜进食热性食物，如羊肉、狗肉、辣椒、黄酒、红参等。在饮食养生中，我们一定要认清各种食物的偏性，来对自己的身体进行适当、适度的进补，这样才能收到事半功倍的效果。

食不厌精，脍不厌细——《论语》中的免疫力食养秘诀

在《论语·乡党》中，孔子明确提出了自己的饮食观念：“食不厌精，脍不厌细。食饐而餲、鱼馁而肉败，不食；色恶不食；臭恶不食；失饪不食；不时不食；割不正不食；不得其酱不食。肉虽多，不使胜食气。唯酒无量，不及乱。沽酒市脯不食。不撤姜不食，不多食。……食不语。”

这段话如何理解呢？其中都包含了哪些饮食养生的秘诀呢？下面就为大家一一解读。

所谓“食不厌精，脍不厌细”，是说吃东西一定要吃精致、美味、可口的食物，吃肉的时候要把肉切成很细的丝。这是大有道理的，因为越精致、精细的食物越容易消化，尤其是老年人的牙齿不好，肠胃

的消化功能也大大减弱，食物太粗，肉不切细，不煮烂，便咬不动，会引起消化不良。孔子坚持了这一饮食原则，保证了营养的摄入，这是他长寿的重要保证。

“食饐而餲、鱼馁而肉败，不食；色恶不食；臭恶不食；失饪不食”，意思是说食物经久变质，鱼、肉腐烂变坏，都不要吃；食物变色难看的也不吃；食物气味难闻的不吃；烹调手法不对的不吃，比如吃鸭子，鸭子一定要烤着吃，因为鸭子是属于寒性的，烤鸭子可以把它的寒凉性质去掉一些，然后取其平补之性。而鸡是不可以烤的，因为鸡是属于火性的，所以吃鸡只能炖，否则就违反它的本性了。未按照食物的本性进行烹饪的食物，吃了之后就会对人体造成一定的损害。

“不时不食”，这句话的意思是说，不按季节、不按节气上市销售的东西都不要吃。因为食物有自己的属性，饮食就要顺应四时，不合时宜的饮食不但不会为身体补充营养，还会起到相反的作用。比如西瓜，西瓜性寒，夏天吃西瓜可以帮助除去体内的暑气，防暑降温，但如果冬天吃西瓜，则会助长体内的寒气，使身体受损。所以孔子提倡一定要吃应季的食物。

“割不正不食”，是说在烹饪的过程中，如果食物的切割方法不对，也不要吃。这不是说孔子对饮食挑剔，而是考验一个厨师做事的态度，如果他连食物要切成方的，还是长条的都搞不清楚，做不好，那做其他事情也必然会漫不经心，不负责任。这样的厨师做出来的饭菜又怎么能放心食用呢？

“不得其酱不食”，是说调味品配伍不恰当的食物不要吃。古人非常讲究配伍的原则，就像中药一样，哪几种药配在一起疗效最好是很有讲究的。孔子认为调味品也是一样，调味品只有配伍得当，做出来的饭菜才会鲜美可口，让人食欲大增，促进胃肠消化。

“肉虽多，不使胜食气”，这句话的意思是说即便吃很多肉，但肉的量不能代替和超过主食。古人认为，肉食营养价值很高，对人体有很好的补益和补精血的作用，但是如果过量食用，则会加重身体负担，所以不能贪图口福，超过主食的量。这一观点也很符合中医“五谷为养、五菜为充”的饮食养生原则，是说谷物类的饮食才是汲养身体的根本，菜只不过是作为主食的一种补充而存在的，所以不能把菜当主食吃。现在很多女孩为了减肥不吃主食，把菜和水果当饭吃，这是极不符合养生之道的。

“唯酒无量，不及乱”，是说饮酒可不限量，但是不要让自己喝醉而做出一些非理性的事情。适量饮酒对身体是有好处的，但是酒后容易乱性，对肝脏的伤害也很大，所以尽量不要喝多。

“沽酒市脯不食”，意思是说从集市上买的酒不要喝，买的肉脯也不要吃。孔子认为商人都是重利的，为了追求利益的最大化，必然在饮食的卫生、选材、制作等方面降低要求和成本，人吃了不卫生、不好的食物，必然会生病。

“不撤姜不食，不多食”，意思是说生姜可以经常吃，但不能过量。姜可蔬可药，兼具药食两用价值，有发汗解表、散寒、化痰、止呕、开胃的功效，用于防治胃脘疼痛、食欲不振、细菌性痢疾等疗效颇佳。但姜性味辛、温，多食可致积热伤阴，损伤正气，出现目红、口舌干燥、身热汗出等症状，所以孔子餐桌上少不了姜，但又不能多吃它。

孔子强调吃相，“食不语”，就是吃饭的时候不要多说话。如果吃饭的时候说话、谈笑的话，很有可能造成很多危险的状况，如噎住、呛着等。

总之，孔子很重视饮食卫生，提出饮食要新鲜、清洁，要定时、定量，饮食要有规律，符合礼教法度，从而养成良好的饮食习惯。从现在的保健、饮食卫生观点看，孔子的这些饮食观点大部分也是正确的，值得我们现代人参考和借鉴。

安神之本，必资于食——《备急千金要方》中的免疫力食养方略

孙思邈重视食补，认为“安神之本，必资于食”。他在《备急千金要方》中也提到：“凡欲治疗，先以食疗，既食疗不愈，后乃用药疗。”孙思邈认为只有吃得好，吃得科学，才能强身防病。

孙思邈之所以如此重视食补，和他下面的这段行医经历是分不开的。

那时，山区的老百姓中，有的人白天视力正常，一到了晚上，什么也看不见了，他们感到奇怪，便去找孙思邈诊治。孙思邈经调查发现，患这种病的都是穷苦人，穷苦百姓劳苦终日，解决不了温饱问题，更缺乏营养食品。之后他想到医书中有“肝开窍于目”的说法，又想到五台山区的飞禽和野羊、野猪很多，便让夜盲症病人捕获动物，吃

这些动物的肝脏。病人吃上一段时间，夜盲症便慢慢地好转了。同时，在当地有几家富人找他看病，他看到病人身上发肿，肌肉疼痛，浑身没劲，便诊断为脚气病。他想："为啥穷人得的是夜盲症，富人得的是脚气病呢？这很可能也和饮食有关系。"他比较了穷人和富人的饮食，富人多吃精米白面、鱼虾蛋肉，而穷人多吃五谷杂粮。他仔细一分析，粗粮内夹杂着不少米糠麸子，精米白面把这类东西全去掉了。他估计：脚气病很可能是缺少米糠和麸子这些物质引起的，于是他试着用米糠和麦麸来治疗脚气病，果然很是灵验，不到半年，周围几家富人的脚气病都陆续治好了。

孙思邈认为，饮食养生是养生的重要组成部分，但一定要讲究方法，孙思邈在总结自己的进食经验时说："清晨一碗粥，晚饭莫教足。饮酒忌大醉，诸疾自不生。食后行百步，常以手摩腹。"在他看来，老年人的消化能力逐渐减弱，饮食须有所节制，不可吃得过饱，应该做到少吃多餐，"觉肚空，即需索食，不得忍饥"。孙思邈平时爱吃淡食，较少吃肉，还经常服用蜂蜜、莲子、山药、芝麻、牛乳等，无疑对他的长寿都有助益。

此外，孙思邈主张饮食要与天地相应，顺应时节。现如今，蔬菜、水果一年四季都有卖的，本应夏天才有的东西冬天也能吃到，从一定意义上讲这给我们的生活带来了方便，但也让很多人失去了季节感，断送了身体与自然之间那种微妙的联系。孙思邈告诉我们，人以天地之气生，四时之法成，养生要顺乎自然应时而变，俗语中的"冬吃萝卜夏吃姜"说的就是这个道理。

应季的食物往往最能应对那个季节身体的变化。比如，夏天虽然热，但阳气在表而阴气在内，内脏反而是冷的，人很容易腹泻，所以要多吃暖胃的姜。而冬天就不同，冬天阳气内收，内脏反而容易燥热，所以要吃萝卜来清胃火。如果我们不分时节乱吃东西，本该夏天吃的东西冬天吃，这很可能在需要清火时却吃下了热得要命的东西。另外，反季节的瓜果蔬菜中大部分都含有化学成分，吃了，化学品的残余就会积聚在我们的身体里，伤害我们的肝肾。

要多吃小小的食物，像小豆子、小芝麻、小鱼、小虾等，因为它们的能量是最完整的。有时候那些被我们扔掉的东西比吃下去的更有用。比如吃玉米，我们往往会将玉米胚芽（接近玉米芯处一个小小的半圆形的东西）扔掉不吃，却花大量钱去买小麦胚芽油来吃，其实玉米胚芽中就富含维生素E。

现在的很多人只爱吃食物的一小部分，比如只吃鱼唇、鸭舌等，其实一个完整的食物的能量和效用是完整的，分割开来就不是那么回事了。比如一个鸡蛋，蛋白是凉性的，蛋黄是温热的，加起来吃，鸡蛋是性平的，这对身体最为有益。橘子吃多了会上火，可是橘皮却可以清热化痰，所以，我们一定要多吃完整的食物。

四季调食——《伤寒杂病论》中的季节饮食养生法

张仲景认为，在不同的季节，饮食也要随之发生改变，这样才能达到养生的效果。

1. 春季饮食

春天，天气逐渐变暖，气候温和，人体阳气开始升发，新陈代谢逐渐旺盛起来，这时候要多用辛甘食品，以助阳气，利于代谢。具体来说，在主食的选择上要以味甘性凉的小麦加工成各种面食为主，再配用一些米粥，这样可防阳气太过。副食主要选用辛甘之品，如葱、香菜、韭菜、胡萝卜、花生、圆白菜、鸡肉、猪肉等。

2. 夏季饮食

夏天热，阳气都生发到了体表，体内没有多余的气血来消化吸收食物，所以这时要少吃，而且在食物的选择上要选用性味寒凉、甘酸、清润之品，可清热祛暑；甘酸又可化阴而保护阴气，切忌辛辣之品，免伤阳气。主食用甘寒性味的小米，配以面食，稀粥中可常加些绿豆；副食主选甘酸清润之品，如青菜、西红柿、冬瓜、丝瓜之类，以及鸡蛋、鸭肉、牛肉等。夏天的时候常吃大蒜、生姜，可防伤脾胃之阳。

3. 秋季饮食

主食、副食均用甘润之品，主食以大米、糯米等谷物为主，配以面食、白薯等，稀粥中常放些芝麻、核桃仁。副食除各种蔬菜外，还要多吃各种水果，肉类食品用些猪肉、兔肉、河鱼等。秋季气候凉燥，多吃甘润之品可生津润燥。忌辛辣（生葱、辣椒之类），少用苦瓜、黄瓜等苦寒、甘寒与发散之品。烹调味道以清淡为主。

4. 冬季饮食

主食用甘温性味之品，如玉米、高粱米，搭配些米面，稀粥中放些芸豆、赤小豆。副食应具有滋阳或潜阳、理气功效的蔬菜（大白菜、青萝卜、白萝卜、豆芽菜、木耳等），肉类品选用甘温助阳之品（羊肉、狗肉、鸡肉等），可以温补阳气，又避免化火而阴阳失调。烹制的食品，味道应五味相配，略浓些，禁忌偏食或多食。

素口之道——佛家日常食养绝学

素食是佛家的饮食特色，佛教徒的素食制度，是根据佛教不杀生、六趣轮回等教义而规定的。这一制度有其自我超越、自我保健方面的积极因素。中医学在饮食养生方面，是提倡饮食清淡，多食素，少食肥甘厚味，而非禁止肉食。但其饮食疗法的基本思想，即饮食清淡，与佛教中的素食制度颇有近似之处。从前的高僧大德生活俭朴，粗茶淡饭而怡然自得，健康长寿。到了现代，粗茶淡饭已发展成了一种养生观念。

有人说，粗茶淡饭养生可延年益寿。孙中山先生说过："中国所饮者为清茶，所食者为淡饭，而加以蔬菜豆腐。此等食料，为今日卫生家所考得最为有益于养生者也。故中国穷乡僻壤之人，饮食不及酒肉者，常多上寿。"由此可见，孙先生也认为粗茶淡饭是利于养生延寿的，但又有专家站出来说粗茶淡饭养生是行不通的，而是要吃肉、鱼和鸡蛋等食品。各种说法似乎都有道理，那么粗茶淡饭到底对养生有没有益处呢？

首先，我们要明白粗茶淡饭到底指的是什么。通常人们理解的粗茶淡饭就是吃素，就是每天馒头咸菜，这样的饮食不能使身体得到充足的营养，自然不利于养生。其实，"粗茶"是指较粗老的茶叶，和新茶相对。粗茶中的茶多酚、茶丹宁等物质，对身体很有益处。茶多酚是一种天然抗氧化剂，能抑制自由基在人体内造成伤害，有抗衰老的作用，还能阻止香肠、火腿中亚硝胺等致癌物对身体的侵害；茶丹宁、茶多糖则能降低血脂，防止血管硬化，保持血流畅通，维护心、脑血管的正常功能；茶多糖能缓解和减轻糖尿病症状，有降低血脂、血压等作用。所以，从健康角度看，粗茶的营养价值比新鲜茶叶更高。

"淡饭"是指富含充足蛋白质的天然食物，是相对于精致加工的食物而言的，既包含丰富的谷类食物和蔬菜，也包括脂肪含量低的鸡肉、鸭肉、鱼肉、牛肉等。蔬菜中含有人体需要的纤维素、维生素、矿物质等，能防止便秘和消化道疾病，帮助吸收蛋白质、脂肪和糖类，促使身体排出多余胆固醇，防止高血脂，保护心脑血管的正常功能。蛋白质则是构成一切细胞和组织的重要成分，是生命中的重要能量。

“淡饭”还有另外一层含义，就是饮食不能太咸。饮食过咸容易引发骨质疏松，甚至导致骨折，还使人易患高血压，长期如此可导致中风和心脏病。

由此可见，粗茶淡饭养生是以蔬菜等植物性食物为主，注意粮豆混食、米面混食，适当辅以包括肉类在内的各种动物性食品，常喝粗茶，这样既能为身体提供充足的营养，又不至于增加肠胃的负担，对养生有益无害。

“辟谷”——道家的清肠食养智慧

辟谷，是道家常用养生术的一种，又称“却谷”“断谷”“绝谷”“休粮”“绝粒”“清肠”等，即少吃或不吃、避免或减少谷类主食和肉类的摄入（节食）。

当然，道家所说的辟谷并不是什么东西都不吃，它往往与服气、服药同时进行，这样才能取得预期的养生效果。所谓“服气”，就是通过呼吸吐纳来驱散人体本身的浊气和邪气，摄取天地精气，从而对五脏六腑进行按摩，使全身气血通畅。“服药”，则是吃一些药物以充盈身体。《仙药》篇中就有上百种服食药材，其中论及的植物药如灵芝、茯苓、地黄、麦冬、胡麻、楮实、枸杞、菊花等。经现代科学实验研究分析，也证实这些药物确实具有延缓衰老、增强体质的作用。

道学养生家认为，辟谷可以清除人体的病源。人的肠道中长期积聚着宿便，不仅产生腐败物质，还直接影响胃肠对食物中营养物质的吸收。如果人体对营养物质的吸收功能正常，人吃五谷杂粮，是不会发生营养不良或缺乏各类营养物质的。重要的是看人体能从食物中吸收多少营养成分，而不是看人吃了多少东西。所以，要想彻底改善人体的吸收功能，就必须清除宿便。辟谷就可以做到这一点。实践证明，一般人辟谷到第四五天仍然有大便排出，到了第七天时，宿便就会被彻底排净。宿便的清除，使消化系统的效率空前提高，营养吸收良好，疾病自然减少。

人的生命实际上是一个不断地新陈代谢的过程，因此总是需要不断地从外界摄取能量。通常来说，人们主要是依赖正常饮食来获取生命活动必需的能量。在断绝正常饮食的情况下，人体是怎样获取能量的呢？这似乎是一个不解之谜。即使在现代，也有不少人常年不食五谷饮食，只进食水和少量的诸如干枣松实之类的自然果实，仍旧保持健壮的身体和旺盛的精力，这客观地说明了自古相传的辟谷一说并非妄传。

但是，我们要弄清楚的一点是，辟谷和绝食是不一样的。人不吃食物只喝水最多也就能活60多天左右，而如果长期缺乏营养补给，就会导致体质和抵抗力迅速下降，从而引发多种疾病。水谷为人生存的根本，所以道家倡导的辟谷，如果不以服气、服药为辅助，就无法存活，更谈不上祛病延年了。

看“红楼”学养生——《红楼梦》中的免疫力食养妙学

一部《红楼梦》，不仅塑造了众多栩栩如生的艺术形象，而且也有不少养生保健方法，其中的饮食养生就不得不提。贾府里一日三餐，暗含多少祛病良方？红楼中一粥一饭，隐藏着多少女性的养生之道？现在我们就踏上红楼美食的探秘之旅，揭开皇族贵胄的养生奥秘，让它们为现代女性的食疗养生提供指导。

1. 奶子糖粳米粥

粳米：中医认为，粳米是平补的，既不伤肠胃，又能补虚劳，非常适合像王熙凤这样辛苦操劳的人。

奶子：奶子是当时人们对乳品的总称，像牛奶子、羊奶子等。在这道粥里用的是牛奶。喝牛奶对身体的好处大家都很熟悉了，但很多人不能喝牛奶，一喝牛奶就会出现肚子痛甚至腹泻的症状。这是因为这些人的体内缺少消化牛奶中的乳糖的菌群和酶类，即所谓的乳糖不耐症。把牛奶和粳米共同煮成粥的话，粳米调和肠胃的功效可以很好地缓解乳糖不耐症，充分发挥牛奶的营养功效，难怪精明的王熙凤在自己最劳神费力的时候要选择这道粥了。

做法：先往砂锅中倒入适量的水，大火烧开。同时把粳米（100克）淘洗干净，水开后下锅，继续用大火煮开，沸腾后改小火熬煮约1小时。待粥已黏稠时加入牛奶（250毫升），搅拌均匀，稍微熬上几分钟关火，依个人口味加入适量白糖或红糖即可。

2. 冰糖燕窝粥

燕窝除了可以养肺，还是一种美容保健品，这是因为燕窝富含大量的蛋白质和氨基酸，可以滋养人的皮肤和毛发。

做法：用凉水浸泡燕窝约两个小时后捞出，仔细拣去燕毛和杂质，漂洗几次，然后用开水一浸，使燕窝涨起，再用开水浸三四次，使燕窝的体积膨大成原来体积的 2 ～ 3 倍时，捞出放在凉开水中浸泡备用。用文火慢慢熬煮燕窝，水沸后根据口味加入适量冰糖，继续熬煮，直至汤浓。

3. 枣泥馅山药糕

山药能补脾胃，特别适用于脾胃虚弱之人。山药膏的馅料枣泥，有补益脾胃，滋养阴血，养心安神，缓和药性的功效，能治疗脾气虚所致的食少、泄泻，阴血虚所致的妇女脏躁症，病后体虚的人食用大枣也有良好的滋补作用，所以这两样配在一起有很好的进补作用。

做法：用清水将红枣洗净，去核，上锅蒸烂后取出，捣成枣泥。将枣泥与白砂糖一起翻炒，炒至枣泥不黏手且开始放出香味时出锅备用。将山药洗净蒸烂，捣成面团。将山药面团包裹适量枣泥后收口，搓成大小适当的糕点形样。或者用模具压实磕出，这样更为美观。

4. 火腿鲜笋汤

《调鼎集》中说：“上席……冬笋火腿汤。”火腿与鲜笋合烹，滋味相当出彩，扬州人称“一啜鲜”。除了味道鲜美，这道菜品中的鲜笋还有药疗功效。《本草纲目拾遗》中言其“利九窍，通血脉，化痰涎，消食胀”。所以无论煮汤还是入药，笋都是上佳选择。养生学家认为，竹林丛生之地的人们多长寿，且极少患高血压，这与经常吃笋有一定关系。

做法：将火腿洗净，切块，放入锅中，加水煮至烂熟，然后将鲜笋片、花椒、葱、姜、调料等加入锅中，煮沸，最后去除浮油即可。

5. 茄鲞

“鲞”，是剖开晾晒过的鱼干。所谓“茄鲞”，应当是指其口味像鱼肉，因而是极美味可口的。茄子是一种很常见的蔬菜，《本草纲目》里言其“治寒热、五脏劳、疗温疾”。茄子可以清热活血化瘀，适用于热毒疮痈、皮肤溃疡等。有资料显示，茄子中维生素 E 的含量很高，又以紫皮茄子为最佳，所以人们也称其为“紫色的精灵”，称赞它的养生保健作用。

做法：关于这道菜的做法凤姐已经说得很细致了，不过倒不用放在瓷罐里备用，即炒即食更健康。

6. 椒油莼齑酱

莼，指的就是莼菜。齑，是切碎的葱蒜姜。所以，莼齑酱应该是腌制的莼菜，拌以椒油，口味嫩滑麻香，很能带动人的食欲。而且莼菜历来被视为“江南三大名菜”之一，《本草纲目》言其“下气止呕、治热疸、厚肠胃、解百毒、延年益智”。说它益智，是因为莼菜富含锌，是小儿益智健体的最佳食品之一。锌对青少年成长发育、男性生殖器官的发育和性功能的增强有特殊作用。

做法：将莼菜洗净切细，用椒油和其他调味料拌匀，再加上适量香油腌渍即成。

7. 酸笋鸡皮汤

在《红楼梦》第八回中宝玉来到薛姨妈处玩耍吃酒，高兴之余多喝了几杯，于是，薛姨妈又特意为宝玉做了酸笋鸡皮汤。这可不是随便做的一道汤菜，《本草纲目》中说酸笋“气味酸、凉，无毒，作汤食”。而鸡皮则能健脾益气，生精填髓。酸笋鸡皮汤口味酸辣，十分开胃，酒醉后饮此汤更能解酒去腻。可见，贪杯的宝玉喝这个汤是最合适不过了。

做法：将酸笋干切段备用，所谓的鸡皮指的应该是带皮的鸡胸肉。将鸡皮洗净切成薄块，用淀粉、料酒、酱油等涂抹勾芡，放入油锅稍微翻炒。然后将酸笋干与鸡胸肉片放入高汤中小火烹煮半小时即可。

8. 奶油松瓤卷酥

《玉楸药解》里说松子可以“润肺止咳，滑肠通便，开关逐痹，泽肤荣毛”。说明松子有延年益寿，美容养颜的功效。松子可以润滑大肠，便秘的人常食松子可以通便。另外，松子富含磷，对大脑和神经系统有益，所以松子也是一种补脑的食物。

做法：将松子仁洗净，焙干捣成碎粒，加芝麻、奶油、白糖、鸡蛋等和成馅备用。面粉放入和面盆内，四周撒入适量泡打粉和成面团，再擀开成面片。把备好的馅料平铺在面片上然后对头卷成如意卷形，用刀切成大小均等的块状放入烤箱烘烤即成。

9. 牛乳蒸羊羔

羊羔，就是尚未出世的胎羊。羊肉能补虚益气，自古以来就是食补的代表。但并非所有人都经得起这种大补。饮食要根据年龄、体质的不同，选择相宜的食物加以调配。寒者热之，热者寒之，虚者补之，实者泻之，说的就是这个原则。牛乳蒸羊羔性大热，补中益气，养血生精，适宜年老体虚者，如贾母。但宝玉这些孩子，年轻气盛，体质多属热性，多吃反而容易生肝火。贾母深知这些道理，故而禁止他们食用，只让他们吃些性温的鹿肉。

做法：将未见天日的羊胎外衣用刀轻轻划开，放出羊水后将羊胎用清水洗净，摘净羊胎上的乳毛，放置盆中用冷活水冲泡 2 个小时，拔尽血水和黏液。起锅置火上，放入开水，将羊胎浸烫至羊胎皮绷起时，再用冷开水洗净，沥干水分后用盐、茅台酒、胡椒粉将羊胎里外擦匀备用。水发银耳去蒂，择洗干净备用。用一砂锅，放入鸡汤、鲜奶、盐、鸡精、葱、姜、银耳和羊胎，用棉纸封住砂锅口，入笼蒸至熟烂，上席时挑去葱姜即成。

10. 鸡髓笋

中医认为，笋可通血脉，消食胀；鸡肉能益气养血，温中健脾；鸡髓可提味。贾母上了年纪，脏腑功能都在减弱，消化吸收也不比年轻人，这样一道菜可以补脾胃，通肠道，所以是十分适合的。

做法：用冷水漂洗竹笋，将竹笋竖着一剖两开剔去笋心，放到开水锅中滚透，再放到汤锅中加入清汤、鸡精、糖煨入味，晾冷备用。将鸡脯肉去皮、去筋，捶成鸡茸，加入清汤、蛋清、盐、鸡精、葱油搅拌均匀后备用。取乌鸡腿，用刀剔除腿肉，敲散鸡腿骨，以竹签取出骨髓，放至汤锅中加入黄酒、姜汁、糖滚透，去腥味，再换清汤煨透，再将骨髓切成大小均匀的条状。在竹笋的笋心内逐个抹上鸡茸，将鸡骨髓点缀在笋尖上，蒸熟装盘。原汤汁入锅，用水淀粉勾薄芡，淋上鸡油均匀地浇在竹笋上即可。

第六章

让身心之渠畅通无阻

——养生祛病“通”字诀

第一节
净血通血，不给疾病滋生的土壤

血液是人生下来、活下去的保证

血液，被视为活力与健康之源，中医把血液视为生命之“海”，是因为人体一时一刻也离不开它，而且血液的成分与地球上最早出现的原始生命的诞生地——原始海洋的成分很相似。

中医所说的血，同人们日常说的血意义完全一样，血是流行于脉管之中的红色液体，是维持人体生命活动的基本物质。古老的中医学对血液运送生命养分的功能认识是相当清楚的。《黄帝内经》还具体举例说：肝得到血液营养，眼睛才能看到东西（肝开窍于目）；足得到血液营养，才能正常行走；手掌得到血液营养，才能握物；手指得到血液营养，才能抓物……说明从脏腑到肢体各个层次的组织都离不开血液的营养。

如果说生命是烛光，那么血液就像蜡烛。当一根蜡烛的蜡油减少并耗尽时，烛光将随之变得微弱以致熄灭。人的生命也是一样，随着人体血液的消耗，生命也将枯萎。血液对人体正常的生命活动至关重要，是人生下来活下去的保证。总体来说，它具有五大功能：

（1）运输功能。血液是人体的“运输大队长”，人体新陈代谢所需要的营养物质如氧、糖、蛋白质、脂肪、维生素、电解质、水等通过消化器官和呼吸器官摄入后，需要通过血液运送到各组织器官，而这些器官产生的二氧化碳、尿素及过多的水分等，也要通过血液，经肾、皮肤、呼吸器官及肠道排出体外。当然，血液的这些作用要受到心脏和血管的支配。血液的运输功能还能保持细胞生活的流体环境相对恒定，从而保证了细胞的正常生命活动，所以医生常常把验血结果作为诊断疾病的重要参考。

（2）调节功能。主要是人体内的激素等物质需要保持在平衡状态，而体内激素的传导物质就是血液。

(3) 血液的酸碱平衡功能。人体总是要保持一定的酸碱度的平衡，血液中有一个强大的酸碱平衡系统，能使人体的 pH 值总是处于一个恒定状态。

(4) 体温调节功能。血液一方面通过大量吸收机体所产生的热量以使组织细胞的温度不致过高；另一方面将机体产生的热量运送至体表如皮肤等处，通过辐射、蒸发等方式释放出去。

(5) 免疫功能。血液中含有的一些成分或物质，如抗体等能消灭细菌，抵抗病毒。其中的血小板及各种凝血因子能通过止血来防止血液的流失，从这个意义上说血液是人体的“警卫员”。

血液污染乃万病之源

在中医里有这样一个观点：万病皆由血污而生，也就是说所有的疾病都是由血液的污染而引起的，血液污染是万病之源。

你可能对这个观点心存疑惑，因为你不相信深藏在我们身体内部的血液还会受到污染。的确，人体是有自愈能力的，当血液受到污染的时候，我们的身体会通过自身的防卫和调节来保持血液的清洁，使身体免受疾病的侵害。但是，在现代社会中，有太多的因素影响着我们血液的清洁度，这就导致那些净化我们体内血液的保护系统无论怎样努力工作，都赶不上血液受污染的速度。

在我们的生活环境中，有许多污染物可以通过我们的呼吸道吸入等途径污染我们的血液，汽车尾气中排放的有毒物质、空气中的漂浮物以及日常生活环境中的病毒、细菌等也成为人类血液健康的最直接杀手。另外，饮食上的不合理，精神时常处于紧张状态，平时很少进行体育运动等一系列不科学的生活方式正在悄悄地腐蚀着我们原本健康的血液。

当我们的血液受到污染后，血液就会变得黏稠，其流动也会受到阻碍，导致血液中的污垢发生沉淀。这时，人体就会发挥其强大的自愈能力，想方设法地想把这些污垢排出，当这些污垢从血液中被清扫出来，聚集到身体的某一个部位时，一些疾病症状也就产生了。

如果我们尿液中的草酸钙、尿酸和碳酸钙的含量过多，这些积聚下来的污垢就会导致尿路结石的产生，当过多的尿酸聚集在脚趾上时，人体就会出现痛风的症状。

如果胆汁中的胆固醇或胆汁酸积聚过多，胆汁的正常流动就会受到影响，胆汁为了能够顺畅流动，就会把过多的胆固醇和胆汁酸排挤到一起，胆结石也就这样形成了。

如果胆固醇和中性脂肪积聚在人体的血管内侧，沉淀下来的物质就会导致动脉硬化。

当我们的血液受到污染的时候，除了要依靠身体强大的自愈能力外，还可以利用蔬菜和水果来进行排污。青绿色蔬菜中富含碱性成分，可以使血液中的污垢重新溶解，并随尿液排出体外；胡萝卜中蕴藏着大量的果胶，可与重金属汞结合，生成新物质排出体外；海带富含胶质，可促使侵入血液中的放射性物质从尿中排泄；黑木耳有抗血小板聚集的作用，被誉为血管的“清道夫”，可预防血栓形成。

青筋暴突是血液中废物积滞的结果

在生活中，我们偶尔会看到这样一些人，在他们的四肢上会暴露出一条条可怕的青筋，通常这些人都比较瘦，所以人们就认为，是这个人太瘦才导致身体的筋暴露出体外。事实上，暴露出体外的这一条条的东西不但不是筋，而且也不是因为瘦造成的，它们实际上是人体内废物积滞过多的产物，这一条条的“青筋”正是人体的静脉血管。

我们都知道，人体的血管有静脉和动脉之分，人体通过动脉把心脏的血液输送到全身，通过静脉把血液回收到心脏。当静脉血液回流受阻，压力增高时，青筋常常在人体表面出现凸起、曲张、扭曲变色等反映状。如果身体中有各种瘀血、痰湿、热毒、积滞等生理废物不能排出体外，就会导致全身各个系统都会发生障碍，此时在脸部、腹部、脚部，特别在手掌和手背的青筋就非常明显，所以，青筋就是人体的积滞。身体内的废物积滞越多，青筋就越明显。

事实上，根据青筋的分布，我们还可以判断出不同的病情：

1. 手部青筋

（1）手背青筋。手背青筋提示腰背部有积滞，容易导致腰肌劳损，疲劳乏力，常见腰酸背痛，甚至出现肌肉紧张、硬结节。

（2）手指青筋。小孩手指青筋，提示肠胃积滞消化不良。成人手指青筋，不但提示消化系统有问题，还反映了头部血管微循环障碍，脑血管供血不足，头部不适，严重者会出现头晕、头痛、中风等。

(3) 手掌青筋。手掌到处可见青筋，表示胃肠积滞，血脂高，血黏稠，血压高，血液酸性高，含氧量低，血液容易凝聚积滞，则容易出现头晕、头痛、疲倦乏力、身体虚弱等。

2. 头部青筋

(1) 当太阳穴青筋凸起时，往往提示头晕、头痛；当太阳穴青筋凸起、扭曲时，表示脑动脉硬化；紫黑时，则容易中风。

(2) 鼻梁有青筋，提示肠胃积滞，容易胃痛、腹胀、消化不良、大便不利，紫色时则情况更加严重。

(3) 嘴角腮下有青筋，往往提示妇科疾病，带下湿重，疲倦乏力，腰膝酸软，下肢风湿。

3. 胸腹部青筋

(1) 胸腹部青筋，多注意乳腺增生。

(2) 腹部青筋，即俗话说的“青筋过肚”，这已经是比较严重的积滞，一般是肝硬化的标志。

4. 下肢青筋

(1) 膝部青筋提示膝关节肿大、风湿性关节炎。

(2) 小腿有青筋多是静脉曲张，此病严重者往往发生腰腿疾病、风湿关节痛，多见于久站的老师和久行的农民。

总之，人体任何地方出现青筋，不但影响外表美观，更重要的是身体废物积滞的反映。青筋即积滞的清除关键是平时要学会清血净血。一般来说，消除青筋的凸现，达到清血净血的效果，最好是平常就运用拍打和刮痧疗法。

简易净血方——排除血内毒素的健康秘诀

从科学角度来看，人体血红细胞的衰老变异一般都要先于其他组织细胞的衰老病变。人的组织器官发生衰老病变，往往都伴随着血红细胞的衰老变异。血红细胞的衰老变异又是造成相关循环障碍最直接最根本的原因。所以，从某种程度来讲，万病之源始于血。

人体正常的血液是清洁的，但环境污染的毒物，食物中残留的农药和激素，肉、蛋等酸性食物产生的酸毒，以及人体新陈代谢中不断产生的废物，都可进入血液中形成血液垃圾，使血液污浊。

污浊的血液不仅损害我们的容颜，其蓄积体内还会产生异味使人臭秽不堪，甚至损伤组织器官，形成多种慢性病，如糖尿病、冠心病及高血压等。更严重的是，毒素还能破坏人体免疫功能，使人体正常细胞突变，导致癌症的发生。可见，想要健康长寿，净血就显得非常重要了。

蔬果汁是净化血液的不二之选。那么哪种蔬果汁效果显著？应该怎么做呢？以下是一种胡萝卜综合蔬果汁的做法。

材料：胡萝卜 1 根，番茄 1 个，芹菜 2 根，柠檬 1 个。

做法：胡萝卜与柠檬去皮，与其他材料一起榨汁饮用。

胡萝卜汁内含有大量的胡萝卜素，这种物质在人体内会转化成维生素 E，进而清除人体自由基，并阻碍其生成，提高机体免疫能力，预防肿瘤，血栓，动脉粥样硬化以及抗衰老等功能。番茄性甘、酸、微寒，能生津止渴，健胃消食，凉血平肝，清热解毒，净化血液。两者与芹菜、柠檬合制成汁，可降低胆固醇，净化血液。因此，建议大家常喝这种蔬果汁。

活血通脉，增强自愈力的全身按摩法

在现代社会，许多人不知不觉中体质就变得很差，血液流通也会减慢，如果此时多活动活动手脚，没事时多做做按摩，就可以保证血液流通顺畅。在《黄帝内经》三十六卷一百六十二篇中，《素问》有九篇、《灵枢》有五篇论及按摩，由此也可以看出按摩对养生，尤其是老年人养生的重要性。下面介绍一套全身按摩法。此按摩法通常从开始按摩到最后结束，从整体中分出若干节来进行。既可分用，也可合用。操作顺序由下而上，即从足趾到头部。老年人则可从上到下。

具体方法如下：

（1）搓手。用两手掌用力相对搓动，由慢而快，到搓热手心。手是三阳经和三阴经必须之处，摩擦能调和手上血液，使经路畅通，十指灵敏。

（2）梳头。十指微屈，以指尖接触头皮，从额前到枕后，从颞颥到头顶进行“梳头”20 次左右。

（3）揉按太阳穴。用两手食指指端分别压在双侧太阳穴上旋转运动，按时针方向顺、逆各 10 次左右。

(4) 揉胸脯。用两手掌按在两乳上方，旋转揉动，顺逆时针各10次左右。

(5) 抓肩肌。用手掌与手指配合抓、捏、提左右肩肌，边抓边扭肩，各进行10次左右。

(6) 豁胸廓。两手微张五指，分别置于胸壁上，手指端沿肋间隙从内向外滑动，各重复10次左右。

(7) 揉腹。以一手五指张开指端向下，从胃脘部起经脐右揉到下腹部，然后向右、向上、向左、向下，沿大肠走向擦揉。可以牵拉腹内脏器，使肠胃蠕动加大，促进胃液、胆汁、胰腺和小肠液的分泌，增加消化吸收作用。

(8) 搓腰。用手按紧腰部，用力向下搓到尾间部，左右手一上一下，两侧同时搓20次左右。

(9) 擦大腿。两手抱紧一大腿部，用力下擦到膝盖，然后擦回大腿根，往来20次左右。

(10) 揉小腿。以两手掌挟紧一侧小腿腿肚，旋转揉动，左右各20次左右。腿是担负人上体重负的骨干，是足三阳经和足三阴经的必经要路，揉腿可使膝关节灵活，腿肌增强，防止肌肉萎缩，有助于减少各种腿疾。

(11) 旋揉两膝。两手掌心各紧按两膝，先一起向左旋揉10次，再同时向右旋揉10次。膝关节处多横纹肌和软性韧带组织，恶温怕冷，经常揉膝，可促进皮肤血液循环，增加膝部温度，驱逐风寒，从而增加膝部功能，有助于防止膝关节炎等难治之症。

(12) 按摩脚心。两手摩热搓涌泉穴，快速用手搓至脚心发热，先左后右分别进行。

依上各法进行全身按摩可去风邪，活血通脉，解除腰背病。如果能够长期坚持，就可坐收强身健体之功。

老年人血稠，有4点须注意

老人血稠了，就容易形成血栓，引发心肌梗死等危及生命的疾病。平时需要在饮食、作息、运动和心态方面多加注意。在生活中，有不少老年人，起初体检时被医生诊断为血稠，但平时不注意保养，也不懂得如何保养，最终导致脑血栓、心肌梗死等重病，甚至撒手人寰。

事实上，血稠虽不是独立性疾病，但临床上有很多疾病，如动脉硬化、脑血栓、心肌梗死、高血压、糖尿病、阻塞性视网膜炎以及慢性肝肾疾病等都与血稠有着密切的关系。所以，如果检出了血稠，我们一定要好好保养。

首先，也是最重要的一点，就是要养成爱喝水的好习惯。血液中水分的多少，对血液黏稠度起着决定性的影响。血稠的老人，可以早、中、晚各饮一杯淡盐水或凉白开水，特别是在血稠发生率较高的夏季，更要多喝水。平时饭菜宜清淡，少吃高脂肪、高糖食物，多吃些粗粮、豆类及豆制品、瓜果蔬菜。可常吃些具有血液稀释功能、防止血栓、降低血脂等的食物，如草莓、菠萝、西红柿、柿子椒、香菇、红葡萄、橘子、生姜、黑木耳、洋葱、香芹、胡萝卜、魔芋、山楂、紫菜、海带等。

其次，生活要做到有规律，要作息有时，劳逸结合，保证充足睡眠，并做到不吸烟不酗酒。

再次，要坚持适度的运动锻炼。选择适合自己的锻炼项目，如散步、快走、慢跑、做体操、打球等，可有效地增强心肺功能，促进血液循环，改善脂质代谢，降低血液黏稠度。

最后，就是要保持一颗淡泊宁静、随遇而安的平常心，让情绪处于愉悦之中。

但需要注意的是，如果出现了较明显的血稠症状，特别是已经患有高血压、动脉硬化、糖尿病的患者，必须及时就医，在医生的建议下进行药物干预，如西药肠溶阿司匹林、茶色素等，中药丹参、川芎、当归、红花等，但万不可自行其是，以免出错。

每个人都要掌握一些补血良方

我们知道，血亏血虚正是导致血液污染的源头，所以补足血液、让血液通畅起来，就成为净血通血最有效的方法。中医补血的方法有很多，我们应该结合自己的喜好、身体的特点，选择其中一两种，长期坚持下去，这样才能确保气血充足、身体安康。

1. 食疗法补血

补血理气的首选之食就是阿胶，因为阿胶能从根本上解决气血不足的问题，同时改善血红细胞的新陈代谢，加强真皮细胞的保水功能，对贫血的女性来说是最好不过的滋补食物。我们可以将阿胶捣碎，然后和糯米一起熬成粥，晨起或晚睡前食用。也可以将阿胶同鸡蛋一起煮成蛋花汤服用。

生姜红糖水也是补气血的不错选择，《本草衍义补遗》中有："干姜，入肺中利肺气，入肾中燥下湿，入肝经引血药生血，同补阴药亦能引血药入气分生血，故血虚发热、产后大热者，用之。止唾血、痢血，须炒黑用之。有血脱色白而夭不泽，脉濡者，此大寒也，宜干姜之辛温以益血，大热以温经。"生姜补气血，还能治痛经，食用时把姜削成薄片，放在杯子里，加上几勺红糖，然后加开水冲泡后，放在微波炉里热得滚烫后再喝，这样最有效。需要注意的是，最好不要在晚上喝生姜红糖水，民间有"晚上吃姜赛砒霜"的说法，生姜能调动人体内的阳气，让人处于亢奋状态以致影响睡眠，危害健康。

2. 穴位补血法

补气血也可以用穴位按摩法，最重要的补血穴位是血海穴。

血海穴属足太阴脾经，屈膝时位于大腿内侧，用掌心盖住自己的膝盖骨（右掌按左膝，左掌按右膝），五指朝上，手掌自然张开，大拇指下面便是此穴。血海穴为治疗血证的要穴，具有活血化瘀、补血养血、引血归经之功。

每天上午 9 ~ 11 点刺激血海穴最好，因为这段时间是脾经当令，人体阳气处于上升趋势，所以直接按揉就可以了，每侧 3 分钟，力量不要太大，能感到穴位处有酸胀感即可，要以轻柔为原则。

补血养生应规避的 4 个误区

对养生保健来说，补充新鲜的血液很重要，但由于不同的人体质不同，血液的水平不同，补血也不能整齐划一，这里我们来纠正 4 个常见的错误：

1. 只有女人需要补血

在 90% 以上的人眼里，补血是女人的事，甚至有人说是产后妇女的事。虽然由于生理的原因，女人比男人更容易血虚，但并不能因此说补血是女人的专利。

其实，在临床上，男人得虚证的也不少。老年多虚证，久病多虚证，其他如先天不足、烦劳过度、饮食不节、饥饱不调等，皆能导致虚证。所以男人也要注意补血，毕竟都是血肉之躯。

2. 运动能增加血能量

运动能打通经络，强化心脏功能，提高机体清除体内垃圾的能力，但是不会增加人体的血能量。运动对健康的影响，主要是加快血液循环的速度，使一些闭塞的经络畅通，特别是对于心包经的打通有很好的效果。心包经的通畅，可以强化心脏的功能，提高人体的免疫力，也会加快人体的新陈代谢，加速人体废物的排除。

如果只是运动，完全不改善生活习惯，增加或者调整睡眠的时间，则运动只是无谓地消耗血能量而已。现在很多人都非常喜欢夜生活，这对健康是十分不利的。本来人体经过了一整天的体力消耗，到了晚上已经没有多余的能量，此时再进行活动，只能是透支储存的肝火，相当于在透支生命。

3. 寒凉的食物不能吃

并不是所有的寒凉食物进入肚子都会对身体产生负面影响，只要与人的体质、吃的季节相适宜，能起到中和、平衡的作用，就可以吃。比如夏天，人体大量出汗，应适量吃些大寒的西瓜，它能除燥热，又能补充人体内因出汗过多而丢失的水分、糖分，这时的西瓜对身体就能起到协调、补血的作用，而天冷时吃西瓜就容易导致血亏。另外，寒、热食物要搭配着吃，比如吃大寒的螃蟹时，一定要配上温热性质的生姜，用姜去中和蟹的寒凉，这样就不会对身体伤害，还利于蟹肉的消化、吸收。

4. 黑色食物一定能补血

我们经常看到这样的宣传——黑色食物补肾、补血，如黑芝麻、黑豆、黑米、黑木耳、海带、紫菜、乌鸡骨等。其实并不尽然，温热是补、寒凉是泻。黑米、乌鸡性温，补血、补肾效果明显；黑芝麻，性平，补肾、补肝、润肠、养发；黑豆，性平，补肾、活血、解毒；黑木耳性凉，海带、紫菜性寒，夏天可以经常吃，冬天尽量不要吃。所以，食物能否补血，一定要看这个食物的属性，而不是根据颜色盲目下定论。

第二节 肠道革命
——肠道通了，垃圾没了，病就好了

健康危机，从体内毒素引发

最近几年，有一个关于健康的新词越来越多地出现在我们的生活中，并成为一种时尚，那就是“排毒”。然而，就在“排毒”成为现代人头脑中不可缺少的“健康新观念”的同时，我们也会在心中画起许多问号：我的“内环境”真的需要清理了吗？如果不排毒是否就意味着我们会失去健康呢？

在我们生存的环境中，随着城市人口暴涨，道路加宽、汽车猛增，市政建设日夜不停，尘土飞扬，开发区迅猛发展，工厂林立，浓烟滚滚，环境的污染与日俱增。随着农业现代化的发展，化肥农药大量使用，食物中的化学沉淀物越来越多，再加上大量化学药品的使用……众多危害人体健康的外来之毒正在不断增加。同时，随着生活水平的不断提高，人们开始膏粱厚味，暴饮暴食，这就造成了人体内新陈代谢紊乱，使得新陈代谢过程中的废物堆积、停滞，形成大量的内生之毒。

当这些外来之毒和内生之毒侵害人体时，就会导致各脏腑、组织、细胞的功能障碍，气血失和，阴阳失衡，新陈代谢紊乱及内分泌失调，从而引发多种疾病。

（1）导致身体免疫力下降。这些毒素可以分布到神经突触和神经肌肉的接头处，直接损害神经元，造成中枢神经受损、身体各器官免疫力下降。如：经常性感冒、头晕、心悸、盗汗、失眠、健忘、四肢麻木等。

（2）致癌。现代医学表明：癌症往往是由致癌毒素在体内囤积而诱发产生的肿瘤，致癌毒素由环境因素引起，其中又有90%为化学元素。因此，可以这样说：癌症是污染的外部环境导致人体内环境污染的必然结果。

（3）毒素刺激人体的免疫系统，使人体出现过敏反应。

（4）毒素作用于人体内酶系统，导致胶原酶和硬弹性蛋白酶的释放，这些酶作用于皮肤中的胶原蛋白和硬弹性蛋白，并使这两种蛋白产生过度交联并降解，结果使皮肤失去弹性，出现皱纹及脓包。

（5）毒素加重器官负担，引起脏器衰竭。人体内多个脏器与排毒有关：肝脏是人体最大的解毒器官，血液流进肝脏时，一些有害物质可被肝脏产生的酶分解；皮肤是人体最大的排毒器官，能够通过出汗等方式排除其他器官很难排除的毒素；肾脏是体内最重要的排毒器官，能过滤掉血液中的毒素并通过尿液排出体外。如果“中毒”太深，造成肝、肾、皮肤负担过重，就会引起脏器中毒、脏器衰竭。

（6）毒素会随着淋巴和血液传遍人体各处：渗入皮肤，会产生皱纹、湿疹、皮肤红肿等皮肤病；渗入脑，会造成压抑、烦躁、昏昏欲睡、失眠健忘；渗入肝脏，会使肝脏的解毒功能减弱；渗入胸腔，会诱发肿瘤；渗入子宫，会导致纤维瘤和机能失常；渗入眼，会使视力减弱；渗入肺，会使呼吸短促和口臭；渗入关节，会导致关节痛。

所以，只要生命还在继续，只要人还在这个世界生存，就会产生和吸入大量的毒素，由于这些大量外来之毒、内生之毒的侵害，导致人体疾病开始逐年增加。

最后，想了解你体内的毒素堆积到了什么程度？那就来给自己测试一下吧！答案依照程度：从来不 =0 分，有时是 =1 分，经常是 =2 分。

（1）睡眠质量差、多梦？

（2）常熬夜？

（3）每天抽烟？

（4）每天用电脑 3 小时以上？

（5）平时喜欢吃甜食、零食？

（6）每天吃不上 3 种蔬菜？

（7）喜欢香肠、热狗等腌制品？

（8）经常忘了喝水？

（9）总喜欢点一些炸鸡腿、排骨等食品？

如果你的总分为 0 ～ 6 分，表明你有健康理念与意识，可以再多补充一点天然健康食品。如果为 7 ～ 12 分，表明你有毒素累积的危险，要注意小疾病，多吃天然食品。如果为 13 ～ 18 分，说明你要马上制订排毒计划，尽快调整自己的生活作息和饮食习惯。

宿便，体内毒素的根源

我们都知道，每个生活小区里都有垃圾箱，我们人体同样也有自己的“垃圾桶”，它就是大肠。在胃和小肠内未被消化吸收的食物残留物（包括水和食物中的污染物）都要由大肠受纳后形成大便排出体外。大肠是一个长达 5 ~ 6 米，并且千褶百皱的管道，就像自来水管内壁上会累积厚厚的水垢一样，在长年累月的运输废物残渣的过程中，大肠壁特别是大肠皱褶处形成的憩室中，也不可避免地会附着这些食物残渣，而大肠又长期得不到清洗，这些垃圾就会越积越厚，它们在细菌的作用下干结、腐败、发酵，并像锈一样牢牢地粘连在肠壁上，就会形成黑色、恶臭、有毒的物质，这就是宿便。

中医认为，宿便中所含的毒素是百病之源！它会攻击人体的各个部位，对身体造成严重危害。宿便堆积在大肠中，不光能引起腹胀、口臭、头晕、食欲不振、乏力等症状，而且这些在肠道停滞瘀积的粪便，由于细菌的作用而不断地发酵、腐败，产生有害的毒素气体，并被人体吸收入血液，刺激毒害皮肤，引起面部雀斑、粉刺、脓包、痘痘、皮肤粗糙等皮肤病。

除此之外，现代医学研究发现，如果长期与宿便为伍，还会引起下列疾患：

（1）诱发痔疮：长时间用力排便，或蹲便时间过久，都可使直肠肛周静脉丛压力增高，逐渐使静脉曲张而形成痔疮。

（2）诱发肛裂：因为粪便干硬，可能会造成肛管处的皮肤损伤，然后继发细菌感染，从而形成肛裂。

（3）诱发胃肠功能紊乱：积存在体内的粪便，会排出有毒物质，让人食欲不佳、腹胀或痛、呃逆嗳气等。

（4）诱发脑出血：由于用力排便，可使腹压升高，静脉血回流增多，心脏负担加重，血压升高，导致脑出血，相当一部分脑出血病例发生在卫生间里就是这个道理。

（5）诱发心脏病：道理与引起脑出血相同，可以导致心绞痛甚至心肌梗死。据统计，脑出血、心肌梗死有大约 1/4 的病例都是由宿便诱发的。

（6）诱发肿瘤：由于粪便长时间潴留，致癌物质不能有效排出，导致大量吸收，可能诱发肿瘤，首先是肠癌，而据美国的研究表明，有宿便史的女性，患乳腺癌的概率更高。

(7) 影响儿童发育：小儿如果长期宿便，影响消化功能，吸收太差，可使发育不良。由于粪便经常滞于肠道，毒素吸收入血，循环到大脑后，可使神经敏感性降低，导致智能发育落后。

以上可不是危言耸听，宿便的危害就是这么大，我们千万不可掉以轻心。

清除宿便，这两招不可不用

宿便即肠管内长期停滞瘀积的陈旧大便，一般 3 ~ 5 日不解大便而停留于肠管内的粪块叫宿便。我们知道，宿便是人体肠道内一切毒素的根源，其所产生的大量毒素被人体吸收后，会通过血液循环到达人体的各个部位，从而降低人体免疫力，诱发各种疾病，严重危害人体健康。所以，消除肠内的毒素也就是清除宿便，这样才能保证肠道清洁。

下面我们就为大家推荐两招简单有效的宿便清除窍门：

1. 按摩通便

先用手指揉按脐上13厘米处的中脘穴，顺时针方向环绕50～100次；再以手掌按揉腹部（以脐为中心），顺时针方向环绕50～100次；再以两手掌小指侧，由上向下推擦50～100次；然后摆动腰部，顺时针方向环绕50～100次；最后双手叉腰，提肛50～100次以增强提肛肌张力。

2. 调整饮食通便

我们也可以通过饮食的方式来排除宿便。黑木耳就是一种非常好的清肠食物，而且经过风干的黑木耳遇水后膨胀，会给肠道带来更多水分。不过对于排便困难者，仅吃一顿黑木耳便想解决宿便那是很困难的，除非加上辅助运动，例如上面提到的按摩排宿便法。

蜂蜜中所含的糖类比较丰富，可吸收体内水分到肠腔里，有利于排便，尤其在空腹时进食更能加快肠道蠕动，所以晨起空腹喝一杯蜂蜜水有助于排宿便。但是值得提醒的是，冲调蜂蜜的最佳水温在 60℃左右，太热或太冷的水都会破坏蜂蜜的营养结构。

苹果中的纤维素含量比一般水果要高，并且苹果内含的一些果胶有助于大便变软，对排便很有帮助。不过对于那些肠道问题比较严重的人，靠吃苹果清肠，其效果不会很明显。

总之，清宿便就要多吃含植物纤维素较多的粗质蔬菜和水果，适量食用粗糙多渣的杂粮，如糙米、山芋、绿豆、凉粉、薯类、玉米、燕麦片等；多食各种新鲜瓜果和蔬菜，尤其是西瓜、香蕉、梨、苹果、苦瓜、黄瓜、荸荠、白菜、芹菜、丝瓜、黄花菜等；适当吃一些富含油脂类的干果，如松子、芝麻、核桃仁、花生等；少吃肉类和动物内脏等高蛋白、高胆固醇食物，少吃辛辣刺激性食物。

■ 双歧杆菌：利用体内“好细菌”来排毒

肠内细菌有 100 种左右，按照其对人体的作用，可以分为“好细菌”“坏细菌”和“时好时坏的细菌”。好、坏细菌的代表，分别是双歧杆菌和威尔斯菌。其中，双歧杆菌几乎可以说是最优异的“好细菌”。此外，乳酸杆菌也是好细菌的一种，但在一般人的肠内并没有那么多。

我们说双歧杆菌是最好的细菌，那么它究竟有什么好处呢？下面我们就来看看双歧杆菌的 7 种机能：

(1) 防止身体感染病原菌。健康人的肠内栖息着大量的双歧杆菌。最典型的代表，即为吃母乳的婴儿，他们的肠内细菌丛 99% 都是双歧杆菌。双歧杆菌可制造出醋酸和乳酸，使肠内的 pH 值偏向强酸性，从而抑制病原菌的繁殖，防止人体受到感染。因此，母乳喂养的婴儿较少发生腹泻或肠炎，死亡率也比较低。成人也是如此，肠内的双歧杆菌越占优势，就越不容易感染疾病。

(2) 抑制肠内腐败的情况。蛋白质在肠内被坏细菌分解时，会形成氨、吲哚、硫化氢等腐败物质。这些物质被人体吸收后，就会导致便秘、腹泻、癌症、高血压等各种疾病，加速身体的老化，而双歧杆菌就可以抑制肠内腐败的状况。

(3) 制造维生素。双歧杆菌可以制造出维生素 B_1、B_6、B_{12}、K_{12} 烟酸和碘等元素。其中有一部分被人体吸收以后，对人体会有很大益处。

(4) 促进肠蠕动，防止便秘。双歧杆菌在肠内繁殖时，会制造出乳酸或醋酸等有机酸，作为代谢产物，可促进肠子蠕动，防止便秘。

(5) 预防和治疗腹泻。肠内细菌丛失去平衡时，就可能引起细菌性腹泻。如果双歧杆菌能在肠内繁殖，即表示肠内细菌丛已保持正常的平衡。因此，可以预防腹泻。

（6）提高身体的免疫力。肠内的双歧杆菌可因自我溶解，令菌体的成分被体内吸收，有助于免疫能力的提高。

（7）分解致癌物质。肠内存在着使食物成分转变成亚硝胺等致癌物质的坏细菌，而双歧杆菌却能将这种亚硝胺分解。

从上述双歧杆菌的机能可以看出，这种好细菌对我们的身体有多么重要。但是，在日常生活中，我们怎样才能让体内的“好细菌”增加呢？

首先要从饮食习惯做起。地下根茎类、谷类、豆类、海草等含有丰富食物纤维的食物，就具有帮助双歧杆菌繁殖的作用。其中红薯的食物纤维最多，每100克中约有1.9克的食物纤维；水煮的芋头含有0.5克的食物纤维；清蒸的马铃薯含有0.4克的食物纤维，水煮的山芋含有0.3克的食物纤维。另外，胡萝卜、莲藕、牛蒡等食物纤维含量多的蔬菜炖煮后食用，效果也非常不错。

黄瓜是当之无愧的体内“清道夫”

黄瓜原名叫“胡瓜”，是汉朝张骞出使西域时带回来的。为何“胡瓜”变“黄瓜”，这其中还有一段故事。

据说，后赵王朝的建立者石勒是入塞的羯族人，也就是百姓口中的“胡人”。他登基做皇帝后，对这个词很恼火，于是制定了一条法令：无论说话写文章，一律严禁出现“胡”字，违者问斩。法令听起来严酷无比，不过也只是石勒用来警醒人民的，真的遇到了犯忌的人，倒不一定真的会问斩。某次，石勒召见地方官员，襄国郡守樊坦无意间犯了忌讳。他急忙叩头请罪，石勒也并没有多加指责，不过等到召见后例行“御赐午膳”时，石勒指着一盘胡瓜问樊坦：“卿知此物何名？”樊坦看出这是石勒故意整他，便恭恭敬敬地回答道：“紫案佳肴，银杯绿茶，金樽甘露，玉盘黄瓜。”石勒听后，龙颜大悦。自此，胡瓜就有了新名字——黄瓜。

《本草纲目》中说黄瓜有清热、解渴、利水、消肿的功效。也就是说，黄瓜对肺、胃、心、肝及排泄系统都非常有益，能使人的身体各器官保持通畅，避免堆积过多的体内垃圾，生吃能起到排毒清肠的作用，还能化解口渴、烦躁等症。

此外，黄瓜的美容功效也历来为人们所称道。因为黄瓜富含维生素 C，比西瓜还高出 5 倍，能美白肌肤，保持肌肤弹性，抑制黑色素的形成。经常食用它或贴在皮肤上可有效地对抗皮肤老化，减少皱纹的产生。而黄瓜所含有的黄瓜酸能促进人体的新陈代谢，排出体内毒素。

黄瓜就像是人身体内的“清道夫”，认认真真地打扫着人的内环境，保持着它的清洁和健康。不过需要提醒你的是，黄瓜性凉，患有慢性支气管炎、结肠炎、胃溃疡的人少食为妥，如果要食用，也应先炒熟，避免生食。

下面就为大家介绍可以通便排毒的黄瓜吃法。

材料：黄瓜 500 克，豆腐干 100 克。

做法：将黄瓜和豆腐干洗净切片，放置一边备用；锅置火上，烧热油后，下入葱末炝锅，放入黄瓜煸炒片刻后再下豆腐干，烹入料酒，加入味精、盐，淋上香油，颠炒几下即可出锅。

功效：清热、排毒、降糖。

科学断食，对肠道毒素进行“大清仓”

在我们的日常饮食中，有许多未彻底排出的毒素留在体内，这时候如果想彻底排毒，只能试一试断食法。这种方法除了能排除肠道毒素，还可将体内的老、病、废细胞排出体外，促使荷尔蒙分泌旺盛，从而使人体血液循环变得顺畅，肤色红润、光泽。

同时，断食还能产生自体融解现象，即在不进食的情况下，身体为了存活下去，就会被迫燃烧体内以前库存的产物，这些都是平常营养过剩积存的物质，如皮下脂肪、不良胆固醇、肿瘤等。中医认为，气血不通才会有酸痛。当断食产生自体融解现象时，身体便可逐渐将这些导致气血不通的阻碍物融解掉，让酸、痛、肿、痒的症状逐渐减轻，甚至消失。

需要注意的是，排毒方法应因人而异。这里我们讨论的断食排毒法，最适合有以下症状的人群：

（1）脸上青春痘不断滋生。

（2）脸色暗淡无光泽、面容憔悴。

（3）新旧黑斑长驻脸上，无法消除。

（4）有诸多杂症，如头痛、头晕、口臭、狐臭、体臭等。

（5）身体还算健康，自觉不对劲，却检查不出什么病。

（6）全身出现皮肤病，如红肿、痒、癣、过敏、脂肪瘤等。

（7）罹患慢性胃肠病，如胃痛、溃疡、便秘、下痢、胃下垂、胃酸过多、消化不良等。

（8）罹患一般成人病，如高血压、心脏病、糖尿病、肾脏病等因代谢障碍所引起的疾病。

（9）发现有肿瘤，不论良性或恶性，均应立刻改善饮食，并用安全的断食法来排除体毒，改善癌症体质。

由于现代人的生活节奏快，每天都很忙碌，如果一个月能安排一天断食来定时进行体内大扫除，在时间上比较容易做到。这也就是人们常说的“一日断食法”。这种方法包括 3 个阶段，即减食阶段、断食阶段和复食阶段。以前后 3 天为一个完整的疗程，如星期五“减食”，星期六就要“断食”，星期日“复食”。

减食阶段，减食很容易理解，就是减少食量，吃五分饱即可。

断食阶段要做一次自我灌肠，将大肠彻底清洁。如选择咖啡灌肠，具体做法就是先泡 125 ～ 250 克的咖啡液，让其凉至体温温度，然后使用正规、合格的灌肠袋，依据使用说明进行灌肠操作。

断食阶段，可饮用少许果蔬汁，但宜慢慢吞咽（每喝一口，含在口中 30 秒以上，待果蔬汁温热后再吞咽），目的在于刺激口水大量分泌，唾液中含有丰富的蛋白酶、脂肪酶等，对消化胃肠内的积食大有帮助。此外，一定要注意：禁食所有嗜好品，如烟、酒、咖啡、茶、槟榔、零食等；饮食必须清淡，即少油、少盐、少糖。

复食阶段最重要的就是控制食量，只能吃五分饱，切勿过量，而且要细嚼慢咽（每口食物均要咀嚼 20 次再吞咽），才不致引起肠胃不适。

不过，有的人很难坚持做到“一日断食”，这可能和个人的身体素质有关。所以，在实行“一日断食”中可以摄取少量的饮食，比如下面的两种食物：

1. 蜂蜜水

此断食法简便易行，尤其是蜂蜜甘甜可口，备受欢迎。

具体做法：每次用30～40克蜂蜜，以350毫升水溶化冲淡后饮用。每日三餐服用。

2. 米汤

米汤具有一定的营养，可以避免正规断食引起的全身乏力和精神不安，而且对胃黏膜有一定的保护作用，非常适合胃肠功能虚弱的人。

具体做法：先用糙米熬粥，然后将米渣去掉，即成米汤；或者直接使用糙米粉末，熬熟后，不去渣滓，即为米汤。每餐可用糙米 25 克，喜欢稍稠者可用糙米 30 克。喝的时候可加入少量食盐或糖，每日三餐服用。

在一日断食法中，必要的辅助相当重要，也就是断食三个阶段，均要做刮舌苔、干刷与发汗运动。刮舌苔应在早晚刷牙前做一次；干刷则在洗澡前全身刷一次；发汗运动是指全身关节均能充分高效率运动，使心跳达 100 ~ 120 次 / 分，以让身体微微发汗为最佳。这些功课均有助于促进新陈代谢，加强排毒净身。

畅便瑜伽，让肠道更健康

前面我们讲了不少饮食、按摩等畅便的“内部功课”，如果能够再结合运动这一“外部功课”，那畅便、排毒将会事半功倍。下面推荐给大家一套简单有效的畅便瑜伽。

1. 髋关节伸展运动——促进便意

挺胸直腰席地而坐，双脚并拢，向大腿内侧方向拉近；

双手抓住双脚，尽量让大腿贴向地面；

放下大腿的时候，吸气，同时收缩肛门，保持 5 秒钟；

呼气，同时慢慢放松，反复做此动作 10 次。

作用：通过伸展髋关节，可以刺激肠道蠕动，促进形成便意，并能有效预防痔疮。

2. 弓式——缓解便秘，消除腹部赘肉

俯卧，双腿后屈，抬高双腿，双手抓住脚踝；

呼气，然后深深吸一口气，同时抬高上身；

抬头，尽量后仰，向上看。同时抬起双腿，使膝盖离开地板，尽量只让小腹贴住地板，此时，两膝盖间最大限度地保持与骨盆平齐；

拉紧小腹肌肉，尽量保持此姿势，然后慢慢呼气，舒缓身体；

休息片刻，重复做 3 次。

3. 仰卧扭腰式——缓解顽固便秘

仰面平躺，深深吸气，并拢双腿，抬至与身体垂直；

慢慢呼气，将并拢的双腿右倾；

此时，头和眼睛的视线放在相反方向，应该注意的是，并非只是双腿右倾，而是腰部以下都要右倾，保持此姿势5秒钟；

抬高双腿至垂直的时候吸气，向右、向左倾斜的时候慢慢呼气。如果将并拢的双腿向左倾、向右倾感觉太吃力的话，可以将双腿弯曲，必须感觉两肋和双腿的肌肉都被拉紧。

4.V字式——最适合弛缓性便秘

屈膝坐下，双手放在身后，与肩平齐，支撑上半身；

将上半身微微后倾，深吸气；

将双腿伸直，抬高至与地面呈45°，保持10秒钟；

反复做3次，熟练后，可以同时将双臂向前伸直，保持水平，效果会更佳。

5. 犁杖式——缓解慢性便秘

仰面平躺，双手放在臀部两侧；

吸气，将两腿抬至与地面垂直；

呼气，两腿举至头后，脚尖贴地，收紧腹部和大腿前侧肌肉；

吸气，将腿收回至垂直状态；

呼气，轻轻放回地面，重复2～3次。

相信经过“里应外合”，什么毒素都可以被我们轻松“驱逐出境”。

膳食、饮水、运动——清肠通便三重奏

有首顺口溜说得好：“要想身体健康，必须大便通畅，废渣糟粕不去，肯定断肠遭殃。”一语道出便秘的危害和肠道畅通的重要性。

中医早在汉代便提出腑气不通致衰的理论：“欲得长生，肠中常清；欲得不死，肠中无滓。”这说明了肠道通畅能延年益寿的道理。

那么，如何保持肠道的通畅呢？可以从饮水、运动和膳食3方面加以调整。

1. 多吃粗粮和根类蔬菜，摄取充足的食物纤维

我们日常所进食的主要是经过精细加工的食品，如精小麦、精米、

精面粉等，而粗粮（糙米、麦、豆类等）的摄入越来越少，殊不知粗粮中富含的食物纤维是通便排毒的利器。

除粗粮外，牛蒡、胡萝卜等根类蔬菜食物纤维含量也很丰富，所以我们在平时的饮食中应注意增加粗粮和根类蔬菜的摄入。

2. 摄取充足的水分

水也是软化大便、保证肠道通畅的利器，我们每天至少要喝 7 ~ 8 杯（以每杯 300 毫升论），当然 8 杯以上更好，但不宜过多，以免给肾脏造成负担。在各种水中，最好的选择还是 20 ~ 30℃的凉开水。

3. 揉腹通便

这种方法是通过简单的按摩来舒畅气血，促使胃肠平滑肌张力及蠕动增强，增强消化排泄功能，以利于通便排毒。

4. 大笑放松身心

人们受到惊吓或紧张时，会嘴巴干涩、心跳加速，肠子也会停止蠕动。而我们在大笑时，一方面震动肚皮，对肠子有按摩作用，能帮助消化，防止便秘；另一方面，大笑能缓解压力和紧张情绪，促进肠道蠕动，保障肠道畅通。

5. 不要忍便

食物进入口腔，经消化、代谢后的残渣，应当在 8 ~ 12 小时内排出，如果粪便在肠道的停留时间过长，粪便中的有毒物质及水分就会被肠壁吸收，使毒素随着血液输送到其他各器官组织，这就是刘太医（刘弘章）所说的自体中毒。而缺乏水分的粪便太干硬，更难以排出，极易发生便秘。我们在生活中可能因为这样或那样的原因而忍便，造成粪便在肠道内停留时间过长，不利于肠道的畅通，甚至引起便秘。

6. 多运动

运动量不足的人，肠道蠕动也很迟钝，使得粪便停滞不下，从而阻碍肠道畅通；运动量大的人，肠道蠕动加快，不利于粪便的停滞，保障了肠道畅通。

第三节　病从寒中来
——祛寒毒，健康之花常开不败

全球在变暖，身体在变寒

近百年来，全球的气候逐渐变暖，大气中温室气体的含量也在急剧增加，但与之相反的是，人体却在变“寒”。

日本健康专家石原结实说，与过去相比，现在人们的体温都普遍降低了。据研究表明，体温降低1℃，免疫力会降30%以上；相反，如果在正常体温的基础上体温提高1℃，免疫力会增强5～6倍。

那么全球在变暖，人体为什么会变寒呢？

1. 压力大，不注意休息

现代社会竞争激烈，人们工作压力大，为了生存或者寻找一席之地，很多人不注意休息，经常加班加点，长此以往，身体免疫力就会下降，大自然的寒湿之气就会乘虚而入，体内寒湿之气也因此而加重。

2. 淋雨

很多年轻人都喜欢模仿小说或电影中男女主人公淋雨的浪漫场景，但是由于现代年轻人大多晚睡以致血气普遍不足，身体不易将因淋雨所侵入的寒气驱出，因此也就不会有任何症状，大多数人也就天真地认为自己的身体很强壮，足以经受这么一点小雨。久而久之，面对这种小雨就完全不在意了。

其实这种淋雨会在头顶和身上其他受寒的部位留下寒气，经常淋雨的人，头顶多半会生成一层厚厚软软的“脂肪”，这些脂肪就是寒气物质。等身体哪一天休息够了，血气上升就会开始排泄这些寒气，由于长时间累积了大量的寒气，身体需要借助不断打喷嚏、流鼻水的方式将之排除，这时又会由于频繁打喷嚏、流鼻水而被医生认定为过敏性鼻炎。它很可能由于年轻时贪图一时的浪漫，却要耗费许多年甚至大半生来承受过敏性鼻炎的痛苦，实在不明智。

3. 游泳时不注意

游泳是现代人的一种运动和喜好，对身体也确实有好处，但是游泳也是寒气进入身体最主要的途径之一。和淋雨相同的是这些寒气大多数不会实时反应，使多数人不认为游泳和寒气有什么关系。多数喜欢游泳的人从水中出来时，经常会感觉特别冷，尤其是一阵风吹来时会忍不住打一个寒战，这种感觉即是寒气侵入身体最具体的感受。

喜欢游泳的人最好选择没有风的室内温水游泳池，减少受寒的机会。同时在每次游泳的前后各喝一杯姜茶，加强身体对抗寒气的能力。

此外，交通工具发展，以车代步，使得人们体力劳动明显不足，身体得不到充分活动；电扇、空调等先进科技产品的广泛应用，让人们没了四时的概念，夏天不热冬季不冷迟早要生病；吃反季节蔬菜，喝冷饮，光脚走路，湿着头发就睡觉……所有的这一切都在无形中带来了一个结果——体温降低，寒湿之气加重。

寒湿之气是健康的头号杀手，生活中我们见到的很多疾病都和寒气有关，所以要健康就要祛寒湿。

简易方法，判断体内有没有寒湿

寒湿之气是人生病的因子。有病之人的体内，肯定是顽固的寒邪和湿邪在作祟；貌似健康的人体内，也有寒邪与湿邪埋伏在那里伺机行事。

那么，怎么判断自己体内是不是有寒湿呢？

1. 看大便

如果大便不成形，长期便溏，必然体内有湿。如果大便成形，但大便完了之后总会有一些粘在马桶上，很难冲下去，这也是体内有湿的一种表现，因为湿气有黏腻的特点。如果不便于观察马桶，也可以观察手纸。大便正常的话，一张手纸就擦干净了。但体内有湿的人，一张手纸是不够用的，得多用几张才行。

如果有便秘，并且解出来的大便不成形，那说明体内的湿气已经很重了，湿气的黏腻性让大便停留在肠内，久而久之，粪毒入血，百病蜂起。

此外，还可以根据大便的颜色来判断。什么样的大便才是正常的呢？“金黄色的、圆柱体；香蕉形的，很通畅”，然而现在很多人的大便多是青色的、绿色的，而且成形的也少，大便正常的人并不多。

是什么原因导致人便颜色成为深绿色的呢？首先是吃肉吃得太多，加上现代人运动量少，身体阴盛阳虚，湿邪内郁，所以大便无法正常。

为什么成形的大便很少呢？中医里讲，脾虚则便溏，中国人本应以五谷杂粮为主食，现在反以肉食为主了，很多人一天不吃肉就觉得不舒服，荤素搭配极不合理，长期这样，伤害的是脾胃，脾是运化水湿的，脾受到伤害，水湿不能完全运化，就在身体内堆积。所以，大便不成形意味着脾虚，也意味着体内有湿气，体内有湿气，是现代人健康的最大问题。

2. 看身体症状

寒气有凝滞的特点，就像寒冬水会结冰一样，血脉受到寒气的侵袭，也会凝滞不通，引起各种疼痛症状，如头痛、脖子痛、肩背痛、心胸痛、胃痛、胁肋痛、腹痛、腰腿痛等。以疼痛为主症的疾病，大部分都是寒气引起的。寒气引起气血瘀滞过久，则形成有形的肿块，表现为各个部位的肿瘤。所以，以肿、痛为特征的疾病，也都与寒气有关。

寒气会造成水液的运行障碍，引起痰饮的积结。其表现为咳嗽，吐出清晰的白痰；呕吐，吐出清水痰涎；腹泻，拉出清冷的水样大便；白带，颜色白而清稀如水。此外，与水液代谢障碍有关的疾病，诸如水肿、风湿等，也多与寒气有关。

寒气还有收引的特性。就像物质都会热胀冷缩一样，人的筋脉遇寒气也会收缩。外表的筋脉收缩，表现为大小腿转筋、静脉曲张，冠状动脉收缩，则表现为冠心病心绞痛；细小的血管收缩，可引起冠状动脉综合征或者中风。

3. 早上总是犯困，头脑不清

如果你每天早上 7 点该起床的时候还觉得很困，觉得头上有种东西缠着，让人打不起精神，或是觉得身上有种东西在裹着，让人懒得动弹，那么，不用看舌头，也不用看大便，就能判断自己体内湿气很重。中医里讲“湿重如裹”，这种被包裹着的感觉就是身体对湿气的感受，好像穿着一件洗过没干的衬衫似的那么别扭。

总之，寒湿是现代人健康的最大克星，是绝大多数疑难杂症和慢性病的源头或帮凶。只要寒湿之气少了，一切所谓的现代病都会远离我们，一切恶心、慢性的疾病也会失去存在的温床。所以，对付寒湿邪是我们养生祛病的首要任务，把体内的湿气驱逐出去，身心就会光明灿烂。

排寒扶阳要跟着太阳走

阳气是生命的能量之源，正常的生命活动需要阳气的推动，而寒气是致病的因子，是阴邪，一旦寒气损伤了阳气，温煦不够，机体代谢功能就会减退，疾病也就会乘虚而入。这就需要我们做好两点：养阳气和防止寒湿之气。

那么阳气要如何养呢？其实，天地之间最大的阳气就是太阳，太阳的变化直接影响着人体阳气的变化。长期待在写字楼里的人总是感觉没有气力，如果能每天抽时间晒晒太阳，就会觉得整个人精神很多，这是太阳给我们的力量。所以我们说：人只有跟着太阳走，才能找到内在的力量。

但是，现在跟着太阳走的人非常少了。古人“日出而作，日落而息”是跟着太阳走的，但是现代人很难做到，每天要起得很早去上班，春夏秋冬都是一个点，晚上太阳早下山了，还得加班加点工作，一天都见不到太阳；古人“锄禾日当午”，夏天在太阳底下干活，虽然汗流浃背但是身体阳气充足，不会得这样或那样的怪病，但是现代人坐在空调屋里吃着冰西瓜，偶尔出门也要涂防晒霜、撑遮阳伞，恐怕被太阳晒到，身体里的阳气根本生发不起来。太阳是最好的养阳药，我们却利用不起来，这真是一种极大的损失与浪费。

为了养好阳气，我们可以经常抽出时间晒晒太阳，特别是在寒冷的冬季，晒太阳就是一种最好的养阳方式。需要注意的是晒太阳时一定不要戴帽子，让阳光可以直射头顶的百会穴，阳气才能更好地进入体内。

寒从脚底起——热水泡脚驱寒湿

前面我们提到了阳气的保养方法，这里讲述如何防止寒气。

中国有句话是“病从脚底起”。按照中医经络学的说法，脚不仅是足三阴经的起始点，还是足三阳经的终止处，阳经的末尾与阴经的开头都是阴气最强的地方，所以脚的阴气最重，非常容易受寒，使脚部的血液瘀积，导致循环不畅，引起感冒等问题。用现代医学的解释就是：脚掌远离心脏，血液供应少，表面脂肪薄，保温力差，且与上呼吸道尤其是鼻腔黏膜有密切的神经联系，因此脚掌一旦受寒，就会引起上呼吸道局部温度下降和抵抗力减弱，导致感冒等多种疾病。每天晚上用热水洗脚就可驱逐脚部寒气，增强人体免疫力。

泡脚可以只用热水，也可以加一些药材。如《本草纲目》中记载：“足部水肿。削楠木、桐木煮水泡脚，并饮此水少许。每日如此，直至病愈。”此外，可以在泡脚时加姜，适用初起风寒感冒、风湿、类风湿、关节病；也可以加盐一小勺，适用上焦有火，经常眼红、牙痛、咽痛、性急爱生气，急躁心烦，上火下寒，腿脚肿胀；加点花椒粒，可以除脚臭。

除了每天热水洗脚外，中老年人还可以经常按摩双脚：洗脚后，用手掌搓摩脚心，然后再按摩脚背，牵拉每个脚趾。按捏肌肉，可以使脚趾筋膜更坚韧有力，并有防病的作用。另外，脚上有很多穴位，仅脚踝以下就有 33 个穴位，双脚穴位达 66 个，它们分别对应着人体的五脏六腑，占全身穴位的 10%。经常洗脚就可刺激足部的太冲、隐白、太溪、涌泉以及踝关节以下各穴位，从而起到滋补元气、壮腰强筋、调理脏腑、疏通经络，促进新陈代谢，防治各脏腑功能紊乱、消化不良、便秘、脱发落发、耳鸣耳聋、头昏眼花、牙齿松动、失眠、关节麻木等症的作用，以及强身健体、延缓衰老的功效。

现在有些人，夏天怕热，就光着脚在屋子里走，而且冬天也只穿很薄的鞋子，这样对身体健康极为不利。还有人会在夏天用凉水洗脚，这更是不可取的。因为脚底汗腺较为发达，突然用凉水洗脚，会使毛孔骤然关闭，久而久之，容易造成排汗机能迟钝。而脚上的感觉神经末梢在受到凉水刺激后，会导致血管舒缩功能失调，诱发肢端的动脉痉挛、关节炎和风湿病等。

我们的双脚承载着全身的重量，拥有一双健康的脚是健康的资本，每个人都应该给自己的脚更多的呵护，给它选一双舒适的鞋子，在寒冷的冬天注意为它保暖。

让身体远离寒湿的养生要则

通过前面的讲述我们已经知道，“病从寒中来”，但是在生活中，我们很难完全避免身体受到寒气的侵袭，这就要求我们应该建立起正确的养生原则，尽量减少寒气的侵入。

1. 洗头时不做按摩

许多人到理发店洗头时都喜欢叫理发师为自己按摩一下头部，但是这种按摩会使头部的皮肤松弛、毛孔开放，并加速血液循环，而此时我们的头上全是冰凉的化学洗发水，按摩的直接后果就是吸收化学洗发水的时间大大延长，张开的毛孔也使头皮吸收化学洗发水的能力大大增强，同时寒气、湿气也会通过大开的毛孔和快速的血液循环进入头部。

2. 顺天而行，不吃反季节食物

有的人爱吃一些反季节的食物，例如在冬季的时候吃西瓜，而中医认为，温热为阳，寒凉为阴，只有将食物的温热寒凉因时因地地运用，才能让人体在任何时候都能做到阴阳平衡，不会生病。如果逆天而行，在寒冷的冬季吃性寒的西瓜，怎么会不生病呢？

3. 好好休息

要排泄寒气，休息是最好的策略。休息可以省下身体的所有能量，让身体用来对付寒气。这时，如果强迫身体把更大的能量用在其他地方，例如耗费大量体力的运动，也能使症状消失，不过这并不代表着已经把寒气清理完毕，而是因为身体没有足够的能量继续驱赶寒气。只有等身体经过适当的休息有了足够的能量之后，才会继续祛除寒气。

4. 避免淋雨

经常淋雨的人，头顶多半会生成一层厚厚软软的“脂肪”，这些就是寒气物质。等身体哪一天休息够了，血气上升，就会开始排泄这些寒气。由于长时间积累了大量的寒气，身体需要借助不断地打喷嚏、流鼻水的方式将之排出，这时又会因为频繁打喷嚏、流鼻水而被医生认定为是过敏性鼻炎。所以，要切忌淋雨。

5. 睡觉时盖好被子

夏天因为天热，有些人为了贪图凉快，睡觉时喜欢把肩膀露在外边，殊不知，寒气很容易从背部入侵，一个背部总是受凉的人，身体状态一定不是很好，所以在睡觉时一定要盖好被子。

6. 家中常备暖饮

除了按时的休息之外，人们也可以适当服用中药，加速寒气的驱出。比较简单的方法是服用市场上很容易买到的一些传统的配方。如果确定是肺里的寒气，可以服用姜茶；如果确定是膀胱经的寒气，则可以服用桂圆红枣茶来协助身体祛除寒气。

阻断寒气入侵的五条通路

寒气其实也是一个欺软怕硬的家伙，它们通常会先寻找人体最容易入侵的部位，找到之后就大举进攻，并且在那里安营扎寨，为非作歹。所以我们与其等寒气入侵到人体以后，再费尽心思地去驱除它，不如事先做好准备，从源头上切断寒气进入我们体内的通道。

一般来讲，头部、背部、颈前部、脐腹部及足部是人体的薄弱地带，都是寒气入侵的主要部位。

1. 头部

中医认为“头是诸阳之会”，体内阳气最容易从头部走散掉，就如同热水瓶不盖塞子一样。所以，在严冬季节如果人们不重视头部的保暖，导致阳气散失，就会使寒邪入侵，很容易引发感冒、头痛、鼻炎等病患。因此，冬天在外出时戴一顶保暖的帽子是很必要的。

2. 颈前部

颈前部俗称喉咙口，是指头颈的前下部分，上面相当于男性的喉结，下至胸骨的上缘，时髦女性所穿的低领衫所暴露的就是这个部位。这个部位受寒风一吹，不只是颈肩部，包括全身皮肤的小血管都会收缩，如果长时间这样受寒，人体的抵抗能力就会有所下降。

3. 背部

背部在中医中称“背为阳”，又是“阳脉之海”，是督脉经络循行的主干，总督人体一身的阳气。如果冬季里背部保暖不好，就会让风寒之邪从背部经络上的诸多穴位侵入人体，损伤阳气，使阴阳平衡受到破坏，人体免疫功能就会下降，抗病能力也会减弱，诱发许多病患或使原有病情加重及旧病复发。因此，在冬季里人们应该加穿一件贴身的棉背心或毛背心以增强背部保暖。

4. 脐腹部

脐腹部主要是指上腹部，它是上到胸骨剑突、下至脐孔下三指的一片广大区域，这也是时髦的年轻女性穿着露脐装所暴露的部位。这个部位一旦受寒，极容易发生胃痛、消化不良、腹泻等疾病。这个部位面积较大，皮肤血管分布较密，体表散热迅速。在寒冷的天气里暴露这个部位，腹腔内的血管会立即收缩，甚至还会引起胃的强烈收缩而发生剧痛，持续时间稍久，就可能会引发不同的疾病。因此，不管是穿衣还是夜晚睡觉，都要注意脐腹部的保暖。

5. 足部

俗话说“寒从脚下起”。脚对头而言属阴，阳气偏少。而且双脚远离心脏，血液供应不足，长时间下垂，血液回流循环不畅；皮下脂肪层薄，保温性能很差，容易发冷。脚部一旦受凉，便会通过神经的反射作用，引起上呼吸道黏膜的血管收缩，使人体的血流量减少，抗病能力下降，以致隐藏在鼻咽部的病毒、病菌乘机大量繁殖，使人发生感冒，或使气管炎、哮喘、肠病、关节炎、痛经、腰腿痛等旧病复发。

因此，在冬季人们应该保持鞋袜温暖干燥，并经常洗晒。平时要多走动以促进足部血液循环。临睡前用热水洗脚后以手掌按摩足心涌泉穴 5 分钟。在夏季，要改掉贪图一时凉快而用凉水冲脚的不良习惯。

排除体内寒气，请用取嚏法

感冒是人们常患的疾病。在西医的眼中，感冒是由人体上呼吸道感染病毒、细菌等微生物引起的炎症；而中医却不这样认为，中医并不是从病毒、细菌的角度立论，而认为人之所以感冒是由人体感受外界风寒或风热等邪气而引起的。

风寒感冒是最常见的一种，当寒气侵入到我们体内时，我们会通过打喷嚏、流鼻涕等方式来排出体内寒气，但我们却时常服用药物来抑制身体的这种行为，导致体内的寒气越积越多，最终诱发严重的疾病。

其实，我们在对付风寒感冒时，有一个非常简单实用的方法，这就是“取嚏法”，也就是人为地诱发打喷嚏这一排寒气的过程。

只需用平常的卫生纸纵向撕 15 厘米，用手搓成两个纸捻，要稍有点硬度；插入鼻孔，纸捻尖要贴着鼻内上壁，这样刺激性会较强。如果我们已经感受风寒，自然就会打喷嚏，喷嚏的多少取决于你感受风寒的程度。打了几个喷嚏后，头会略微出汗，这时风寒已经除去了，你的感冒症状也会有一定程度的好转。

另外，有些人有过敏症，如鼻敏感或花粉症之类，都是以往处理寒气不当、体内积压过多寒气所导致的，用“取嚏法”同样可以排出体内寒气。然后再根据个人不同体质配些增强免疫力的中成药，诸如六味地黄丸等，就可以完全去除病根。

泻去体内湿寒气，身体温暖才健康

民间有句老话，叫“千金难买春来泻”。民间智慧还是很博大精深的，这句话就通俗地解释了一个重要的中医理论。因为春天天气潮湿，身体易积聚水分，很容易将湿气和寒气郁结在体内。同时冬天吃了不少丰脂食物，也在体内积存。这些东西瘀滞在人的体内，就会给五脏六腑带来负担，只有把这些湿气和毒素都泻去了，让我们的身体重新温暖起来，才是“千金难买”的健康生活之道。

《本草纲目》中记载了很多可以祛湿的食物。首先说米酒，《本草纲目》说它“行药势，通血脉，润皮肤，散湿气，除风下气”，而且米酒味道香浓，晚饭前喝一碗米酒既能调节胃口，又能散去体内湿气。其次是水牛肉，《本草纲目》说水牛肉“安中益气，养脾胃，强筋骨，消水肿，除湿气”。如果你发现自己的身体浮肿，不妨多吃一点牛肉。

除了这两种食物以外，祛湿排毒的办法还有很多。首先你得多喝水。很多朋友就会觉得奇怪了，不是要把体内的湿气给排出去吗，怎么还能喝水呢？实际上水是最好的排毒载体。不要以为春天潮湿，就不需要补充水分。身体里没有了水分的话，连厕所都不用去了，还怎么排毒？喝水是最简单有效的排毒办法。但是不要喝凉水，以温开水为宜。早上喝一杯水养生的方法大家都知道，不过这个喝水也不能喝凉水。因为早上阳气刚刚生发，这个时候灌下一大杯凉水，就会打消身体的阳气。

要温暖身体，就不能少得了生姜。200 种医用中药中，75% 都使用生姜，因此说“没有生姜就不称其为中药”并不过分。《丹溪心法附余》所载灵姜饮主治“脾胃聚痰，发为寒热”，对“大便不通、寒热痰嗽”都有疗效。吃过生姜后，人会有身体发热的感觉，这是因为它能使血管扩张，血液循环加快，促使身上的毛孔张开，这样不但能把多余的热带走，同时还把体内的病菌寒气一同带出。所以，当身体吃了寒凉之物，受了雨淋，或在空调房间里待久后，吃生姜就能及时排出寒气，消除因肌体寒重造成的各种不适。

红茶具有强力杀菌的作用，生姜和红茶相结合，就成了驱寒祛湿的姜红茶。此外，冲泡时还可加点红糖和蜂蜜。但患有痔疮或其他忌辛辣的病症，可不放或少放姜，只喝放了红糖和蜂蜜的红茶，效果也不错。

下面就为大家介绍一道“姜红茶”，对于泻除体内寒湿极有效。

材料：生姜适量，红茶一茶匙，红糖或蜂蜜适量。

做法：将生姜磨成泥，放入预热好的茶杯里，然后把红茶注入茶杯中，再加入红糖或蜂蜜即可。生姜、红糖、蜂蜜的量可根据个人口味的不同适当加入。

人体需要的能量来自饮食，饮食与人体的体温关系密切，葱类蔬菜能提高体温，能净化血液，促进血液循环，最后达到使身体变暖的效果。常见的韭菜、葱、洋葱、大蒜、辣椒都属于葱类蔬菜，它们都有化瘀血和提高体温的作用。